陈福如临床经验集

陈福如 著

刘青 徐训贞 易开美
江彬 席建伟 陈晓芳 校对

人民卫生出版社

图书在版编目（CIP）数据

陈福如临床经验集 / 陈福如著 . —北京：人民卫
生出版社，2020

ISBN 978-7-117-29675-5

Ⅰ.①陈⋯ Ⅱ.①陈⋯ Ⅲ.①中医临床–经验–中国
–现代 Ⅳ.①R249.7

中国版本图书馆 CIP 数据核字（2020）第 034997 号

人卫智网	**www.ipmph.com**	医学教育、学术、考试、健康，购书智慧智能综合服务平台
人卫官网	**www.pmph.com**	人卫官方资讯发布平台

陈福如临床经验集

著　　者：陈福如
出版发行：人民卫生出版社（中继线 010-59780011）
地　　址：北京市朝阳区潘家园南里 19 号
邮　　编：100021
E - mail：pmph @ pmph.com
购书热线：010-59787592　010-59787584　010-65264830
印　　刷：保定市中画美凯印刷有限公司
经　　销：新华书店
开　　本：710×1000　1/16　印张：13　插页：4
字　　数：240 千字
版　　次：2020 年 4 月第 1 版　2020 年 4 月第 1 版第 1 次印刷
标准书号：ISBN 978-7-117-29675-5
定　　价：55.00 元
打击盗版举报电话：**010-59787491　E-mail：WQ @ pmph.com**
质量问题联系电话：**010-59787234　E-mail：zhiliang @ pmph.com**

序

中医药是中华民族的瑰宝,也是打开中华文明宝库的钥匙。中医药植根于中华民族文化,在数千年的发展过程中,不断吸收和融合各个时期先进的科学技术、人文思想,理论体系日趋完善,技术方法更加丰富,形成了强调整体把握健康状态、注重个体化、突出治未病,临床疗效确切、治疗方法灵活、养生保健作用突出等鲜明特点,是我国重要的卫生、经济、科技、文化和生态资源,也是我国独具特色的健康服务资源。

岭南中医药是中国中医药的重要组成部分,广东中医药是岭南中医药的主体,这一独具地方特色的中医药也在特色明显的岭南文化承载中不断发展。中华人民共和国成立后,特别是改革开放以来,党和政府高度重视中医药发展,充分发挥中医药作用,中医药步入迅速发展轨道,为人民群众的健康做出了重大贡献。

随着中医药的发展,地方中医药人才辈出。广东得改革之先,一些学术水平高、群众爱戴、声誉高、诊疗技术出众的新一代名医不断涌现,精彩纷呈。

广东省名中医,深圳市中医院创办人陈福如教授,20世纪60年代末本科毕业于广州中医学院(现为广州中医药大学)中医医疗系,可以说是这一时期广东中医界的佼佼者。

我有幸与陈福如教授在大学同窗6年,后来因工作关系,也常接触到他的工作与为人。他多年给我的印象:勤奋好学、诚实正义、刚直谦逊、尊师重道、熟读中医经典。在校期间,得到岭南多位名医名家、大师如刘赤选、冯德瑜、朱敬修、罗元恺、邓铁涛、黄耀燊、钟耀奎等的悉心教诲指导,为中医临床打下扎实基础。

陈福如教授政务繁忙,虽身兼医院党委书记、副院长,仍孜孜不倦钻研医疗业务。中医院在他和几任院长的带领努力下,已建设成拥有近千张床位的全国示范中医医院和三甲医院、广东中医药强省建设项目中医名院、国际中医药人才培训中心,医院饮誉国内外。而他本人在做好医院行政工作的同时,积极开展医疗业务,组织多次大型中医药学术会议,举办各类中医药学习培训班,为医院发展外引内联,著书立说,笔耕不断,撰写200篇医学论文,四处交流讲学,在澳大利亚、新加坡以及中国香港、中国台湾等地演讲,深受好评。他热爱中医,诲人不倦,忠诚事业,医德高尚,医术精湛,诊病认真,辨证准确,颇受群众喜爱。

由于工作出色,成绩卓著,陈福如教授先后获得多次殊荣和奖励。如"第三批和第七批全国老中医药专家学术经验继承工作指导老师",广东省政府授予的"广东省名中医",原广东省卫生厅授予的"广东省卫生系统白求恩式先进工作者"等称号。

陈福如教授多年潜心研究中医,以中医的整体观、天人合一、脏腑学说以及治未病理论等作为指导,突出脾胃论治的辨证特色,早年著成《医学探微》一书,颇有影响。

近年,陈福如教授又潜心总结50余年的临床经验,呕心沥血,以其79岁高龄之躯写成《陈福如临床经验集》一书,洋洋20余万字,实属难能可贵,对中医的热爱、忠诚、执着亦可见一斑!细阅该书,理论深入浅出,学术思想活跃,临床研究深入,医案、良方疗效显著,特色明显,病例涵括老年病、妇科病、脾胃病等多个病种,内容广博翔实,可供广大中医药爱好者和患者参考学习,是一本很有实用价值,值得医界收藏的专书。

值大作付梓出版之际,热烈祝贺之余并乐而撰序。

广州中医药大学客座教授
广东省中医药局原副局长　　邝日建
2019年11月于广州

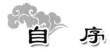

自 序

　　发展中医要以人才为基础,学术为根本。中医学术的生命在于临床疗效,临床是提高疗效的钥匙。老中医经验要传承精华,守正创新,是提高中医学术的有效途径。若能把临床经验、大数据验证的经验良方公诸社会,与广大从医者或中医爱好者同享,去救治更多的患者,造福于千家万户,实是大幸! 这是我撰写这本书的根本目的。

　　中医的理论、临床、创新三位一体,是提高中医学术水平、赖以发展的根源。中医的理论与临床紧密结合,互相促进,相得益彰。愚半个世纪以来锲而不舍地研读中医理论,精勤不辍地扎根临床,秉承继承不泥古,发扬不离宗的理念,受益匪浅。现把我肤浅的经验分别以理论探讨、学术思想、临床研究,临床经验良方,临床医案共四章公之于众。

　　学术思想是创新的成果、学术的灵魂,可供借鉴,启迪思维,有利于自我提高。脾胃学说是中医辨证论治理论核心、老年病与疑难病从脾胃论治的学术思想、以藏象学说为核心对抗衰老及中药用量决定疗效的重要量效关系学术思想等都是我长期刻苦探索,理论、临床、创新三结合的成果,有利于拓展辨证思维。

　　愚践行辨病、辨证与辨体质的中医诊病模式,大大提高了中医辨证的水平,同时突出中医辨证的核心。正因为我始终坚持用中医思维,践行辨证论治特色,用纯中药治疗,展现了中医疗效的优势,所以,在第二章临床研究中对慢性萎缩性胃炎等诸多病证的临床研究彰显中医辨证论治的特色,遵循中医传统的临床研究轨迹,对中医临床研究,是抛砖引玉之举,请有识之士关注。

　　传承临床经验,是提高辨证论治水平的重要举措。我历 50 余年扎实临床、潜心研究,总结出治疗脾胃消化病、老年病和妇科疾病共约 100 个经验方,均采用辨病、辨证与辨体质三结合的诊病模式,突出中医辨证核心、论治特色。从医者只要辨证入微,遵照笔者方证对应的原则,就可以辨证入座,选用相应的方药,而且用药量均是笔者的经验用量,对提高疗效颇有益处。

　　第四章临床医案中共有约 100 个医案,包括脾胃消化病、老年病、妇科病,可使读者阅后耳目一新,良多启发。

　　全书为老骥伏枥笔耕之作。其中错谬、意浅词拙、论述悖理之处,敬请贤达斧正。

最后衷心感谢广东省中医药局原副局长邝日建教授为本书作序，余将以之作为鼓励和鞭策。同时要感谢美国麻省理工学院数字化建筑设计小组专家学者、哈尔滨工业大学建筑学院特聘教授陈寿恒先生为本书题写书名。承蒙深圳市中医院脾胃消化病科广东省名中医黄彬教授以及李健、刘青教授等同仁的关心支持，以及人民卫生出版社的鼎力支持，促进本书付梓，在此一并表示由衷的感谢！

陈福如

2019 年 12 月 5 日

于广东省深圳市中医院

陈福如简介

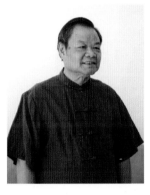

　　陈福如，男，1940年农历四月初五出生于广东省丰顺县汤西镇南礤乡福宁村积善居。深圳市中医院脾胃病专科主任中医师，教授，广东省名中医，深圳市名中医，第三批、第七批全国老中医药专家学术经验继承工作指导老师。深圳市中医院（广州中医药大学第四临床医学院）原党委书记、副院长。

　　1962—1968年就读于广州中医学院（现为广州中医药大学）中医医疗系。毕业后，1968—1975年在广东省宝安县（深圳市的前身）观澜中心医院任中医师。1970年初任该院副院长、中医师。其间，分别主持举办为期半年的赤脚医生学习班；编写惠阳地区卫生学校中医教材；参加惠阳地区医疗队，分别到惠阳、宝安、东莞、紫金等地开展针灸治疗聋哑病活动。

　　1975年4月调任宝安县中医院（深圳市中医院前身）副院长，主持中医院筹建和医疗工作。1979年建市后更名为深圳市中医院。先后建设深圳市中医院一门诊部与二门诊住院综合大楼，投入使用。1985年为该院法人代表，主持医院工作。1991年后任党委书记、副院长。2002年初退休后仍坚持每周7个半天从事临床和带教工作至今。在中医院工作期间，分别举办多期西医学习中医班和中医函授大学班，亲自编写教材，为主要授课教师；1983年为美国芝加哥东方卫生专科学校举办为期半年的中医培训班。同时，在我国香港举办多期中医培训班。20世纪90年代先后被邀请到新加坡、澳大利亚和中国台湾等地作中医学术报告，促进中医发展；1983年任深圳市中医学会首任会长，每年定期主持召开全市中医学术会议和国际中医学术活动，分别邀请全国著名中医泰斗邓铁涛、董建华、罗元恺、关幼波、朱良春、张镜人、陈可冀、何志雄、何炎燊、梁剑波等莅临深圳市讲学，推动深圳市中医学术繁荣发展。在中医院先后任副院长、法人代表和院党委书记的共28年间，由于对中医情深，决心毕生从事中医事业，一直坚持每周3个半天以上参加临床和带教工作。

　　从20世纪90年代初开始参加高级领导干部的医疗保健工作，成绩显著，并被评为先进个人，受到胡锦涛总书记等党和国家领导人的亲切接见。1995

年被广东省卫生厅授予广东省卫生系统白求恩式先进工作者称号。

　　曾任中华中医药学会老年病分会副主任委员、广东省中西医结合学会虚证与老年病专业委员会副主任委员、深圳市中医药学会会长、中华中医药学会内科脾胃病专业委员会深圳分会主任委员、深圳市医药行业协会中医药专家委员会主任委员、中华中医药学会老年脑病专业委员会常务委员、广东省中医药学会脑病专业委员会常务委员、深圳市中西医结合杂志编委会副主任委员等。代表著作《医学探微》16余万字。撰写与发表学术论文共200多篇，被评为优秀论文6篇。

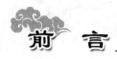

前　言

本书是笔者从事中医事业50余年临床经验的总结。全书共四章,分别为理论探讨、学术思想,临床研究,临床经验良方与临床医案。

第一章理论探讨、学术思想。这是笔者在长期坚持不懈刻苦研读中医经典、历代名著和各家学说中的领悟和体会。同时,坚持用中医理论做指导,通过长期临床研究,不断探索,形成具有中医特色的学术思想。本章介绍的主要内容有:脾胃学说是中医辨证论治理论核心的学术思想;对中医辨证思维的探讨;老年病从脾胃论治的学术思想;疑难病从脾胃论治的学术思想;以藏象学说为核心对抗衰老的学术思想;践行诊病模式——辨病、辨证与辨体质三结合;对健康长寿与中医养生保健的探讨;中药用量决定疗效的量效关系学术思想等。内容丰富翔实,有助于启迪中医辨证思维。

第二章临床研究。笔者在研读中医时特别重视对中医药学内涵的研究,例如通过研究,认识到中医药学与现代循证医学的内涵有不少相似之处。如熠熠生辉的《伤寒论》《金匮要略》《备急千金要方》等诸多经典名著都是历千年以上,用数以万计病例,超大数据的临床研究所获得的丰硕成果,开中医循证辨病之先河。笔者用中医理论做指导,运用中医思维做导向,坚持实践出真理的信念,长期扎根临床实践,以临床疗效为检验的唯一客观标准,从中收获匪浅。在本章中介绍的主要内容有:胃炎灵治疗慢性萎缩性胃炎178例临床报告;溃疡汤治疗难治性溃疡病35例报告;862例慢性胃炎临床疗效探讨;冠心病、高脂血症、顽固性失眠症、顽固性头痛、慢性支气管炎、慢性乙型肝炎等的辨治研究成果。其中的方法和思维与读者共享。

第三章临床经验良方。这是笔者在长期临床中呕心沥血进行临床研究而总结出的宝贵经验方,为了传承经验,给中医事业做贡献,造福广大民众,现把治疗脾胃消化病、老年病和妇科疾病的临床经验方共98个毫无保留地公之于众,与同道交流,共同提高辨证论治水平和临床疗效。

第四章临床医案。医案是传承中医学术不可或缺的重要载体,是中医文化的重要内容之一。本医案是笔者临床治病的实录。分别载有治疗脾胃消化病、老年病和妇科疾病共约100个医案。医案具有一定的辨证特色和论治优势,展示了中医临床疗效,激励中医界以更大毅力去攀登中医科学高峰!

　　我是党和国家栽培出来的中医。今昔相比,我激动得泪盈满眶。我编著本书,是我从事中医事业半个多世纪的总结和立志报答党和国家的实际行动,冀为发展国家中医事业尽微薄之力! 并以此向中华人民共和国 70 华诞献礼!

陈福如　识

2019 年 4 月 5 日

于广东省深圳市中医院

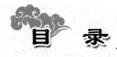

目　录

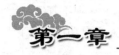

第一章

理论探讨、学术思想

  中医学是一门既有理论指导,又有极其丰富珍贵的临床经验支撑,著作浩如烟海的医学科学。其精深博大的理论宝库是中医学历数千年而不衰的根基;其历史悠久,历代名医辈出,积累了极其宝贵的临床经验,是中医学赖以持续发展的生命;历代医家坚持不懈地研究,大胆创新,新学说层出不穷,推动中医临床经验的升华,显示中医学无穷的生命;中医学治未病理论遥遥领先现代预防医学,对推动世界预防医学的发展功不可没。因此,我深感中医学的伟大,五十年如一日刻苦研读中医理论、各家学说和学之不完、用之不尽的珍贵临床经验,有不少的领悟和体会,概述如下,冀同道斧正。

一、脾胃学说是中医辨证论治理论核心的学术思想

  脾是中医藏象学说中的五脏之一,位居中焦,有承上启下的枢纽作用,对维护五脏六腑等组织器官起着核心保证作用。因为脾主运化,生化气血分别输送到心、肝、肺、肾等脏器组织。通过脾胃的升清降浊功能,又把代谢产物降至下焦,尿液类的浊水和粪便分别从小便、大便排出体外。脾胃的升清降浊功能保证了人体新陈代谢循环不息。如心主血、肝藏血,其血皆由脾生化的气血源源不断地供给,分秒不能中断,中断则危及生命;又如肺主气,其营养精华之气亦来源于脾;又如肾生精、主水、主二便的功能全赖脾胃生化的气血不断的供给。精血同源,肾所生的精髓皆由气血转化而成。如《素问·经脉别论》指出:"食气入胃,散精于肝,淫气于筋。食气入胃,浊气归心,淫精于脉。脉气流经,经气归于肺,肺朝百脉,输精于皮毛,毛脉合精,行气于府,府精神明,留于四藏,气归于权衡。"又指出:"饮入于胃,游溢精气,上输于脾,脾气散精,上归于肺,通调水道,下输膀胱。水精四布,五经并行。"生动地描述了人体消化功能的全过程、血液循环路径以及代谢物的排泄。其中脾胃起着中焦枢纽作用。这些功能与西医学的消化、血液循环、代谢排泄等功能是不谋而合的,佐证了中医的科学性。

  从疾病的病理上,脾在疾病的发生、发展、传变和康复等全过程起着决定

性作用。正如《黄帝内经》精辟阐述："正气存内,邪不可干""邪之所凑,其气必虚",这里指的气,主要就是从脾胃化生的气血精微营养物质,一针见血地论述了脾在防治疾病中的重要作用。脾的运化、化生气血功能正常则正气旺,能抵抗邪气的侵袭,不易患病则身体健康。相反脾的运化、化生气血功能失职以致正气不足,抵抗力低则易罹疾病。

从疾病的治疗上,脾的生理功能正常与否,直接关系疾病治疗的成与败。正如"有胃气则生,无胃气则死",高度概括了脾胃功能在治疗疾病上所起的主导作用。又例如呼吸系统疾病大多有咳嗽、痰多,这不仅与肺和气管等密切相关,而且往往与脾的功能息息相关,如治疗慢性呼吸系统疾病,中医的经典治法是培土生金,通过健脾益气则能治愈肺的一些慢性疾病。中医理论的"脾为生痰之源""肺为贮痰之器",通过调治脾胃即能祛除肺系疾病的病理产物——痰。痰除则咳喘、痰鸣等悉减。肺系疾病在康复期基本都要通过调治脾胃以补益肺气、提高肺主气和卫外功能,则易康复,能够防御外邪侵袭。对例如肝脏疾病的治疗,张仲景在《金匮要略》中强调:"见肝之病,知肝传脾,当先实脾"的经典治法。历千余年历史医家的临床实践无不证明肝病从脾论治的上工治法。余在半个世纪的临床中治疗数以万计病人,例如慢性迁延性肝炎、慢性乙型肝炎、肝硬化合并腹水、肝癌术后或放化疗后都从脾论治,取得显著效果。有的晚期肝硬化腹水,用健脾化湿、理气通络的纯中医治疗,从60多岁到85岁仍精神奕奕。又例如心脑血管疾病,无论是心、脑梗死,还是供血障碍,都与痰瘀密切相关。凡是脾虚不能运化水湿,聚湿成痰。脾虚生化气血乏力,气虚不能率血之行,停滞为瘀。脾虚则升精匮乏,则易致脂质等沉积。脂、瘀、痰等都是心脑血管内所形成的血栓、斑块的启动因素,也是加速心脑血管硬化的罪魁祸首。因此,心脑血管疾病的治疗,广泛采用从脾论治,能明显提高疗效,得到不少医界有志之士的共识。又例如对肾、膀胱慢性疾病的治疗,中医专家的普遍认识是,从脾论治既能促进肾功能的改善,又有利于加速对代谢废物的排泄,从根本上坚固生命之根本。

中医五脏的脏不只是解剖的名称,五脏的象乃是广义的,是功能、内在联系、讯息传递、控制分析、定位分析、鉴别取舍等诸多功能系统的高度概括。对脾不能简单地看成解剖的脾,更重要的是从其运化、生化气血,主肌肉、主四肢等参与、支持、协调等诸多系统功能来理解。在治疗中逆转诸多系统制约脾功能因素,恢复各自的正常功能,则脾功能正常。脾功能正常,则五脏的生克、制化等正常运作,达到治病求本的目的。

藏象学说是中医的核心理论,从五脏论治是核心治则,从脾胃论治是系统综合治疗的体现。从以上五脏的生理、病理、防治原则以及脾胃在其中所起的重要作用,足以说明脾胃学说是中医辨证论治理论核心。

二、对中医辨证思维的探讨

辨证是中医诊治疾病最重要的指导思想和方法,其具体过程就是辨证思维。中医辨证思维,是中医学理论体系的重要组成部分,是中医诊断学和治疗学的基础。要提高中医的学术水平,最重要的是要培养正确的、广博的、客观的、辨证的思维方式。为了与同仁们共同研究中医辨证思维体系,余不揣鄙陋,以管窥之见,作肤浅探讨,以此作为引玉之砖。

(一) 概念与作用

中医辨证思维,就是遵循中医理论,对人的生理和病理进行全面的辨证分析、综合概括,从而认识疾病的本质、特征、规律以及与自然界的联系等。著名生理学家巴甫洛夫在谈到研究方法的重要性时强调:"初期研究的障碍,乃在于缺乏研究法。无怪乎人们常说,科学是随着研究法所获得的成就而前进的。研究法每前进一步,我们就更提高一步,随之在我们面前也就开拓了一个充满着种种新鲜事物的、更辽阔的远景。因此,我们头等重要的任务乃是制定研究法。"因而,在对源远流长的中医药学研究中,能否全面运用辨证思维方法,拓宽辨证思维的视野,可直接影响到研究的成效,甚至决定着研究的成败。黑格尔曾说:"在探索的认识中,方法也就是工具,是主观方面的某种手段,主观方面通过这个手段和客体发生关系……"运用辨证思维方法,可开拓中医学术研究领域,发展中医学术,同时辨证思维方法也是探索中医奥秘、攀登中医医学科学高峰的桥梁和路标。中医工作者根据中医理论知识和临床经验,运用四诊获得的信息,从而判定由直接观察所不能得知的病人体内脏器组织的状态,并据此做出诊断,指导临床治疗,整个过程贯穿着中医辨证思维的方法。因此,辨证思维的广度和深度,关系到对疾病的本质认识,尤其是在面对疑难重症、病因、病机错综复杂,多脏器功能紊乱,难以做出明确诊断,治疗更无从着手的情况。只要通过运用辨证思维的方法进行深入的临床研究、严密的观察、客观的分析、科学的辨证,就能丝丝入扣地揭示疾病的本质,从而为诊断治疗提供科学依据。当然对中医辨证思维研究的深化,要依靠信心和恒心。对当今难治疾病的辨证思维研究更是如此。世上无难病,只怕有心人,只要辨证思维正确,锲而不舍地研究,今天的难治疾病,明天就会变成易治疾病。有作为的中医工作者要知难而进,去攻克疑难重疴,信心加恒心,无往而不胜。居里夫人说:"人特别要有信心,尤其要有恒心。"由于信心和恒心,居里夫人通过几百次试验,终于从几吨沥青铀矿中提炼出 1g 镭。我们可以从中得到深刻的启迪。

从医学临床现状分析,医生思维的正确与否,直接关系到诊断的正确性。例如,1996 年 4 月召开的第三届全国临床误诊学术研讨会提供的大量临床调查资料表明:我国临床误诊的原因,60%以上是由于临床医生偏差所致。中医临床更是如此,若把中医的宏观诊断变成模糊诊断,随意把疾病诊断为风、为热、为湿等,把中医科学的严肃性变成不学无术的庸俗性,离经叛道,把中医的辨证思维丢得一干二净,最终会使中医变成无根之木、无源之水,从而让中医名存实亡。

我们必须清楚地认识到辨证思维贯穿在中医诊断学治疗学的全过程,是揭示疾病本质的万能钥匙,在整个中医理论体系中有着举足轻重的地位。因此,广大医学工作者要进一步学习和深入研究中医辨证思维方法,其重要意义不仅是为了降低临床误诊率、确保医疗安全,更重要的是要求广大医学工作者能适应社会经济的发展和技术的进步,顺应模式的转变和健康观念的更新,以更广阔的视野去研究渊博的中医学。从而使中医学在宏观领域深化的同时,向微观领域渗透,宏微有机结合;使中医学能适应既呈现高度分化,又呈现多学科交叉综合的发展趋势;使中医学在从过去的生物医学模式向生物-心理-社会医学模式转变过程中,发挥其多元、开放、立体式辨证思维方式的优势,对发展中西医、促进中西医的科学结合,具有深远意义。

(二)辨证思维的方法

医学的根本任务是保护人类健康,它研究的对象主要是人体生命过程以及疾病的防治规律。中医从人的整体性及其同外界环境的辩证关系出发,用实验研究、现场调查、临床观察等方法,研究人类生命活动和外界环境的相互关系,研究人类疾病的发生、发展、防治消灭疾病的规律,以及增进健康、延长寿命和提高劳动能力的有效措施。这是对医学的本质特征比较全面和比较准确的概括。同时,辨证思维方法,与医学哲学、医学方法论和医学逻辑学等学科有密切联系。下面就辨证思维的主要方法探讨如下。

1. **整体辨证思维方法** 整体观是中医理论的重要组成部分,不但历数千年而不衰,而且随着科学技术的发展而显得更加重要,从而广泛引起全世界医学工作者的高度重视。他们认识到传统的生物医学模式只是以还原论为基础,把研究目标局限于生命过程的生物、化学的变化,忽略病人的社会、心理因素,这种单向、封闭、平面式的思维方法,不能对医学的本质特征做比较全面和比较准确的概括,无法适应西医学发展的需要。而西医学无论是在临床诊断还是治疗上都是越来越重视基础理论,朝着从理论与实践相结合上去认识和治疗疾病,从更深的层次和更高的综合层面上去揭示各种疾病的发生、发展及转归的机制,从中探索总结出更有效的治疗、预防和管理办法。因此,提出新的生物-心理-社会医学模式,体现出重视心理因素和社会因素对疾病的发展的影响及其在预防治疗方面的重要作用。这种多元、开放、立体式的思维方法,正与中医整体辨证思维方式不谋而合,异曲同工。正如《灵枢·邪客》说:"此人与天地相应者也。"这就明确地指出了人与自然界是密切相关的。这种人与外在环境统一的整体观,贯穿在生理、病理、诊断、治疗等各个方面,具有重要作用。

由于人体是由五脏六腑、组织器官、肌肉骨骼以及精、气、血等组成的一个整体,它们在生理和病理方面都是相互联系、相互影响的。中医的整体观,是要求全面研究人类疾病的发生和发展规律,这就要求从认识到实践上,确立整体辨证思维方法。

2. 脏腑辨证思维方法　脏腑辨证是各种辨证方法的基础,是中医诊断主要和最常用的辨证方法。脏腑辨证思维是指导脏腑辨证的重要手段。因为脏与脏之间,脏与腑之间,脏腑与经络、气血、五官、躯体之间,在生理与病理上,都存在着密切联系,因此在疾病演变过程中反映出来的现象,都极为错综复杂。而脏腑辨证思维方法,就是依据脏腑病理变化的临床表现,来进行分析综合,从而对疾病的病位、性质、规律和预后等做出正确的判断,给诊断治疗指明方向。因为脏腑辨证思维方法是按照五脏相关、六腑相互联系、脏与腑的表里关系以及反映在体表的信息,进行分析、综合的辨证思维过程。这是由表及里、由现象到本质的辨证思维方法。

(1)从五脏生理功能上认识:五脏在正常生理功能上,有着相互依赖、相互制约的关系。心属火,为阳中之阳脏,肾属水,为阴中之阴脏。心肾相交,水火互济,才能维持正常的生理功能;肺主气,心主血,气血相互作用,气为血帅,血为气母,才能循环运行不息;肾为先天之本,主藏五脏之精气,脾乃后天之本,输水谷之精微以养五脏,人之生命活动的维持,取决于先后天的相互合作。因此,运用脏腑辨证思维方法,能及时观察五脏的功能状况。

(2)从六腑生理功能上认识:胆、胃、大肠、小肠、三焦、膀胱六腑的功能虽有不同,但它们都是化水谷而行津液的器官,食物的消化吸收、津液的输布、废物的排泄等一系列过程,必须在六腑分工合作的活动下方能完成。六腑之间在生理上,必须相互协调,才能维持其"实而不能满"的生理常态。正如《灵枢·平人绝谷》说:"胃满则肠虚,肠满则胃虚,更虚更满,故气得上下。"

(3)从五脏病理上认识:五脏在病理情况下也是相互影响的。如《素问·玉机真脏论》说:"五脏受气于其所生,传之于其所胜,气舍于其所生,死于其所不胜。……五脏相通,移皆有次。"即是论述了病气由我生之脏传来,病气传于我克之脏,病气留舍于生我之脏,病气传于克我之脏而死。

(4)从六腑病理认识:六腑在病理上也是相互影响的。《素问·气厥论》说:"胞移热于膀胱,则癃溺血。膀胱移热于小肠,膈肠不便,上为口糜;小肠移热于大肠,为虚瘕,为沉。大肠移热于胃,善食而瘦入,谓之食亦。胃移热于胆,亦曰食亦。"说明六腑间的热邪可相移:胞之热邪移至膀胱,就有小便不利、尿血之症;膀胱之热移至小肠,则肠痞塞而大便不通,热气上行而口腔糜烂;小肠之热邪移至大肠,邪气伏留大肠曲折之处则为瘕聚,下行至直肠则为脱肛痔漏;大肠热邪至胃,胃中炽热,便为多食而肌肉消瘦,病名食亦;胃中热邪移至胆,也是为食亦之病。

（5）从脏腑相合理论来认识：脏腑相合是：脏主藏精，腑主化物，五脏为阴，六腑为阳。阳者主表，阴者主里。一脏一腑、一阴一阳、一表一里，相互配合，构成一个功能单位。脏腑的相合关系是通过经脉来实现的，脏脉络于腑，腑脉络于脏。因此，脏与腑在功能上虽各有各的职责，但是相互联结相互依赖。正如《灵枢·本输》说："肺合大肠，大肠者，传道之府。心合小肠，小肠者，受盛之府。肝合胆，胆者，中精之府。脾合胃，胃者，五谷之府。肾合膀胱，膀胱者，津液之府也。……三焦者，中渎之府也，水道出焉，属膀胱，是孤之府也。"又如《素问·通评虚实论》说："五脏不平，六腑闭塞之所生也。"又如清代周学海《读医随笔》说："五脏受邪，皆因六腑牵累……故五脏受邪，治在六腑……"这正是对脏腑辨证思维的经验之谈。以上都说明脏与腑在生理、病理上是相互联系、相互影响着的。从脏腑相合理论运用脏腑辨证思维方法，这是中医辨证思维方法的重要内容。

总之，脏腑辨证思维方法，是多元、开放、立体式的思维方法，与生物-心理-社会医学模式有着同样丰富的内涵和共同的切入点。因此，完整准确地运用脏腑辨证思维方法，对开拓中医学术研究领域，提高中医学术水平，有着深远的意义。

3. 升降出入的辨证思维方法 《素问·六微旨大论》说："出入废则神机化灭，升降息则气立孤危。故非出入，则无以生长壮老已；非升降，则无以生长化收藏。是以升降出入，无器不有。……故无不出入，无不升降。"高度地概括了人体脏器组织功能的基本形式，这是维持人体生命活动的基础。正如清代周学海在《读医随笔》中说："升降出入者，天地之体用，万物之橐龠，百病之纲领，生命之枢机也。"正常的生理功能，脏器升降有常，出入有序，如肝气升发，脾气才能升清；肺气肃降，有利胃之降浊；心、肺之阳降，肝、肾之阴升，而成天地交之泰；肾水上升，心火下降，水火互济，生机不息。《素问·经脉别论》说："饮入于胃，游溢精气，上输于脾，脾气散精，上归于肺，通调水道，下输膀胱。水精四布，五经并行。"概括了饮食在人体内的消化、吸收、排泄的升降出入过程，也是从一个侧面论述人体脏器组织的功能升降出入的表现。

在病理情况下，临床表现的本质是脏器组织的升降紊乱，出入无常。该升反降、该降却升的病理状态。正如《素问·阴阳应象大论》说："清气在下，则生飧泄；浊气在上，则生䐜胀。此阴阳反作，病之逆从也。"清代周学海《读医随笔》中说："其在病机，则内伤之病，多病于升降，以升降主里也；外感之病，多病于出入，以出入主外也。"都精辟地论述了疾病的病理变化的本质是脏器组织的升降紊乱、出入无常所致。这对指导临床辨证诊治有着重要意义。虽然疾病错综复杂，千变万化，但是只要掌握其升降出入的变化，就能执简驭繁，使辨证丝丝入扣，洞悉疾病的本质，东汉张仲景的《伤寒杂病论》，是中医辨证论治的典范，历代医家无不奉为圭臬。其六经辨证，言简意赅，纲举目张。其中贯穿着脏腑功能、气机的升降出入的丰富内涵，故能历近 1 800 年而不衰（成书于 219 年）。若在临床中能遵循升降出入的辨证思维指导辨证论治,则每起沉病而不鲜。如笔者于 1998 年 7 月上旬诊治一男性,该患者年过 70,罹患高血压 15 年,一直服降压药,但未见起色,且近 3 年眩晕加重,血压波动在 160～195/95～110mmHg,时服降压药致血压骤降而使眩晕加重。刻诊:眩晕恶心,自汗乏力,大便干结如羊屎,每越旬方更衣,舌苔黄白浊腻,舌质淡红而黯,脉弦细,偶可见结代。血压 165/95mmHg。诊断为眩晕,气阴俱虚,痰瘀内蕴,升降紊乱。治以益气养阴、化痰祛瘀、升清降浊。处方:白术 60g,丹参、女贞、牛膝各 30g,黄芪、枳实、半夏各 20g,红花 10g,升麻、甘草各 6g。以上方增减治疗 1个月,眩晕诸症悉除,血压在正常范围内。究其所获佳效,与方中用黄芪、升麻之升清,半夏、枳实之降浊,重用白术输转气机下行,使气血上逆复归常道,起着重要作用,而不治血压却血压自降。这正是中医辨证论治的特色和优势所在。

（三）后语

以上略举辨证思维之梗概,实怕有挂一漏万之弊。愚尤不敢以偏概全。意在画龙点睛,启迪同道,重视辨证思维,开拓辨证视野,提高辨证论治的水平。

三、老年病从脾胃论治的学术思想

老年病的治疗是临床的难题、医生探索研究的重点。西医对治疗这些疾病往往缺乏有效方法,而中医却有它独特并具疗效的治法。因此,国内外医学界都把注意力集中到从中医药寻求新疗法,探索其内涵。余从事临床研究 50年来,深感中医药在老年病的治疗上暗藏着丰富经验,值得挖掘发扬,兹将结合临证讨论如下,以飨同道。

（一）老年病的核心病机与脾胃密切相关

老年病的核心病机是本虚标实。本虚是五脏六腑、器官组织以及血管等功能衰退,标实是体内痰湿瘀内停。人的脏器组织功能是体现其正气的重要标志;痰湿瘀内阻,乃由人体气机出入升降紊乱所致。正如《素问·六微旨大论》所说:"升降出入,无器不有""出入废则神机化灭,升降息则气立孤危。故非出入,则无以生长壮老已;非升降则无以生长化收藏。"穷原竟委,脾胃升降紊乱是酿成痰湿瘀阻最根本的始动因素。因脾胃居中焦,是三焦气机出入升降的总枢纽,脾能升清、胃能降浊,一则心火能降,肺气宣通肃降,既助心血循环,又利通调水道;二则肾气上蒸则金水互济,心肾相交。一旦中焦枢机不利,则三焦心肺脾肝肾出入升降枢机紊乱,必致痰湿瘀内停以闭阻络脉。

（二）脾胃在脏腑辨证中起着关键作用

老年病是以脏腑功能衰退为基础,运用脏腑辨证是主要方法。通过脏腑辨证,洞悉脏腑的病理变化,为治疗老年病指明方向。然而,脾居中焦生化气血,运化水湿而灌四旁,以营养五脏六腑等器官组织,是维持全身气机出入升降正常的总枢纽。因此，在脏腑辨证中都把脾胃放在核心地位。从脾胃功能状况，就能了解到其他脏腑功能的强弱。例如脾生化气血匮乏，必致心肝血虚，肺气不足；脾运化水湿失健，水湿内困，生痰壅肺，通调水道失司，必致水液代谢紊乱。又例如一旦胃失降浊，必直接影响到肠道蠕动，导致糟粕不能排出。概而言之，在脏腑辨证中，脾胃起着重要作用，所以把脾胃定为后天之本；"有胃气则生，无胃气则死"，把脾胃置在脏腑中极其重要位置。我国著名医学家沈金鳌指出："脾统四脏，脾有病，必波及之，四脏有病，亦必有代养脾，故脾气充，四脏皆赖煦育，脾气绝，四脏安能不病……凡治四脏者，安可不养脾哉。"沈氏的真知灼见，振聋发聩，灵机妙绪，启人心扉。历代医家纷纷把老年病纳入虚损病进行治疗，体现老年病以虚为本。如朱丹溪认为，治疗老年病应重视后天之本，颇有卓识指出："补肾不如补脾"，对后世影响深刻。又如清代名医董西园在《医级》中强调："治损之道，惟其症难速愈，所以全赖扶助胃气为主也。"笔者也有同感。在50余年的临床中发现，引起老年病的病因错综复杂，有的由于脾胃虚弱，生化气血匮乏，得不到合理调治；有的由于罹患慢性病，治疗不当或过度治疗，药物的副作用损伤脾胃；有的由于长期暴饮暴食，嗜酒无度，屡伤脾胃等。到疾病的中后期，他们大都出现脾胃运化障碍，痰湿益甚，气虚血弱。疾病至此，唯一有效的治疗就是从脾胃论治。提高脾胃的运化功能，才能改善气血虚弱，增加对心肺肝肾的供血，促进五脏功能的恢复，才能使治疗达到满意效果。

总之，中医对诸多老年病，如冠心病、动脉硬化、慢性支气管炎合并肺气肿、高脂血症、肥胖症、老年性焦虑症、眩晕症、脑中风后遗症等，从脾胃论治，既能有效改善症状，又可增强脏器组织的功能，提高健康素质，对益寿延年颇有效益。

（三）临床举隅

病例一：何某，女，69岁，1990年6月17日来我院门诊。患者5年前因眩晕头痛，在某医院做有关检查，诊断为动脉硬化性高血压。患者一直用西药治疗，却无法控制病情，不是出现血压过低而导致头晕加重、汗出、乏力、纳呆等症，就是出现血压持续升高，甚至有时出现血压骤高骤低的现象。诊见头昏目眩，胸闷恶心，心悸心慌，神疲乏力，甚则憋气，苔白腻，舌质黯淡，脉弦细滑。血压26/14kPa（195/105mmHg）。证由痰浊内蕴、瘀阻脉络所致。治以祛痰化浊，活血化瘀，助脾健运。处方：半夏、白术、泽泻、牛膝、山楂各20g，丹参、黄芪各30g，水蛭6g。每天1剂，水煎2次，分2次内服。用上方稍有增损治疗2月余，眩晕头痛缓解，血压恢复正常。继以陈夏六君子汤加黄芪、丹参、山楂等，善后调理月余。患者2年多反复测血压都在正常范围内。

按语：从临床对难治的高血压病例进行分析不难看出，虽然病因机制错综复杂，但由痰瘀痹阻所致的占比例较高。而造成痰瘀的根本原因在于脾胃。多种因素可以导致脾失健运，水谷精微不能转输，蕴蓄体内，影响气机运行而出现气滞。这样一方面进一步阻碍脾运,加重了水谷精微的停积,另一方面由气滞以致血运缓慢而瘀阻,逐步形成痰瘀痹阻的病理变化。而且痰瘀互为因果,不断促进病情加重。治疗的根本在于祛除已形成的痰瘀,同时恢复脾的健运,杜绝生痰之源,这是逆转病理变化的关键。痰瘀一经祛除,血管畅通,弹性恢复,血流供需平衡,血压自然恢复正常。由此说明了难治的高血压从脾胃论治的重要性。若临床只片面强调降压,不去探寻导致血压升高的主要病因机制,忽视了调节血流供需的不平衡,血管与血流仍是处于病理状态,很难获得满意效果。本病例的治疗能够抓住病机而从脾胃论治,使罹患高血压5年的患者竟获康复,从脾胃论治的重要性可见一斑。

病例二:李某,男,62岁,干部,1989年10月6日来本院门诊。患者1985年2月于某医院行干部体检,诊断为高脂血症、高黏血症,尔后,在某医院住院治疗,每天静脉滴注复方益母草注射液,口服多种降血脂药物。1月后复查,除血液黏稠度稍有改善外,余无变化。遂停用复方益母草注射液,仍坚持每天服用降血脂西药。1个月后复查,血液黏稠度又恢复至治疗前。至诊前历时4年余,国产降血脂新药基本都用了,并用了多种进口降血脂西药,都未见明显效果。刻诊:胸闷,心悸,气短,乏力,纳呆,苔白腻,舌质淡胖,舌边有齿印,脉细滑。辨证为心脾两虚,湿浊内蕴。治以健脾益气,祛湿化浊之法。处方:白术、茯苓、半夏、莱菔子、山楂各20g,黄芪30g,苍术15g,桂枝、苏叶各10g,大黄、炙甘草各5g,每天1剂,水煎2次,分2次内服。并用吉林红参10g,田七粉3g,隔水炖服,每2天服1次。

用上方为基础,并先后用苓桂术甘汤、平胃散、陈夏六君子汤、理中汤、保和汤方益损治疗半年,诸症悉解,患者多次检查血脂三项和血液黏稠度等均在正常范围。

按语:患者已年过花甲,4年前因患高脂血症、高黏血症,用西药降脂治疗4年多周效,后用健脾益气、祛湿化浊之中药治疗半年竟奏全功。余对此类病证,用上法治疗亦每获良效。余从中受到的启迪是:高脂血症、高黏血症,从中医辨证来看,往往是病位在心血管,而病源在脾胃,脾胃的运化转输功能是脂肪等代谢的中心环节。因此,此类病证从脾胃论治正好反映了中医辨证论治的特色和优势,也是中医药能治愈此类病证的理论根据。此病例虽属少见,但从中的启发是深刻的,值得进一步探索研究。方中所用的大黄,具有畅通六腑、祛涤痰涎、调理血脉、祛瘀生新的作用,用于此类病证契合病机,有较佳疗效。近代药理研究表明:大黄具有降低血脂等作用。大黄含恩醌类化合物及鞣质,恩醌类化合物主要作用是致泻,但久煎易被破坏,使其致泻作用大大减弱,鞣质共有收敛作用。方中大黄每剂只用5g,且与炙甘草同用,可缓和大黄的泻下作用。因此,长期服用也不会致明显腹泻。多数病例在服药数天后,仅出现解烂大便,日1~3次,继续服用大便反而正常。同时,大黄气味清香,还有醒脾开胃之功。临床用之只要掌握剂量,不要后下,而是与他药同煎,对治疗此类病症是十分理想的药物。吉林红参配田七是治疗高脂血症的经验方,屡用屡验,值得研究推广。方中大黄与吉林红参配合应用,正为徐大椿《医学源流论》指出"如大黄与人参同用,大黄自能逐去是坚积,决不反伤正气,人参自能充益正气,决不反补邪气。"有相得益彰之效。

病例三:庄某,男,70岁,1984年3月15日来我院门诊。患者1980年1月上旬于左臀部发一肿块,如鸽蛋大小,局部红肿热痛,自用草药外敷,大约1星期肿消痛解,未加在意。1月后,患者因高热、颜面浮肿入某医院住院治疗。经有关检查,其中小便检查:蛋白++++,管型+++,诊断为急性肾小球肾炎。治疗10多天热退,检查小便:蛋白0~+,管型消失,患者遂出院,继续门诊治疗。于1981年7月间,患者又出现高热,颜面浮肿,下肢肿,尿少,又入某医院住院治疗。经有关检查,诊断为慢性肾炎急性发作、尿毒症。患者住院近2个月,全身浮肿明显减退,尿量增多,出院在门诊继续治疗。尔后,患者颜面及下肢浮肿时现时消,反复检查小便:蛋白+~+++,管型+~++,便来余处就诊。刻诊:满月脸,面色萎黄,眼泡浮肿,纳呆乏力,大便溏薄,小便短少,下肢浮肿,按之凹,苔白润,舌质淡胖,脉缓无力。辨证为脾阳式微,运化无权,水湿泛滥。治以温脾益气,燥湿消肿。处方:黄芪30g,白术、红参、制附子(先煎)、泽泻各15g,茯苓皮20g,苍术12g,桂枝、干姜、苏叶各10g,陈皮6g,每天1剂,复渣再服。嘱患者忌食寒凉食品,少食盐。另用高丽20g炖服,每周服1次。上方共服10剂后,患者颜面及下肢肿明显消退,纳食增加,小便量增多。效不更方继服10剂。于1984年4月6日复诊,浮肿全消,面稍瘦削,纳食基本正常,检查小便,管型消失,蛋白微量。继用参苓白术散加黄芪为基础方出入治疗2个月,患者自配食疗方,用黄芪、芡实各20g,鲤鱼4两,加水适量煎服。1984年6月15日来院检查,一切正常,病告痊愈。拟方:黄芪、党参15g,白术、怀山药、芡实各10g,陈皮、苏叶各6g,嘱患者每天服1剂,每周连服4天,以巩固之,预防复发。按上法服用3月后复查,一切正常,身体健康,面色红润。经追踪病未复发,身体健康。

按语:余临床上对老年慢性肾炎的治疗体会是:老年慢性肾炎迁延难愈的根本病机在于脾运无权而致浊邪蕴结,水湿泛滥。治疗的着眼点是恢复脾胃的运化功能,这与老年的生理特点有关,脏腑虚弱,功能低下,代谢功能日趋变差。老年在病理状态下,特别是罹患慢性病时,要增强免疫力扶正祛邪,也是取决于脾胃对水谷精微的运化转输,源源不断地供给机体活动所需的营养。由于余深谙对老年慢性肾炎从脾胃论治之理,故能获得良效。其中黄芪一味,甘温益气健脾,增强机体免疫力,且重用黄芪对消除尿蛋白效果良佳。当脾胃恢复健运,"脾气散精,上归于肺,通调水道,下输膀胱,水精四布,五经并行",就能达到张景岳所说"能治脾胃,而使食进胃强,即所以安五脏也"的目的。

四、疑难病从脾胃论治的学术思想

疑难病系指诊断不明、缺乏特异性治疗、缠绵难愈的病证。余50多年来从事临床研究探索，体会到疑难病从脾胃论治蕴藏着丰富的内涵，值得挖掘发扬。兹结合临证讨论如下，以飨同道。

（一）理论探讨

人体的脏腑器官、组织的功能活动，乃至生命，都是依赖吐故纳新，不断供给必需的营养，及时排出体内有害代谢产物来维持的。一旦营养供应不足，代谢产物堆积，就会直接影响其功能活动，出现病理变化，严重则危及生命。身体健康则能维持恒动的新陈代谢，否则代谢紊乱而诸病丛生。而在维持人体新陈代谢中起重要作用的乃是脾胃。正如《素问·经脉别论》所说："饮入于胃，游溢精气，上输于脾，脾气散精，上归于肺，通调水道，下输膀胱，水精四布，五经并行。"若脾胃功能正常，就能在其他脏腑协同下，进行正常的消化吸收和排泄，供给机体必需的营养和水分，把代谢废物通过包括呼吸、出汗、大小便等途径及时排出体外。所以中医把脾胃在维持人体生理活动和防治疾病上的重要作用称为后天之本。历代医学家都对脾胃学说进行过深入研究，总结出丰富的经验，其中典型的代表乃是金元四大家之一的李东垣。李氏以毕生精力，结合临床实践，潜心深入研究脾胃学说。他在晚年所著的《脾胃论》，精辟地论述了脾胃在人体生理活动和疾病治疗中所起的重要作用，对后世影响颇深。尔后，研究脾胃学说，代有人在，长久不衰，不断有所创新，推动着中医学术的发展。就近代而言，全国有不少医家对西医缺乏特效治疗的疾病，如冠心病、动脉硬化、高血压、肺心病、慢性肺气肿、慢性肾炎、肥胖症、高脂血症、糖尿病、系统性红斑狼疮、慢性乙型肝炎、慢性萎缩性胃炎等，用中医进行研究和治疗，并且不断有所突破，疗效不断提高。余临床研究的结果和国内外报道的大量资料表明，用中医药治疗，不但短期疗效高，而且长期疗效满意，无明显耐药性和副作用，同时药源丰富，价钱便宜，适合我们的国情，容易推广。这些临床研究中的大多数病例都是从脾胃论治而获得显著疗效的，这不仅为治疗疑难病另辟蹊径，也正好说明了脾胃在维持人体的生理活动和治疗疑难病中的重要意义。

在现代，随着科学技术日新月异的飞速发展，西医学借助了科学技术的最新成果，发展较快，检查方法越来越科学。由于诊断技术的提高，很多疾病都可以得到明确诊断，这正是西医学的优势。但是，随着疾病谱的改变，化学药品出现的毒副作用，如抗生素类药物的耐药性等，使治疗愈来愈困难。各国医学家为了走出困境，都在积极地探索新疗法，开始重视对自然疗法的研究，从而在全世界出现了针灸热和中药热。医疗实践告诉我们，中医药对西医药治疗束手无策的多系统疾病都显示出优势和特色。对这些研究成果进行的分析表明:不管采用何种治法,都与从脾胃论治密切相关。特别是对免疫功能极端低下的疑难病,对营养的补充依赖着脾胃的受纳和运化功能,对药物的吸收而使其发挥最佳的疗效,也离不开脾胃的功能活动。因此,古人高度概括为"有胃气则生,无胃气则死",即是有丰富科学内涵的精辟结论。

(二) 临床实践探讨

在临床中常可发现一些顽固的高血压,用西药治疗后血压骤高骤低,并出现头晕、心慌、汗出、乏力等副反应,而用中医辨证论治却能妙手回春,不但使血压稳定,而且使临床症状得到明显改善。例如患者周某,男,78 岁。因眩晕呕吐于 2016 年 1 月 20 日在某市人民医院住院,经 CT 等相关检查诊断为腔隙性脑梗死、脑动脉硬化,血压 25/14kPa,服缬沙坦氨氯地平片 1 个月后,血压波动在(20.5~23)/(12.5~13.5)kPa,仍眩晕,于 2016 年 2 月 21 日在我处就诊。刻诊:眩晕眼花,彻夜难入寐,神疲乏力,脸色黯晦少华,口唇黯,舌质淡黯,舌苔白腻,脉弦细滑,血压 21.5/13kPa。既往有吸烟史。辨证为脾气虚弱,痰浊内蕴,瘀阻脉络,肝气郁结所致眩晕。治以健脾化湿、祛瘀通络、解郁安神。处方:黄芪、丹参、炒酸枣仁、合欢花、茯神各 30g,牛膝、白术、葛根、天麻、杜仲、郁金各 20g,田七、炙甘草各 6g,每天 1 剂,每剂水煎 2 次,分 2 次内服。二诊:2016 年 3 月 15 日,服上方 15 剂,血压 20.5/12.5kPa,眩晕乏力明显减轻,仍在体位改变时出现轻度头晕,每晚能入睡 5 小时左右,以上方加地龙 10g,连服 2 周后再根据病情加减。用上方稍损益治疗近 2 个月,后因感冒咳嗽就诊时追踪,眩晕症缓解,血压稳定在正常范围。难治性高血压病在老年人群发病率较高,且与眩晕发生有直接关系。老年人病缠日久,常可出现心理障碍,心烦焦虑,失眠梦多,往往导致血管紧张度升高,也是影响血压不稳的因素之一。周某年老而罹患高血压病、高脂血症 20 年,长期吸烟,每天 1 包,必然出现痰浊内蕴以致血瘀,血瘀阻络,最终造成血液循环障碍而高血压、眩晕诸症丛生。根据脾为生痰之源,治以健脾益气以蠲痰化湿,同时祛瘀通络,解郁安神相伍为功,达到逆转病机而诸症悉除。同时,心理因素对疾病的发生、发展和愈后关系密切,尤其人到老年脏器功能日趋衰退,应激机制减退,多病缠身,心理压力以日俱增,必须加强心理治疗。医务人员应设身处地关心病人,体贴他们的病痛,引导病人树立正确的人生观,坚强意志去战胜疾病,这比用药更胜一筹。对吸烟者,必须严肃地告诫其吸烟的危害,从而杜绝吸烟,对老年病的康复也大有帮助。

最后,高血压用中、西药治疗要有正确态度。现在治疗高血压多用西药,作用快又方便。中医治疗不稳定型高血压和难治型高血压也有优势,既可减轻西药降压药的副作用,又能协同西药平稳血压,从本病例的治疗可见一斑。要实现用纯中医治疗高血压,必须加强科研、守正创新,中西药通力合作攻关,必将追梦变为现实,造福广大病人,彰显中医学的优势。

由于社会的进步、生活条件的改善、饮食质量的提高等诸多原因,人均寿命明显延长,出现了社会老龄化问题,同时疾病谱也发生了根本变化,如在中老年人中患高脂血症、高黏血症的比例明显增加,目前又尚无特异性的治疗方法。然而,用中医辨证论治却有明显效果。例如患者张某,男,72岁。患者于2009年10月15日在某市人民医院检查,总胆固醇7.51mmol/L,低密度脂蛋白胆固醇5.96mmol/L,诊断为高脂血症。随后内服阿托伐汀钙片、拜阿司匹林肠溶片等药。服3个月后于2010年1月20日复查总胆固醇、低密度脂蛋白胆固醇仍未有下降,而出现大便秘结,于2010年2月3日来我处就诊。刻诊:身体肥胖,体重82.5kg,身高1.66m,体重系数29.94,腰围102cm,平素暴饮暴食,以肉类为菜,以酒代饮,胸闷气短,大便秘结,体重乏力,懒以活动,长期熬夜,时有眩晕,高血压病史17年,脸色黯晦,唇黯,舌质胖大色黯,舌苔白厚腻,脉弦细滑。辨证为脾失运化,脂浊内聚、瘀阻络脉。治以健脾化湿,消脂化浊,祛瘀通络之法。处方:黄芪、丹参、莱菔子、茯苓各30g,白术、净山楂、枳实、鸡内金各20g,法半夏、厚朴各15g,大黄10g(后下),田七粉6g(冲服)。每天1剂,煎2次,分2次内服。服后大便畅通后则去大黄,枳壳易枳实。服后无明显不适,则可连服1个月。同时耐心向他宣讲做好保健的重要性,做到科学饮食,营养平衡;心胸开朗,劳逸结合;适度运动,持之以恒。切忌暴饮暴食、饮酒无度以及熬夜等不良生活习惯。患者服药1个月后自感良好,将上方继续服45天。于2010年5月25日复诊。体重已降到75kg,体重系数27.22。10天前复查血脂,总胆固醇6.9mmol/L,低密度脂蛋白胆固醇4.6mmol/L。精神奕奕,走路比前轻快得多,大便正常。效不更方,以上方去大黄,共研成细末,每次用开水冲服5g,每天服2次,连服3个月。

三诊:2010年9月2日,上月下旬复查血脂报告显示总胆固醇、低密度脂蛋白胆固醇均在正常范围,体重72.5kg,体重系数26.31。在某市人民医院进行心脑血管相关检查未发现特殊,临床无明显不适。药已中病,继服上方,制成药散,每次服5g,每天服1次,为康复期的维持量,以调控血脂。告诫患者,要坚持饮食有节,适度运动,把体重控制在正常范围内才是防治高脂血症的良策。

2010年12月8日,前来咨询,上方已服3个月,一切正常。

该患者用西药降脂治疗罔效,又出现大便秘结等副作用,后用健脾化湿、消脂化浊、祛瘀通络之中药治疗10个月竟奏全功。从中体会到,高脂血症,多起于不良生活方式以致痰湿内停,脂质内蕴,瘀停络脉。治疗本类疾病必须遵循中医辨证论治原则,审因施治。从对本病例的治疗,一直重视纠正病人饮食不节和缺少运动等不良习惯,保持合理体重,对调控血脂有特殊意义。正好体现中医治病求因、审因施治的特色以及中医学重视未病先防、既病防变的科学内涵。

随着社会老年化,中老年人罹高脂血症居高不下,严重影响身体健康。高脂血症也是心脑血管疾病发生、发展的根本原因,严重则导致心脑血管意外发生。因此,调控血脂是防治心脑血管的根本措施。中医药在防治高血脂是有优势的,把治未病理念前移,重在预防高脂血症。而中医辨治高脂血症的疗效是肯定的,必须传承精华,守正创新,为防治高脂血症做出新贡献。

在临床中对迁延难愈的慢性肾炎,当肾功能处于衰竭阶段时,治疗难度很大,患者往往长期依赖肾透析来维持生命,而用中医治疗往往有起死回生之效。例如患者古某,男,65岁,因颜面及下肢浮肿、尿少,于2002年9月8日在某市人民医院住院治疗。经有关检查诊断为慢性肾炎、尿毒症、肾衰竭和肾性高血压。住院治疗2个月,颜面及下肢浮肿明显减轻,尿量增多,血压正常,出院后定期在医院做相关检查和治疗。2003年2月16日因纳食不振,神疲乏力,在我处就诊,刻诊:面色黧黑,神疲乏力,气短懒言,纳呆便溏,小便短小,下肢浮肿,按之凹,舌质淡胖,舌苔白滑,脉微细。辨证为脾肾阳虚,运化失职,水湿泛滥。治以健脾益气、温补肾阳、蠲除浊邪之法。处方:炙黄芪50g,红参(另炖兑服)、炒白术、茯苓、淫羊藿、车前子、牛膝各20g,干姜10g,肉桂(焗服)、炙甘草各5g,制附子15g(先煎)。每天1剂,水煎2次,分2次内服。药渣第三次水煎后趁合适温度浸脚,切忌药液温度太高,以防烫伤。服上方20剂后,下肢浮肿明显消退,纳食增加,小便增多,精神好转,大便成形。效不更方,以上方加芡实、土茯苓各30g以补肾摄精,蠲除湿浊,30剂,煎服法同上,以观后效,再斟酌加减。服后纳食正常,体质转佳,下肢浮肿全消。经化验肾功能基本正常。拟下方作为康复期调治。处方:黄芪30g,红参(另炖,兑服)、芡实、牛膝、白术各20g,五味子15g,炙甘草5g。每天1剂,水煎内服。济生肾气丸,每天服3次,每次8粒。嘱其每天用盐控制在3g。于2003年9月跟踪,一切正常。

慢性肾炎并发尿毒症、肾衰竭,为难治性疾病,西医依赖肾透析减轻病情,但毒副作用大,患者难以长期坚持治疗。中医遵循整体观,认为慢性肾炎的病位虽在肾,而与脾、肝、心功能息息相关,尤其与脾胃功能密切相关。凡是慢性肾炎迁延日久,必致脾胃运化功能失职升降紊乱,精浊相混,将加速肾衰竭。对慢性肾炎的治疗,要把增强免疫功能摆在至关重要位置,扶正以祛邪。冀恢复脾胃的运化功能,才能源源不断供给脏器活动所需的营养,及时排出体内的代谢废物,以免对肾功能的损害。笔者治疗慢性肾炎常重用黄芪与白术,增强脾胃的运化和升降功能,对消除尿蛋白和颜面下肢浮肿有明显效果。

总之,疑难病从脾胃论治,使脾胃恢复健运,则"脾气散精,上归于肺,通调水道,下输膀胱,水精四布,五经并行",就能达到张景岳所谓"能治脾胃,而使食进胃强,即所以安五脏也"的目的,而疑难病霍然而愈。

五、以藏象学说为核心对抗衰老的学术思想

中医学把保健延年的方法称为养生之道,并以其完整的理论为指导,极其

宝贵的经验为内涵。我试以藏象学说为核心,做一肤浅的探讨。

(一)衰老与抗衰老的概念

衰老概括起来有两种:一种是生理性衰老,为逐渐发展的过程,属正常的生理现象;一种是病态性的早衰过程。在一般情况下,人都是生理性衰老。衰老是十分复杂的综合过程,不能认为是一种原因造成的。在这里,机体的老化并不是由于相对健康的机体的各种功能逐渐衰退造成的,而是由于个别脏腑和组织发生了病变而逐渐衰退造成的。正如著名的俄国生物学家麦奇尼科夫在《乐观主义练习曲》一书中确认,衰老是机体受某些特殊毒素的作用而慢性中毒的结果。

既然如此,抗衰老也是一种复杂的综合的系统工程。抗衰老的根本是避免机体受某些特殊毒素的作用,不使脏腑和组织发生病态的变化而保持正常的功能,从而延缓衰老的进程,使人们尽量接近人类的自然寿命。《仙经》中指出:"我命在我,不在于天。"就是保健延年的积极态度。

(二)调理脏腑功能在抗衰老中的作用

脏腑的功能活动,是生命的重要标志。人体健康与长寿,取决于脏腑保持正常的功能。这一正常功能的维持,有如要使机器保持正常运转,则要不断维修,需要进行调理,这是抗衰老的关键。

1. 调理心肝两脏　健康的精神寓于健康的身体,"形神合一"。异常的七情变化,是导致疾病的重要因素,严重则可以致命。这说明人的精神状态是和身体健康状态直接相联系的。在五脏中,对七情起主导作用的是心与肝两脏。心主血脉,藏神,是生命之根,主宰人体的精神活动。若心脏功能失常,则精神情志活动紊乱。若不能及时纠正,将导致精神颓败,血脉痹阻,使人短命夭亡,如《黄帝内经》中指出:"心者,君主之官也……故主明则下安……主不明则十二官危。"正说明了维护心脏功能是十分重要的,是抗衰老的最根本保证。否则,短命夭亡,抗衰老也成了空话。肝藏血,为人体调节血量的重要器官。肝气急而易亢,若肝气太亢,则会使人善怒;反之,肝气不足而失其刚强之性,则使人恐惧胆怯。正如《黄帝内经》中指出:"百病生于气也,怒则气上""怒伤肝""喜怒不节,寒暑过度,生乃不固。"临床中经常可以看到,发怒可使血压明显升高,甚则可导致卒中。值得提及的是,不少人在更年期,在阴亏的基础上,容易出现肝阳上亢,阴阳失衡,多个脏腑功能紊乱的表现。这时,及时进行正确的调治十分重要,可使失衡的脏腑功能逐渐恢复正常,否则,可招致脏腑功能紊乱,形成恶性循环,出现严重的后果。因此,调理心肝两脏的功能,是调摄精神情志的中心环节,是保持精神豁达,情绪乐观,达到抗衰老目的的重要方法。

人们生活在极其复杂和变化万千的社会中,随时随地都被某种情绪所感染、支配。要保持健康的精神,就应铭记宋代周守忠在《养生类纂》中指出的"知名利之败身,故割情而去欲……知喜怒之损性,故豁情以宽心;知思虑之销神,故损情而内守"。这样,就可达到《元气论》中所说:"调理、爱惜、保重,使荣卫周流、神气不竭,可与天地同寿矣。"

举一病例说明。张某,男,55岁,1975年8月15日初诊。眩晕、心悸2年。经某医院诊断为:①冠心病;②高血压。屡服西药,获效甚微。刻诊:头晕目眩,心悸心烦,失眠梦多,情绪易于激动,苔薄黄,舌边尖红,脉弦细数。测血压24/14kPa(180/105mmHg),心电图检查提示:冠心病。证属心肝两虚,阴虚阳亢,内扰心神。治以育阴潜阳,养心安神。生地、生牡蛎、珍珠母各30g,太子参、白芍各20g,麦冬、枣仁、牛膝、夏枯草各15g,五味子10g。嘱患者调摄精神,舒畅情志,每天早晚做气功等锻炼,上方入出共服60余剂,眩晕解,睡眠佳,未见心悸,血压19/11.3kPa(142/85mmHg)。以后定期复查,一切正常,血压稳定在正常范围内。后追踪,现年70余岁,身体健康,尚能踏单车10余里路,毫无不适。

2. 调理脾胃,旺盛代谢功能,有助抗衰老 胃为仓廪之官,水谷之海,脾为后天之本,气血生化之源。若能保持脾胃正常的运化、升清降浊功能,就能源源不绝地供给机体脏腑、器官和组织所必需的营养,同时排出有害的代谢产物,避免机体受某些特殊毒素的作用而慢性中毒。临床证实,调理脾胃不仅能防治消化系统疾病,而且能防治多个系统、多个脏腑器官的疾病,提高机体的免疫功能和抗病能力,对抗衰老有极其丰富的内涵。"有胃气则生,无胃气则死",正是对调理脾胃重要性的高度概括。例如:通过健脾,培土生金,改善肺功能,对防治慢性支气管炎,有相得益彰的效果。"见肝之病,知肝传脾,当先实脾"在防治肝脏疾病中起着重要作用。高脂血症、高胆固醇血症、肥胖症和多种老年病,究其根源,都是机体代谢功能紊乱的结果。不少病例通过调理脾胃,恢复脾胃的运化及升清降浊的功能,收到满意的效果。这种"治中央,实四旁"(注:四旁指四脏)的方法对防治老年病和抗衰老起着积极的作用。

举一病例说明。李某,女,49岁,1985年3月20日初诊。高脂血症、高胆固醇血症3年。刻诊:胸闷心悸,气短乏力,纳食乏味,肥胖便溏,苔白腻,舌质淡胖,边有齿印,脉缓无力。证属脾虚失运,痰湿内蕴。治以健脾醒胃,祛湿化痰:茯苓30g,山楂、黄芪各20g,苍术、白术、泽泻、半夏、草豆蔻各15g,干姜、苏叶、橘红各10g,炙甘草6g,田七末2g(冲服)。每天1剂,调治3个月,诸证俱减。再以上方增损,每周服4剂,调治3个月,体力倍增,上症如失,纳食增加,但体重反由治疗前的68kg,降至62kg。经多次复查血脂三项,均在正常范围。检查心电图提示心肌劳损明显改善。

3. 调理肾脏延缓衰老 肾为先天之本,生命之根,五脏之本。与人的生长老病都有密切联系。《黄帝内经》中指出:"女子……二七而天癸至,任脉通、太冲脉盛,月事以时下,故有子。……七七任脉虚,太冲脉衰少,天癸竭,地道不通,故形坏而无子也。……丈夫……二八肾气盛,天癸至,精气溢泻,阴阳和,故能有子……七八,肝气衰,筋不能动,天癸竭,精少,肾脏衰,形体皆极。"正是用肾功能来衡量人的生、长、壮、老。临床所见,早衰的最突出表现,首先是肾功能的衰退。《素问·金匮真言论》说:"夫精者,身之本也,故藏于精者,春不病温。"说明了肾所藏的真阴,是人身元气的基本物质,具有抗病能力。由此可知。精强则生命力强,能适应气候的变化,能抵抗邪气的侵袭;精虚则生命力减弱,抵抗外邪的能力也减退,而诸病萌生。由此可见调理肾脏在抗衰老中的重要地位。在临床上对不少早衰的患者的治疗,正是抓住调理肾功能这点,使其焕发出青春。正如《三元延寿参赞书·仙书》指出:"阴阳之道,精液为宝,谨而守之,后天而老。"

举一病例说明。朱某,男,45 岁,1984 年 9 月 12 日初诊。患性功能减退 2 年,屡治罔效。刻诊:精神萎靡,头晕腰酸,阳痿早泄,苔薄白,舌质淡红,脉微细。证属肾气虚,治以补益肾气:熟地、怀山药、黄精各 20g,杜仲、杞子、蛇床子、巴戟各 15g,五味子 10g,肉桂 3g,用上方益损调治 2 月余,2 年顽疾已告痊愈。经追踪患者虽年过半百,但精神体力仍胜治疗前。此例正说明调理肾功能,可达到防治早衰的目的。健康长寿是人们梦寐以求的意愿,若能养生有术,延缓衰老的进程,就要遵循《黄帝内经》所教诲:"法于阴阳,和于术数,食饮有节,起居有常,不妄作劳,故能形与神俱而尽终其天年,度百岁乃去。"

六、践行辨病、辨证与辨体质的中医诊病模式

西医东进近百年来,给中医带来极大的挑战与困惑,对中医是怀疑、退缩、转行,还是勇往直前、积极探索、彰显其丰富内涵? 我选择的是后者,我从博大精深的中医宝库里深感中医学的伟大,坚信中医学是一门科学,当代著名科学家钱学森高瞻远瞩地指出:"21 世纪的主宰者,是中医药。"当代著名医家秦伯未在《清代名医医案精华·序》中阐述:"医者应具时代精神,适合世界趋势。……承往古,启来今。"我们要坚信中医的科学性,要以科学态度正确对待不同历史时期发展起来的中西医。中西医是用不同的理论为指导,用不同的方法去诊治疾病,这是两个完全不同的领域。不能用一个标准去衡量这两个不同体系的医学科学,中西医各有优势和闪光点,也各有困惑和探求可持续发展的潜力。总之,两者是各有所长,各有所短,必须扬长避短,共为人类健康做贡献。中医要以海纳百川的胸怀,虚心学习西医的精华,借助西医先进的检查手段等去促进中医的发展。正如《吕氏春秋》说:"善学者,假人之长,以补其短。"而西医学要走正确的发展道路,也都需要并且正在从中医科学内涵里吸取营养和活水。例如中医在 2 000 多年前奠定的医学最高境界——"治未病"理论,是西医学称赞和借鉴的。如世界卫生组织(WHO)在《迎接 21 世纪的挑战》中说:"21 世纪的医学,不应继续以疾病为主要的研究对象,而应以人类健康作为医学研究的主要方向。"又如第 75 位诺贝尔奖得主在《巴黎宣言》中说:

"好的医生应该是使人不生病，而不是把病治好的医生。"都是深得"治未病"理论的内涵并加以发扬的，难道还对中医的科学性有怀疑吗？

我在长期的临床实践中坚持中医整体观，采取四诊手段，突出中医辨证论治特色，实行个体化治疗，使无数病疾步入坦途，深感中医之神奇。概用辨证论治就能达到异病同治和同病异治的效果，由博返约，在大浪淘沙中获得真金，给人勇气和毅力。我曾诊治一个5岁的男童李某，当时他惊讶地对我说："你只靠双眼，两只手，又不用任何检查，都能诊断，把病治好，真太神奇了!"我听后对他的洞察能力十分钦佩！然而，在长期临床实践中也会有不少困惑，例如中医诊断过于笼统，理论过于神秘，治疗难以规范等。又如对危、急、重症束手无策，中西药双管齐下的现象十分普遍，中医药的优势难以发挥，特色难以突出，实对中医的发展不容乐观！然而，我左思右想后仍坚信中医科学犹如千年不老松，经受千年冰雪而挺直青翠，中医就应如此自强不息。作为杏林子弟更要为杏林增光添彩，把中医路每一步都走得铿锵有力。我入杏林半个世纪来，就是用这种精神激励自己坚持探索研究发展中医的路径，中医诊病三路径就是其中之一。中医诊病三路径，是我在几十年的临床研究中所总结出来的诊病模式，即辨病、辨证与辨体质三结合，现概述如下：

（一）辨病

辨病就是对疾病的病名做出诊断，是诊断的第一要务。张仲景在《金匮要略》里以"病脉证治"作为规范，对指导临床医学有十分重要的意义。张仲景创立的"病脉证治"的诊疗模式，就是把病摆在首位，要求必须对疾病的病名做出诊断，是辨证与论治的前提和基础。中医的病名有其十分丰富的内涵，不少病名已被西医所采纳，如痢疾、麻风、天花、水痘、疟疾……而有不少病名是以病因病机为概括或以整体诊断的证或突出的主症等命名，既有优势也有待进一步规范，从而实现中医对病名的诊断和科学的规范。历代医学家对辨病都是十分重视的。如清代徐灵胎《兰台轨范·原序》指出："欲治病者，必先识病之名，能识病之名，而后求其病之所由生，知其所由生，又当辨其所生之因各不同而病状所由异。"又如宋代名医朱肱在《南阳活人书·序》中指出："因名识病，因病识证，而治无差矣。"

中西医在诊断病名上可以结合，即中医的病名的诊断可采用中西医病名相结合的方法，对进行疾病既有中医病名，又有西医病名的双重诊断。这样有利于正确认识疾病的病位、病因、病性、病势及其发展规律和转归。例如中医诊断的胃脘痛以主症为病名，包括了西医学的急慢性胃炎、急慢性胆囊炎、急慢性胰腺炎和消化道肿瘤等多种疾病。诊断的模糊性，使治疗方法的针对性不强，直接影响到临床疗效。又例如在慢性胃炎中又有慢性浅表性胃炎和慢性萎缩性胃炎等多种类型，前者多为胃酸过高，要用抑酸药，而后者则是缺乏胃酸，若误用抑酸药则是雪上加霜，将加速其病情的发展。若诊断上明确了中西医的病名诊断，则使治疗有针对性,有的放矢地治疗才能提高临床疗效,也有利于中西医的学术交流。

（二）辨证

证即是证候,是对疾病发展阶段的病位、病因、病性及病势等所做的病理概括。一种病可以有多种不同的证候,而同一证候又可见于多种疾病。而辨证就是从整体观出发,用中医理论为指导,对疾病的病位、病因、病性以及病理机制等本质做出诊断。辨证就是把握疾病的根本性质,是论治的前提和基础,是中医的特色,是提高疗效的根本保证。总之,辨证论治是中医的灵魂,只有辨证才能发挥中医的优势,不辨证就不是中医或形存实亡。评估临床中医师的水平的根本标准就是其辨证的水平和论治的能力,而临床疗效是评估辨证论治的金标准。在今天西医学占主导地位的情况下,给中医的发展带来诸多困惑和挑战,但起决定因素的还是中医自身。中医要自强不息,与时俱进,要以继承为基础,全面领悟四大经典著作的精髓,深入学习历代医家的宝贵经验;以发扬创新为目标,不断吸取现代科技包括西医学的精华,为发展中医注入新的动力。否则,故步自封,不进则退,将被历史淘汰。中医发展中遇到的困惑和挑战是前进中必将面临的问题,关键在于要高度重视,采取切实有效的措施去克服,消除障碍将加快中医发展的步伐。例如现在中医界存在的轻中重西现象,用西医的思维去取代中医,令中医治病领域萎缩,用西药治疗为主,中药处于从属地位等,其要害就是不讲辨证或辨证水平低,其核心原因就是中医学术水平不高。要改变现状,就必须加强中医人才培养,采用提高中医理论造诣、加强临床基本功训练和师承等综合措施,以提高辨证水平为重点,提高临床疗效为目标,使其中医学术水平的提高有质的飞跃,使广大中医师既辨病、实现中西医之病双重诊断,又突出辨证、不断提高临床疗效。既能明确诊断,又能治愈疾病,才能充分发挥中医药的优势。

（三）辨体质

体质是人体个性的特有素质。体质是在先天禀赋和后天获得的基础上所形成的包括形态结构、生理功能及心理状态等诸方面的综合特质。且人的体质是相对稳定的,贯穿于生命活动的始终。体质决定了个体对疾病的易感性、已病后的抗病能力以及寿命的差异性。因此,针对不同体质的人在未病时的预防和患病后的治疗,其方法和措施是完全不同的,例如在同一时期,感染相同的病毒而发生流感病的不同人,其临床表现不同,病性有异,治法方药迥然有别。如风热客表用银翘散之类;表虚营卫不和用桂枝汤、玉屏风之属;湿热俱甚选用甘露消毒丹等都可治愈,这都是由病人的体质决定的。中医辨证论治突出以人为本,重视因人、因时、因地以及对自然社会的适应能力,强调提高人体自身的抗病能力,如"邪之所凑,其气必虚""扶正祛邪"等充分体现了这一精神。同时,立足于整体观,不仅把疾病的发生看做病邪侵袭的结果,更强调人身的内在因素,治疗上更注重脏器组织的功能及协调能力、全身状况的恢复等。这些都体现了人的体质在未病先防、既病治疗及病后防变的决定因素。

通过辨体质,指导辨证,认识病性,更好地实现因体质调治,实施个体化的防治策略,在防治疾病中具有重要的战略意义。正如张景岳独具慧眼地指出:"证随人见,成败所由,故当以因人为先,因证次之。"就是强调体质、证型与疾病发生发展和治疗密切相关。

(四) 结语

实行辨病、辨证、辨体质三结合的诊疗模式是提高中医学术水平的有效措施。首先这种诊疗模式有利于提高诊断水平。诊断水平是评估医疗水平的主要内容,只有诊断正确,才能使疾病得到合理治疗。否则,诊断的失误或模糊,必然导致误治或乱投药,造成医疗事故或过失,给患者增加痛苦,甚至危及患者生命,给其家属带来精神创伤,也会严重影响医务人员及医院的社会形象和信誉。实行中西医病名双重诊断,吸取了西医学病名的长处,同时又继承了传统中医病名,既具体又内涵丰富,体现了中华文化的丰富多彩,使患者及广大民众听得懂且容易了解。这也有利于中西医的学术交流,让西医从了解、相信到支持中医,使中西医形成共同认知。全社会对中医的认知和信赖,将推动中医的发展。其次这种诊疗模式突出了中医辨证的优势和重视体质即人的内在因素对疾病的发生、发展、转归和预后起主导作用的以人为本的思想,这是中医的精华和特色,体现了中医认识疾病的科学内涵。中医从整体观出发,从大处着眼,抓住疾病的本质,把疾病与人体内在脏器组织功能的失调,自然环境、社会人事及精神情志的失衡紧密联系在一起。因此,中医不是只治病而是重在治人。辨证的内涵概而言之就是洞悉疾病本质,辨体质对辨证有指标性的意义。例如体质为阳气虚的人其罹病的性质则昭然若揭,给治疗指明了方向。

总之,中医发展的根本在于学术水平,关键在于人才培养,保证在于中医诊疗的规范化和强有力的医疗质量管理和监督机制等。实行辨病、辨证和辨体质三结合的诊疗模式,是其中之一。以上陋见,仅供参考,请高明斧正!

七、对健康长寿与中医养生保健的探讨

现在处于太平盛世的新时代,绝大多数人过着小康生活,随着生活水平的提高,人们对健康长寿梦寐以求。富而思健,富而思寿,富而思乐,富而思美,富而思智,是社会发展的必然规律,是社会文明进步的表现。因为社会对健康长寿的追求,所以深入探索健康长寿的科学保健知识是医务工作者责无旁贷的神圣责任。我从事中医五十年来,深感中医养生保健理论是促进人类健康长寿的基石,而作肤浅的探讨如下。

(一) 健康的概念与自然寿命

世界卫生组织(WHO)提倡的健康新概念:"人们在躯体上、精神上及社会生活中处于一种完好的状态,而不仅仅是没有疾病和衰弱。"比较全面地概括了健康的内涵。健康必须是躯体上没有疾病和衰弱;精神情志正常,喜、怒、忧、思、悲、恐、惊七情功能性反应正常,无太过,又无不及;能适应自然环境的客观规律变化与社会及人际关系的复杂变化;不论在顺境或挫折,都能保持正常适应功能。

自然寿命是指不因疾病而自然逝世的生命的长度。如《吕氏春秋》中指出:"故精神安乎形,而年寿得长焉。长也者,非短而续之也,毕其数也。""毕其数"就是指自然寿命。中医学对自然寿命有着精辟论述,如《灵枢·天年》说:"人之寿,百岁而死。"《素问·上古天真论》谓:"尽终其天年,度百岁乃去"。《尚书·洪范》说:"一日寿,百二十岁也。"晋代嵇康《养生论》也云:"上寿百二十,古今所同。"都认为人的自然寿命可以达到 120 岁。而当今世界能达到自然寿命的人极为罕见,影响人达到自然寿命的因素众多,如饮食、精神、劳逸、社会环境、职业及遗传基因等。

(二) 践行健康理念是长寿的基石

人类的健康和寿命与社会因素,生活条件,居住环境,物质文明与精神文明程度,疾病发生的机会和严重程度,对传染病的有效控制状况,婴幼儿保健条件,种族及遗传基因等都有一定的关系。虽然如此,但在同等条件下有人却可长命百岁,客观地明说了人的寿命长短不仅取决于自然规律和客观条件等,只要养生得法,也可以健康长寿。如曹操在著名的《龟虽寿》诗中写道:"盈缩之期,不但在天,养怡之福,可得永年。"总之,要达到健康长寿,必须践行健康理念,持之以恒地履行养生保健的科学方法,如此就能让更多长者有"沧桑多经人不老,老树春来犹着花。"感想。现对有关养生保健的理念做如下概述。

1. 精神保健——陶冶情志,知足常乐 精神情志的正常与否,对人体的健康有直接的影响,严重则影响寿命。正如民谚所说:"一种美好的心情,比十剂药更能解除生理上的疲惫和痛楚。"著名生物学家巴甫洛夫有句名言"乐观是养生的唯一秘诀。"早在两千多年前,《黄帝内经》指出:"喜则气和志达,荣卫通利。"民间流传说:"笑一笑,十年少;愁一愁,白了头。"都说明精神保健的重要性。做到陶冶情志、乐观愉快、心胸豁达、心态平衡、心旷神怡,是健康长寿的灵丹妙药。否则,就如巴甫洛夫所告诫:"一切顽固沉重的忧郁和焦虑,足以给各种疾病大开方便之门。"《黄帝内经》精辟论述:"余知百病生于气也,怒则气上,喜则气缓……""喜怒不节,则伤脏,脏伤,则病起于阴也。"总之,要念念不忘"恬淡虚无,真气从之,精神内守,病安从来"的格言,而泰然达到健康长寿。

2. 饮食保健——科学饮食,营养平衡 "民以食为天",饮食是维持生命的基本条件。科学饮食、营养平衡是健康长寿的重要因素。科学饮食是指要饮食有节,饥饱适中,饮食以时,五味调和,寒温适度,肉食适量,戒烟限酒,精粗搭配,饮食卫生等。如《黄帝内经》指出:"饮食自倍,肠胃乃伤。"《备急千金要方》亦曰："饮食以时,饥饿适中。"都强调食不可过饱,也不可忍饥,这是饮食有节的指南。饮食以时是要做到三餐时间安排要基本固定,不宜经常变动,使吃饭的生物钟有规律。对于特殊的人群采取少食多餐的方式,也是从有益健康的因人而异而产生的的应变方法。同时要做到三餐比例合适。根据营养学专家与临床医师的共识指南是,每餐热能分配以早、中、晚按 30%、40%、30%。吃八成饱可避免身体超重和肥胖,有益健康长寿。

饮食五味调和,寒温适度是保证营养平衡、适应个人体质的具体措施。食物有酸、苦、甘、辛、咸之五味,具有寒、热、温、凉之四气,统称四气五味。人体的脏器组织各自有不同的功能,各自需要的营养成分、维生素和各种微量元素是有差别的,例如缺乏维生素 B_2 则多出现口糜等。由于食物的五味归经不同,如酸入肝,苦入心,甘入脾,辛入肺,咸入肾,合理适度的五味对五脏是有益的,有利于脏腑功能,否则是有害的。如《素问·至真要大论》说："夫五味入胃,各归所喜攻,酸先入肝,苦先入心,甘先入脾,辛先入肺,咸先入肾。久而增气,物化之常也。气增而久,夭之由也。"这里指的长时间过量的饮食五味对健康是有害的。人的体质有差异,分别有寒、热、温、凉,因此,必须利用食物的五味和偏性调和饮食,平衡人体阴阳,以适应人体气血阴阳盛衰的变化。例如凡是体质热者就必须进食凉性食物,忌食热性的食物。相反,体质属寒者,就必须进食温性的食物,忌食寒性食物。同时饮食粗细要搭配,油脂要适当,食盐要限量,甜食不宜多,戒烟限酒等都是保证健康长寿不可或缺的因素。

3. 运动保健——坚持运动,持之以恒 法国哲学家伏尔泰的名言"生命在于运动"已成为人类防病健康、延年益寿的座右铭。我国著名的体育专家马约翰说:"运动是健康的源泉,也是长寿的秘诀。"根据专家调查,不爱运动的人,比坚持运动的人心脏要早衰 10~15 年;不爱运动的人的冠心病发病率要比坚持运动的人高出 1~3.5 倍。德国运动医学家范阿肯教授曾对 454 名坚持运动的中老年人与 454 名不爱运动的中老年人跟踪 8 年,结果发现不爱运动的老人有 29 人患癌症,其中 17 人死亡,而坚持运动的老人只有 3 人患癌症。他的研究证明,坚持运动能增强人体免疫功能,中老年每天坚持运动 15~20 分钟,白细胞就可增加 30%~50%。现代危害人类健康的三大疾病是心血管疾病、脑血管疾病和癌症,在全世界每年死亡人数高达 2 000 万,其中发达国家 820 万人,发展中国家 1 170 万人。现在防治这三大现代疾病仍缺乏有效的对策,然而坚持运动便可减少其发病率。

国内外科学家经过长期的研究证明,运动可使人体各系统的器官更加健壮,能增强人体免疫功能,特别是运动对心脏功能的增强、对血液循环的促进。坚持运动的人,心脏搏动缓慢,把身体老化状态降低到最低程度,所以坚持运动的人能长寿。美国一位博士对 3 000 人健康调查发现,不爱运动的人心脑血管疾病的死亡率是经常慢跑、参加运动的人的 2 倍以上。美国医学家若瑟斯茨克通过科研发现,坚持运动,使胆固醇、脂肪不易在血管内沉积,起着清扫血管的作用,对中老年人防治心脑血管硬化特别重要。例如曾有长跑运动员在82 岁时,检测他的心脏功能就像 30 岁的青年,身体健康。日本的绳田谦次,在89 岁时,仍酷爱旅游,曾去南极 3 次,到中国旅游 11 次,82 岁时登上泰山、黄山、庐山、武夷山、峨眉山,身体很健康,说明坚持运动能长寿。

　　运动的方式很多,每个人要根据自己身体状况和爱好,选择运动项目,其中最重要的是持之以恒与适度。简便易行的运动项目有跑步、散步、太极拳、游泳、登山、舞剑,跳舞、踢球、气功、五禽戏等。必须强调一点,若长期过度运动,过度消耗对健康长寿也是有害的。

八、中药用量决定疗效的重要量效关系学术思想

　　疗效是中医的生命线,是中医历数千年而不衰、持续发展的根基。中医代代传承的核心内容也是疗效。中医师毕生梦寐以求的就是药到病除的疗效。提高中医疗效是新时代中医发展的必然要求。在新科技新技术飞速发展层出不穷的今天,西医学检测手段日新月异,手术治疗更新换代,新药和新疗法如雨后春笋蓬勃发展,对中医的发展既是机遇又是挑战。有真知灼见的中医同仁为发展中医出谋献策,其远见卓识,激励着每一位中医人。因此,我们应努力追求中医疗效。

　　中药用量是疗效的决定因素。辨证论治是中医的核心,辨证是手段方法,论治是目的目标。在辨证正确的前提下,关键的是要实行精确的论治,要选对能针对疾病的病理机制的有效处方,其中决定疗效的核心就是中药的用量。而中药的用量既不是历代不变,也不是人人可照搬套用的。由于人的体质的不同、寒热差异、病有久暂、虚实悬殊等,每个人对中药的适应量也是有区别的。中医强调个体化治疗,其中也包括用量。因此,要根据病人体质虚实寒热等,通过临床认真反复地论治,运用循证医学大样本的临床研究,获得可靠数据,以确定能达到最高疗效的用药量,同时回归临床反复验证,最后确定每味药的用量。同时还要根据患者病情变化和合并病证等诸多因素而灵活加减。

　　遵循君臣佐使确定用量是辨证论治的严谨要求。医师在临证中用药要严格执行君臣佐使。君臣药起主导作用,用量宜重,佐使药用量宜轻。君臣佐使各司其职,才能发挥其最佳疗效。否则,君臣佐使倒置,其作用互相制约,将是南辕北辙,适得其反。中医治病用药不在多,而在用药的专长、用足量。药材犹如人才,各有所长,也各有所短。用药必须扬长避短,而发挥其最大的专长的关键是用量。例如瘀阻经络的脑中风后遗症出现半身不遂,要用祛瘀通络法治疗时,黄芪用 100g 左右方能率血运行,有利于祛除络脉的瘀血,并且在中风 30 天内瘀血较易祛除,疗效较好,若中风超过半年则效果甚微,因颅内瘀血

胶结瘤聚而牢不可破。又如因脾气虚弱而致大肠蠕动无力出现便秘,重用白术 30~60g,佐用柴胡、升麻各 5g,使脾气恢复,发挥其正常的升提清气作用,清升则胃气相应下降,大肠蠕动加强,则便秘自愈。又如少阳风热证出现高热,舌质边尖红而未见红绛,脉弦数,乃风热客于半表半里,少阳枢机不利,治以小柴胡汤加味,重用柴胡 30g,疏利少阳枢机,导邪出表则汗出热解。又如胆囊结石合并感染,出现右上腹绞痛、发热、呕吐等,方中加入柴胡、白芍各 30g,炙甘草 10g,则绞痛迅速得到控制,方中柴胡疏肝利胆,合芍药、甘草扩张胆囊平滑肌以缓挛急而止痛,若柴胡、白芍只用 10g,就如杯水车薪,难以奏效。此上例子数不胜数,足以证明中药用量在疗效中有举足轻重的作用。

对中药用量研究是项复杂的系统工程,要有恒心,认真细致,坚持不懈,而且永远在路上。我将人群分为三类:正常人、身体虚弱的人和儿童。以上三类人因病来诊时,我把治疗用药分门别类地做原始记录,复诊时详细记录其疗效,并设对照组,例如少阳风热证用小柴胡加味治疗,柴胡分别用了 30g、15g、10g 做对照,通过多年数以千计的病例进行评定其效果。我把达到最高疗效的用量定为饱和量。通过治疗使病情得到控制,临床主要症状减轻 70% 或以上的用量定为维持量,维持量是饱和量的 1/2,并根据症状变化,随证加入佐使药。我对临床常用药均采用以上临床研究方法进行研究,现已对 100 味以上的中药制定了饱和量,用于临床以大大提高疗效。我 50 年如一日对中药用量进行研究。我现年 79 岁,仍坚持每周 7 个半天从事中医临床,每年要诊治17 000 余人次。同时我坚持对中药的用量进行研究,并不断有新发现和创新。

概而言之,我在中医临证半个世纪,马不停蹄地对中药用量进行研究,而得出中药用量决定疗效的量效关系学术思想的结论。

九、浅谈老年病的现状与防治策略

1. 老年性疾病的防治已是社会性问题,要引起全社会的足够重视。老年性疾病一直困扰着千家万户,随着老年化社会的进程,老年人数越来越多,据不完全统计,我国老年人数已超过 1.3 亿。随着老年人数攀高,家庭居住的变化,加之社会环境、生活习惯、饮食谱等的改变,老年性疾病的发病率居高不下,疾病谱日趋复杂,常见的老年性疾病,如糖尿病、高血压、心脑血管意外等威胁老年人的健康,影响老年人的生活质量。特别是老年人各种癌症的发生率远比其他人群高,其严重危害老年人的生命,给家庭带来极大的经济负担和巨大的精神压力,因癌致贫屡见不鲜,也给社会保险、疾病保险等社会民生问题带来不少挑战。总而言之,对老年性疾病的防治的急迫性已成为社会性问题,要采取有效的措施,解决这一实际社会问题。

2. 防治老年性疾病,要政府重视,制定法规,资金扶持,保证老年性疾病的防治落到实处;同时要防治结合,预防前移,中西医通力合作而取长补短;还要加强防治措施的宣传教育,营造重视预防的氛围,使全社会掌握防治措施基本知识。这些将对有的放矢地预防以心脑血管疾病为重点的老年性疾病起到重要作用。

3. 中医治未病理论是指导老年性疾病防治的根本思想。《黄帝内经》奠定了治未病的预防医学思想,张仲景继承发扬,诠释了治未病理论的科学内涵,其作为医学的根本指导思想,体现了医学的最高境界和根本目的。如《素问·四气调神大论》:"圣人不治已病治未病,不治已乱治未乱……"张仲景在《金匮要略·脏腑经络先后病脉证第一》中精辟地指出:"夫治未病者,见肝之病,知肝传脾,当先实脾……"治未病的理论内涵,包括了未病先防、既病防变和病后康复,对指导老年性疾病的防治,具有很强的实用价值和根本的指导意义。

4. 大力推广行之有效的中医养生保健方法是健康益寿的根本措施。中医的养生保健与治疗疾病是不能取代的两大医学体系,是维护人类健康长寿的两大基石,是决不可缺少的不同领域。独脚难以致远。养生保健与治疗疾病互相取长补短,扬其精粹,补其短板,从而彰显中医学的科学性、实用性和有效性。在五千多年的中医长河中,从用中医药防治疾病的实践中,不断深入研究中医理论。从实践—理论—实践,如环无端,不断丰富升华,铸造了有完整的科学理论体系、有极其丰富的临床经验、内涵丰富、科学实用、形式多样的养生保健体系,从而使中医熠熠生辉,造福于人类。中医的养生保健在中医理论的指导下,秉持治未病的理念,有门类繁多、形式多样、效果确切、容易掌握、践行合理、无副作用等特点的养生方法,如针灸按摩、推拿理筋、拔火罐、打太极拳、舞剑气功、拳击游泳、登山跑步、吐故纳新、健康体操、各种球类运动,有提倡合理饮食、营养平衡的诸多方式,还有调摄精神情志的精神保健等。这些都能提高体质,增强机体抗拒各种病毒邪气的侵袭的能力,起到固根强本的作用。中医养生保健方法,不但在国内被广泛运用,而且被推广到世界各国,并深受欢迎。

十、慢性萎缩性胃炎病因病机与证治探讨

慢性萎缩性胃炎,系由胃之腺体萎缩,胃酸及胃蛋白酶分泌减少所致,属中医胃脘病等范畴。不但其病证缠绵难愈,而且少数病例会发生癌变,因此慢性萎缩性胃炎又被称为癌前病变。然而慢性萎缩性胃炎的病因和病理机制迄今未完全清楚,这就是慢性萎缩性胃炎的治疗效果不能获得突破性进展的根本原因。对慢性萎缩性胃炎的病因和病理机制进行深入研究,是提高防治慢性萎缩性胃炎学术水平的关键。笔者对其进行肤浅探讨。

(一) 病因、病机实质

尽管慢性萎缩性胃炎的临床表现错综复杂,但其与其他疾病一样,客观地存在导致其发生与发展的病因和病理,关键在于能否把病因和病理弄清楚。

笔者在近 30 年对慢性萎缩性胃炎的潜心研究中,通过对数以千计的慢性萎缩性胃炎患者的治疗观察,深刻体会到:分型论治只是一种简单的思维模式,既不能概括该病千变万化的全貌,又不能揭示其病因、病机的实质。

1. 病因 导致慢性萎缩性胃炎发生的因素是十分复杂,既有外因,又有内因。该病是由多种致病因素和病理产物互为因果、共同作用所造成的。同时,诱因又是导致该病复发或病情发展的不可忽视的因素。

(1)饮食不节,劳倦所伤:这是导致该病发生的最常见病因。《玉机微义》说:"饮食劳倦则伤脾胃。"胃主受纳,其气主降,脾主运化,其气主升。若饮食不节、暴饮暴食、恣食辛辣或过食生冷之物,或饥饱无常,嗜饮烈酒,或劳倦过度,均或导致脾胃受纳运化功能障碍、升降紊乱而致发生该病。笔者在对 178 例慢性萎缩性胃炎的病因调查中,发现有明显饮食不节、劳倦所伤的有 147 例(82.58%)。

(2)脾胃虚弱,运化无权:这是导致发生慢性萎缩性胃炎的决定性因素。"正气存内,邪不可干"高度概括了脏腑组织器官功能在防御疾病中的主导作用。若脾胃虚弱,运化无权,升降失职,胃张力低,蠕动缓弱,就会导致胃内容物停滞,消化功能紊乱,不能使水谷化生精微,聚而成积滞和水湿,临床表现为腹胀脘痛,纳呆恶心诸症;若胃阴不足,津液匮乏,燥气横生,则胃失柔润,络脉枯萎。"阳化气,阴成形",胃壁和腺体乃有形之物,属阴。胃阴匮乏与腺体萎缩的病理变化,在某种基础下有因果关系。笔者对 178 例慢性萎缩性胃炎的病因调查表明,全部病例都出现有纳食减少、四肢乏力等脾胃虚弱表现,其中脾胃气虚 163 例(91.57%);属胃阴匮乏,表现为口干舌燥、大便秘结、舌红少苔或无苔、脉弦细数的有 15 例(8.43%)。

(3)七情所伤,气血不和,络脉瘀阻:此既是慢性萎缩性胃炎的常见病因之一,又是慢性萎缩性胃炎发展的必然结果。若暴怒伤肝,肝气升发太过,横逆犯胃,肝胃不和;忧思过度,肝气郁结,失其疏泄。这些因素的反复作用,均可导致脾胃受纳运化、升降功能紊乱。叶天士说:"初为气结在经,久则血伤入络。"因慢性萎缩性胃炎病情缠绵,反复发作,迁延日久,往往出现络脉瘀阻。临床表现为不同程度的病处固定、痛如锤刺、舌质瘀斑或青紫等络脉瘀阻的特征。笔者对 178 例慢性萎缩性胃炎病因调查,其中属络脉瘀阻的 151 例(84.83%)。

(4)慢性浅表性胃炎失治而演变成该病:笔者对 178 例慢性萎缩性胃炎的病因调查发现,在经胃镜和病理活体组织检查确诊为慢性浅表性胃炎的 134 例中,经医院系统治疗仅 41 例(31%),大部分病例都是在疼痛缓解或减轻后而停止治疗,在病情加重后又进行治疗;有的在疼痛时自购药物治疗,或请民间医生诊治。往往没有经过系统诊治,甚至杂药乱投,迁延日久后酿成该病。

(5)药物因素:导致或诱导慢性萎缩性胃炎发生或复发的、常易被人们忽视的因素就是对慢性胃炎和其他疾病治疗的不合理用药。特别是罹患其他疑难杂症和慢性炎症需要进行长期治疗时,忽视了药物对胃肠的毒副作用。例如苦寒药多能败胃、辛热药物每有耗劫胃阴之弊。又例如不少抗生素都对胃肠有刺激作用,能灭活正常的大肠杆菌,出现胃肠菌株错乱。若长期服用,必然造成消化功能紊乱,导致或诱发慢性胃炎继而发展为慢性萎缩性胃炎,或致该病复发。笔者曾对经胃镜和病理活体组织检查确诊和复查证实经治疗后已治愈而后又复发的 45 例慢性萎缩性胃炎进行跟踪调查,结果发现有 34 例(75.56%)是因为患慢性炎症连续服用抗生素半月后诱发胃脘痛发作。其中有 27 例(60%)出现大便秘结、腹胀、嗳气、恶心等脾胃升降功能紊乱的症状。

2. 病机实质

(1)从脾胃的生理功能来认识:胃主受纳、脾主运化;脾主升清、胃主降浊。只有脾胃生理功能正常,才能行使其受纳运化,升清降浊的功能。如叶天士说:"脾宜升则健,胃宜降则和。"两者相辅相成,共同完成对水谷的消化吸收、转输和对代谢废物的排出等功能。从而说明脾升胃降是完成纳食运化功能的根本形式和保证。

(2)从脏腑功能相关论来认识:脾胃升降功能的维持,既要依靠五脏六腑之间的相互依赖、相互制约的作用,又对脏腑功能的发挥起着枢纽作用,上承心肺,下启肝肾。正如《四圣心源》指出:"脾升则肾肝亦升,故水木不郁;胃降则心肺亦降,故金水不滞,火降则水不下寒;水升则火不上热……中气者,和济水火之机,升降金木之轴。"如果脾胃功能失职,不仅可以导致其他脏腑功能紊乱,而且可以通过脏腑相克、乘侮关系,加速脾胃病的发展,加重病情,使病理变化更为复杂,增加治疗难度。由此说明了维护脾胃功能的重要性。

(3)从慢性萎缩性胃炎的转归来认识:当发生该病后,只要能使胃的受纳降浊功能得到恢复,脾的运化升清功能得到维持,就可以治愈。否则,导致清浊相混,代谢废物不能及时排出,最终加速病情的发展。

(4)从慢性萎缩性胃炎的病程进行分析:由于该病缠绵病久入络,必然导致脉络瘀阻,络脉瘀阻既是病情发展的结果,又是该病迁延难愈的重要原因。

(5)病机实质:导致发生慢性萎缩性胃炎的因素,尽管错综复杂,但概括起来就是在致病因素作用下,脾胃枢机失利、升降紊乱和络脉瘀阻。

(二)论治

根据慢性萎缩性胃炎的病因、病机实质,对该病的根本治则是:消除病因,恢复脾胃的升清降浊功能,祛瘀通络。消除病因是恢复脾胃升清降浊功能的基础;恢复脾胃升清降浊功能,既有利于消除病因,又达到治疗目的;祛瘀通络,不仅为了祛除病理产物,而且又能改善脾胃的微循环,促进病灶的修复。三者相辅相成,相得益彰,不可偏废。至于对该病的治疗,笔者已另文刊登,不再赘述。

(本文原载于《现代老年医学杂志》1996 年第 4 期)

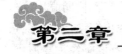

临床研究

中医学用其科学理论作指导,用中医辨证思维,通过临床实践,用不计其数的临床研究,总结出宝贵的临床经验,体现中医辨证论治的核心内涵,既推动临床疗效的提高,又促进理论的深化,产生独具活力的学术思想。这种理论—实践—理论,如环无端,不断推动中医学术水平的提高。因此,坚持中医传统的研究方法,突出中医辨证论治特色的临床研究,仍是中医科学研究的基本原则和根本目的。几十年来我一直坚持临床研究,以提高临床疗效、攻克难治性疾病为导向。此乃提高学术水平、积累临床经验的根本途径。现把我临床研究的肤浅体会,以抛砖引玉之举,蒙同道斧正。

一、胃炎灵治疗慢性萎缩性胃炎 178 例临床报告

慢性萎缩性胃炎(以下简称 CAG)系由胃之腺体萎缩,胃酸及胃蛋白酶分泌减少所致,属中医胃脘痛范畴。该类病证不但缠绵难愈,而且少数病例会发生癌变。笔者对该病的治疗,潜心研究 30 余年,颇有体会。现对近几年经胃炎灵治疗而资料完整的 178 例 CAG 临床报告如下:

(一)临床资料

按 1982 年 10 月全国慢性胃炎诊治问题座谈会拟定的有关 CAG 的胃镜、病理诊断标准。本组 178 例全部经纤维胃镜、病理组织学检查确诊。

本组 178 例,其中男 97 例,女 81 例。年龄 17~81 岁,平均年龄 47.2 岁。病程 3 个月~19 年,平均 6.8 年。主要症状与体征:胃脘痛 176 例(98.33%),胃脘胀 159 例(89.33%),嗳气 162 例(91.1%),纳呆 147 例(82.58%),大便改变 138 例(77.53%),舌质淡红 133 例(74.8%),舌质红 21 例(11.8%),舌质紫黯或有瘀斑 24 例(13.48%),舌苔薄白 62 例(34.82%),舌苔白腻 97 例(54.49%),舌苔黄 19 例(10.69%)。

(二)治疗方法

治疗原则:健脾益胃、祛瘀通络、升清降浊。

基本方药：

胃炎灵（自拟方）药物组成：黄芪、白术、公英各20g，厚朴、法半夏、玄胡索各15g，莪术10g，升麻、柴胡、木香（后下）、陈皮各6g，炙甘草3g。每天1剂，水煎2次，分2次内服。6个月为1疗程。

加减法：胃阴虚则去黄芪、白术，加太子参、怀山药各20g；肝气犯胃则加柴胡、枳壳各12g；大便干结则加白芍20g、枳实15g、大黄6~10g；纳呆则加山楂20g，内金15g。

（三）疗效标准

参照1989年7月辽宁中医学院、江西中医学院和河北中医学院萎缩性胃炎研究协作会议拟定的标准判定疗效。

治愈：临床主要症状中胃脘痛、胃脘胀消失，食欲增加，嗳气基本消失，大便正常，若在饮食不节时出现不适，经调治后很快消失；纤维胃镜及胃黏膜病理活检显示窦部和胃体部胃黏膜萎缩改变消失，同时伴有肠上皮化生改变也消失；胃液分析各项指标恢复正常，诊断为浅表性胃炎者。

显效：胃脘痛、胃脘胀消失或减轻，纳呆、嗳气、大便改变中有两个症状消失或明显减轻；胃镜检查显示胃黏膜的萎缩程度明显好转，萎缩范围明显缩小，或两项同时减轻者；胃液分析各项指标虽未恢复正常，但有改善者。

好转：主要症状减轻，胃镜检查的胃黏膜病理活检显示胃黏膜萎缩程度或肠上皮化生程度中的某一项减轻，胃液分析显示胃酸有所上升者。

无效：临床症状无减轻，胃镜检查和胃黏膜萎缩程度和逆转均无变化或者有部分加重，胃液分析各项指标未见好转或加重者。

（四）治疗结果

1. 症状改变 表2-1示，经服胃炎灵6个月后对改善CAG的临床症状有明显疗效。178例患者获治愈120例（67.4%），显效38例（21.3%），好转9例（5.1%），无效11例（6.2%），总有效率93.8%。

表2-1 178例治疗前后主要症状变化情况

	脘痛	脘胀	嗳气	纳呆	大便改变
治疗前	176例（98.33%）	159例（89.33%）	162例（91.1%）	147例（82.58%）	138例（77.53%）
治疗后	58例（32.58%）	52例（29.2%）	71例（39.89%）	61例（34.27%）	101例（56.74%）

2. 胃黏膜改变 治疗前178例胃黏膜都有不同程度的萎缩，治疗后胃黏膜萎缩有不同程度的减轻，肠上皮化生也有明显改善。治疗前后两者比较，有非常显著差异（$P<0.01$）。

以上治疗前后比较的结果表明：胃炎灵不仅能促使胃黏膜萎缩逆转，而且能使肠上皮化生减轻以至消除。

（五）典型病例

张某，女，46 岁，工人。1991 年 6 月 15 日初诊。胃脘痛病史 15 年，屡经中西药治疗，终未治愈。近 3 年胃痛发作较频，失去治疗信心，疑为癌变。分别于 1987 年 3 月和 1990 年 5 月在某市人民医院经胃镜和病理活检诊断为 CAG（中度）合并肠上皮化生。刻诊：胃脘胀痛，嗳气频作，纳呆，神疲乏力，大便烂而少量，苔白腻，舌质淡红而黯，舌边有瘀斑，脉弦细。辨证为脾胃虚弱、湿瘀内蕴、胃络瘀阻、升降失职。治以健脾益胃、祛湿化瘀、升清降浊。用胃炎灵加减，处方：黄芪、白术、山楂各 20g，厚朴、法半夏、玄胡索各 15g，莪术 10g，木香（后下）、陈皮各 6g，炙甘草 3g。每天 1 剂，水煎 2 次，分 2 次服。

二诊：1991 年 7 月 4 日。服上方 15 剂后胃脘胀痛诸症明显减轻，纳食增加，药已中病，宗上法增损或增苍术燥湿醒胃，或益肉桂、良姜之属温中散寒，或加左金丸降逆化浊，或合香砂六君子汤、黄芪建中汤之辈调治半年。胃脘胀痛诸症悉除，体重由 48kg 增至 54kg。1992 年 2 月在某市人民医院经纤维胃镜检查和病理活查，诊断为慢性浅表性胃炎，肠上皮化生已消除。继以胃炎灵全方研成细末，每次 6g，用温开水调服，每天 3 次。服 3 个月后，于 1992 年 5 月 28 日在某市人民医院再次经胃镜检查和病理活检，未见异常。随访年余，一切正常。

（六）探讨

CAG 病情缠绵，反复发作，经久不愈，是难治性疾病之一。该病与胃癌的发生密切相关。有关报道 CAG 伴有肠上皮化生、不典型增生者，胃癌的发生率为 9%～10%。而笔者以中医理论为基础、辨证论治为核心、西医学客观检查为依据，对 CAG 的病因病机及证治进行深入的探讨，对 CAG 的治疗取得了可喜的临床疗效。临床实践证明中医治疗可以将 CAG 病情逆转，充分体现了中医治疗 CAG 的优势，表明中医对 CAG 及癌前病变的治疗具有广阔的前景。

CAG 的治则：辨证论治是中医治病的核心，病因病机是制定治则的根据，治则是选方遣药的准绳。根据 CAG 的病因病机，其基本治则是：健脾益胃、祛瘀通络、升清降浊。从而对 CAG 的辨证能执简驭繁，论治切中病机而获得理想的疗效，对 CAG 的研究具有指导意义。与分型论治比较，后者只是辨证的一种思维框架，难以抓住在疾病中起主导作用的病机，影响疗效的提高。前者从疾病的主要病机出发，使治疗切中疾病的本质，从而提高疗效。

胃炎灵的药理作用和临床疗效。胃炎灵是笔者通过对 CAG 近 30 年的临床研究，深入探讨了该病的病机，明确了对该病的治则，通过对大量病人的治疗观察，经临床反复筛选，总结出的具有较高临床疗效的处方。方中以黄芪、白术、炙甘草健脾益胃;厚朴、半夏祛湿化痰,配升麻、柴胡以升清降浊;玄胡索、莪术祛瘀通络;公英既能苦味健胃,又能抑制幽门螺杆菌。临床研究证实,胃炎灵不但能明显改善 CAG 的临床症状,而且能使萎缩的胃粘膜逆转,疗效明显优于西药。在西药对该病缺乏特效治疗,许多治疗方法主要限于支持疗法、对症疗法和防治结合的方法等。该病不但发病率高,而且根据有关报道其在我国的癌变率为 2.5%左右,严重地威胁病人的生命。因此,积极探索中医中药疗法,已引起医学界的高度重视,并展示出广阔的前景。已故著名中医学家岳美中说过:"余谓中医治病,必须辨证论治与专方专药相结合,对于有确实疗效的专病专方,必须引起高度的重视。"因此,对胃炎灵治疗 CAG 进行深入研究是很有价值的。

二、溃疡汤治疗难治性溃疡病 35 例报告

笔者 20 多年来潜心研究难治性溃疡病的治疗,有较大进展,疗效满意,现将临床资料较完整的 35 例总结报告如下:

（一）临床资料

本组 35 例,全部是经纤维胃镜和病理组织活检确诊,在消化内科住院用西药正规治疗 3 个月以上未愈,而用溃疡汤治疗的病例。其中男 24 例,女 11 例;年龄最小 23 岁,最大 81 岁,平均 45.4 岁;病程最短 3 年,最长 35 年,平均 7.2 年;胃溃疡 8 例,十二指肠球部溃疡 25 例,复合性溃疡 2 例;合并慢性浅表性胃炎 19 例,慢性萎缩性胃炎 2 例。

临床表现:胃脘疼痛 35 例（100%）,其中疼痛较剧,痛处不移 29 例（82.9%）;反酸 22 例（62.3%）;腹胀 28 例（80%）;嗳气 16 例（45.7%）;纳呆 30 例（85.7%）;黑便呕血 10 例（28.6%）;舌边紫斑或紫黯 32 例（91.4%）。本组病例胃镜诊断标准参照《消化道内镜术》（江苏科学技术出版社,1992:42）。

（二）治疗方法

根据本病的病理特点,以祛瘀通络、化湿解毒、升清降浊为治疗原则。自拟溃疡汤:莪术、瓦楞子、白术、厚朴、半夏、升麻、野菊花。加减法:脾胃虚弱者加黄芪;反酸频发者加乌贼骨;大便潜血者加白及;肝郁气滞者加香附、郁金;湿滞而大便后重者加冬瓜仁;胃热者加蒲公英、川黄连。

以 3 个月为 1 个疗程,全部病例治疗 1 个疗程,经纤维胃镜的病理组织活检后进行总结。

（三）治疗结果

1. 疗效标准　治愈:症状体征消失,胃镜检查溃疡愈合或仅留瘢痕,大便潜血转阴;好转:症状和上腹部压痛明显减轻,胃镜检查溃疡面较前缩小 1/2 以上,大便潜血转±;无效:临床表现及胃镜检查无明显改善,大便潜血无改变。

2. 治疗结果

(1)临床主要症状变化(表 2-2)

表 2-2　治疗前后主要症状变化例数

	胃脘痛	反酸	嗳气	腹胀	黑便呕血	纳呆
治疗前	35	22	16	28	10	30
治疗后	3	1	2	4	1	5

(2)治疗前后胃镜检查、大便潜血检查变化(表 2-3)

表 2-3　治疗前后胃镜检查,大便潜血检查变化例数

	胃镜检查			大便潜血检查				
	胃溃疡	十二指肠球部溃疡	复合溃疡	-	+	++	+++	++++
治疗前	8	25	2	25	3	3	2	2
治疗后	2	8	1	34	1	0	0	0

治疗 1 个疗程后,35 例中痊愈 24 例(68.6%);好转 9 例(25.7%);无效 2 例(5.7%);无效病例均为合并慢性萎缩性胃炎。总有效 94.3%。

(四) 体会

1. 难治性溃疡病的概念　消化性溃疡是一种病程长、反复发作的胃肠病。难治性溃疡病又是消化性溃疡治疗中的难题。迄今其概念尚未统一。国外消化病专家提出以胃镜及 X 线下特征作为诊断难治性溃疡病的标准,但因缺乏临床经过和病理学的证实,不能定论;有的学者认为广义的难治性溃疡病系包括反复发作的溃疡病在内的消化性溃疡;又有学者认为顽固性、进行性、反复发作性溃疡病是属于难治性溃疡病的范畴。但是,消化性溃疡的特点之一就是周期性发作,其与反复发作之间无明确界限,以复发的次数与时间为依据也难以划分难治与易治,况且迄今也未见有关报告资料。因此,多数学者仍倾向于回顾性诊断:消化性溃疡经内科正规治疗 3 个月未愈者定为难治性溃疡病。本文就是根据这一观点来划分。

2. 对难治性溃疡病的病因病机的探讨　消化性溃疡病的病因和发病机理迄今尚未能完全阐明。而难治性溃疡病就是由于病因病机错综复杂,治疗难以切中病机,若能揭示其病因病机的本质,谨守病因病机,就能迎刃而解。

(1)难治性溃疡病是一个综合因素所导致的疾病:难治性溃疡虽然以胃为

病变中心,但涉及多脏腑功能障碍,既有胃的和降失常,又有脾的运化、升清的失职,肝的疏泄无权,肾阳不能温煦;既有病久入络,出现气滞血瘀,又有久病致虚,脏腑功能紊乱,免疫力低下;既有脾失健运,水谷不能化生精微,导致气血匮乏,又有聚湿成痰,痰湿缠绵,邪恋难除等。

(2)血瘀阻络是难治性溃疡病迁延难愈的重要环节:本组 35 例中出现疼痛较剧、痛处不移 29 例(82.9%),舌边出现紫斑或紫黯 32 例(91.4%),说明由于病久入络而导致血瘀阻络,这是难治性溃疡病迁延难愈的重要环节。不仅从中医理论和大量临床实践可说明这一点,而且不少学者的研究发现也足以论证之。例如镰田等研究发现:消化性溃疡活动期周围正常组织的黏膜血流量较正常对照组低,揭示黏膜血流量减少在溃疡的发病中占重要地位;难治性溃疡病患者溃疡边缘黏膜血流量较易治者低,说明了溃疡边缘黏膜血流量低是溃疡久不愈合的一个重要因素。黏膜血流量减少与血瘀阻络互为因果关系,血瘀阻络是因,血流量减少是由于血瘀阻络,血运不畅所造成的。实践是检验真理的唯一标准,临床实践表明:对消化性溃疡、难治性溃疡病的治疗,只要善于运用祛瘀通络法,就能提高疗效,缩短疗程。正如《素问·至真要大论》所说:"疏其血气,令其调达,而致和平。"对临床研究很有指导意义。

(3)脾胃升降功能紊乱是导致难治性溃疡病的关键:笔者通过长期对消化性溃疡的研究,从大量的临床病例总结中认识到,当致病因素作用于机体时,只有在出现脾胃枢机失利、升降紊乱的病理变化时,才会导致消化性溃疡的发生,这是导致消化性溃疡的关键。正如《素问·五脏别论》所说:"……水谷入口,则胃实而肠虚;食下,则肠实而胃虚。"如此虚实交替,升降有序,使脾升清不息,胃降浊排空,两者相反相成,共同完成对水谷的消化、吸收、转输和排泄等功能。在出现病变时,也主要表现为枢机失利、升降紊乱。

(4)对幽门螺杆菌的治疗,是防止复发的重要措施:重视西医学研究的成果,洋为中用,中西医结合,扬西医微观之长,补中医宏观之短,推陈致新,是发展中医学术的必由之路。10 多年来,国内外通过大量研究,已证实幽门螺杆菌(HP)是消化性溃疡病的重要发病因素及复发原因。由于HP 感染可以引起胃酸分泌及其相关调节机制的障碍,难治性溃疡病经检查有 HP 感染时,就应在辨证论治原则的指导下,对 HP 进行有针对性的有效治疗,这也是治愈难治性溃疡病的重要措施。溃疡汤中的升麻、野菊花是笔者近 10 年总结出治疗 HP 较理想的药物。而且,升麻有助脾升清,野菊花解毒抗菌而无败胃之弊。若胃热较甚,脾胃虚弱不明显,加入川黄连,对治疗 HP 疗效显著。经治而 HP 转阴后仍需坚持治疗 1 个月左右,对根治 HP 有重要意义。

3. 难治性溃疡病的治疗　针对难治性溃疡病的以上病因病机,以熔祛瘀通络、化湿解毒、升清降浊于一炉的治疗原则对溃疡汤进行治疗,获得满意效果,为攻克治疗难治性溃疡病迈出了可喜的一步。有待今后深入研究,特别是加强基础研究,冀对难治性溃疡病的治疗有新的突破。

（本文原载于《中西医结合脾胃消化病研究专辑》1997年9月第2卷）

三、862例慢性胃炎临床疗效探讨

笔者20多年来潜心研究慢性胃炎的治疗,取得了较好的疗效,现将临床资料较完整的862例总结报告如下。

（一）临床资料

本组862例,全部是经纤维胃镜和病理组织活检确诊,在脾胃专科治疗的病例。其中男517例,女345例;年龄最小12岁,最大78岁,平均48.5岁;病程最短1年,最长32年,平均6.3年;慢性浅表性胃炎687例,慢性肥大性胃炎89例,慢性浅表性萎缩性胃炎54例,慢性萎缩性胃炎32例。

临床表现:胃脘疼痛741例（86%）、腹胀715例（83%）、嗳气594例（69%）、大便异常655例（76%）。本组病例诊断标准参照《慢性胃炎·慢性胃炎的分类、纤维胃镜诊断标准及萎缩性胃炎的病理诊断标准》（人民卫生出版社,1985）。

（二）治疗方法

根据本病的病理特点,拟燮理枢机、升清降浊为治疗原则。基本方药:升麻、柴胡、枳壳、半夏、川厚朴、木香、陈皮、槟榔。加减法:脾胃虚弱者加白术、黄芪;肝气犯胃者加川楝子;肝郁气滞者加香附、郁金;胃热者加蒲公英、川黄连;湿滞而大便后重者加冬瓜仁;血瘀者加丹参、莪术;合并螺旋幽门弯曲菌感染者加蒲公英、野菊花;反酸者加乌贼骨、瓦楞子。

以2个月为1个疗程,全部病例治疗3个疗程后进行总结。

（三）治疗效果

1. 疗效标准　痊愈:症状全部消失,胃镜检查胃黏膜基本正常,病理组织活检基本正常。显效:在胃脘痛、腹胀、嗳气、大便异常4个主要症状中有3个主要症状消失,胃镜检查胃黏膜糜烂及出血消失、充血减轻、炎症范围明显缩小,病理组织活检明显进步。有效:症状减轻,胃镜检查炎症范围缩小或减轻,病理组织活检有进步。无效:症状无变化或加重,胃镜检查无变化或加重,病理组织活检无进步或加重。

2. 治疗结果

（1）临床主要症状消失情况（表2-4）

表2-4 治疗后临床主要症状消失情况

	胃脘痛	腹胀	嗳气	大便异常
消失最短天数	3	4.2	2.7	5.6
消失最长天数	41.3	37.2	34	26
消失平均天数	19.6	21.4	17.8	12.7

（2）临床主要症状变化（表2-5）

表2-5 治疗前后主要症状变化例数

	胃脘痛	腹胀	嗳气	大便异常
治疗前	741	620	594	655
治疗后	9	13	7	11

治疗3个疗程后,经纤维胃镜和病理组织活体检查,按上述疗效标准评定,862例中获痊愈448例（52%）,显效198例（23%）,有效204例（23.6%）,无效12例（1.4%）。无效病例中慢性浅表性萎缩性胃炎3例,慢性萎缩性胃炎9例。总有效率98.6%。

（四）典型病例

李某,男,56岁,1989年7月21日初诊。患胃脘胀痛病史20年,长期经中西医治疗,屡治不痊。近3年胃痛频发,分别于1986年4月和1989年5月在某市医院经纤维胃镜和病理组织活体检查,诊断为慢性萎缩性胃炎（活动期、中度）。现见胃脘胀痛,纳呆乏味,嗳气频作,大便烂而量少,时有后重,舌淡红边瘀斑、苔白腻,脉弦细滑。辨证为脾胃气虚,湿滞血瘀,升降紊乱。治以健脾益胃,化湿祛瘀,升清降浊。处方:黄芪、白术、苍术、半夏、厚朴各15g,延胡索、莪术、槟榔各10g,升麻、木香（后下）各6g,柴胡、炙甘草各3g。每天1剂,水煎服。

8月7日二诊:服上方15剂后,胃脘痛腹胀明显减轻,嗳气间作,纳食增加,大便畅顺。药已中病,宗上方增损,调治半年,胃痛腹胀等症悉解,体重增加12kg。1990年2月在某市医院经胃镜和病理组织活检,未见异常。经追踪一直身体健康,胃痛未发。

（五）讨论

对于慢性胃炎的病机,笔者认为尽管慢性胃炎的临床表现错综复杂,分型论治只是一种思维框架,不能概括慢性胃炎的本质。笔者通过长期对慢性胃炎的研究,从数以千计的临床病例总结中认识到:当致病因素作用于机体时,只有在出现脾胃枢机失利、升降紊乱的病理变化时,才会导致脾胃病的发生。

这是慢性胃炎病机的本质。正如《素问·五脏别论》说："……水谷入口，则胃实而肠虚;食下，则肠实而胃虚。"如此虚实交替，使脾升清不息，胃降浊排空，保持脾胃升降有序。两者相辅相成，共同完成对水谷的消化、吸收、转输和排泄等功能。因此，脾升胃降是完成纳食运化功能的根本形式和保证。在出现病变时，也主要表现为枢机失利、升降紊乱，从而导致清浊相混，代谢废物不能及时排出，互为因果，加速病变的发展。同时，脏腑的功能，是依靠五脏六腑的互相依赖、互相制约来维持的。其中脾胃起着枢纽作用，上承心肺、下启肝肾。正如《四圣心源》指出："脾升则肾肝亦升，故水木不郁;胃降则心肺亦降，故金火不滞，火降则水不下寒;水升则火不上热……中气者，和济水火之机，升降金木之轴。"说明了脾胃升降功能在协调五脏功能中所起的重要作用，脾胃在出现病变时主要表现为升降紊乱。根据慢性胃炎的主要病机，其治疗的根本法则是恢复脾胃的升清降浊功能，根治病因，使辨证执简驭繁，论治切中病机。

慢性萎缩性胃炎，在低酸或无酸时，细菌和病毒易于繁殖，而合并感染。在辨证论治的基础上，适当加入 1~2 味针对性强而不败胃的清热解毒药，如蒲公英、野菊花等，也可用少量黄连(3g)，少则既能清热解毒，又能苦味健胃，对治疗慢性胃炎和防治其合并感染起相得益彰的作用。

治疗过程应重视患者大便通畅与否，对审察脾胃升降功能情况，有十分重要的意义。对慢性胃炎患者，一旦出现腑气不通，大便不畅，在治疗上要适当加入通腑药，如热结则用大黄，气滞则用枳实、槟榔等，保持大便畅通，有利于恢复脾胃升降功能，大大地提高疗效。

四、胃痛的中医治疗体会

胃痛，又称胃脘痛，有关分型论治，文献报道不一。现根据个人实践体会，结合病例分述如下，错误之处，敬请同道斧正。

(一)脾胃虚寒、寒饮上逆,治宜温而降之

病例一:廖某,女,45岁。1973年1月17日初诊。胃痛史10余年，曾多次合并出血，经某医院胃肠钡餐检查诊断为胃溃疡。每年冬季胃痛加剧。一直用中西药治疗罔效。诊见痛则呕恶，呕出为胃内容物和涎水。嗳气吞酸，纳呆头晕，大便溏薄，小便清长，面色萎黄，舌淡胖有齿印，苔白滑，脉缓弱。此为中焦虚寒，寒饮上逆。治宜温中化饮，降逆止呕，佐以行气止痛。方用吴茱萸汤加味:吴茱萸、大枣、法半夏各10g，生姜20g，党参15g，木香(后下)、砂仁(后下)各6g，白术12g，黄连1.5g，3剂。

1月21日二诊:药后呕吐大减，胃痛减轻，嗳气吞酸已解，纳食略增。继用上方去黄连，干姜易生姜，3剂。

2月1日三诊:诸证大减，上方续进9剂，诸证悉平。仅时有轻度头晕，后

用黄芪建中、香砂六君子汤加减巩固调治。一年后追访,胃痛未再发作。

按语:脾阳虚弱,寒自内生,水饮内停,使脾升胃降失常,气机不利,而有虚、寒、痛、逆,故治疗应以温、补、降、通之法,温阳而散内寒,降浊而蠲水饮,宣通以利气机,以恢复脾胃的受纳运化、升清降浊之功,方用吴茱萸汤加味,其温中补虚散寒,降逆止呕,使多年顽疾得到缓解,后以黄芪建中汤类善后。

(二) 湿阻脾胃,宜苦燥温通

病例二:常某,女,47岁。1976年3月上旬初诊。因眩晕,呕吐,胃痛年余,在某院诊为梅尼埃病、冠心病和慢性胃炎,一直中西医治疗未效。就诊时见眩晕,呕吐每在转侧和体位改变时加重,胸闷恶心,食少脘痛,舌苔白腻,脉象濡滑,症属痰浊中阻,清阳不升,浊阴上逆。先予半夏白术天麻汤化湿祛痰,升清降浊。继用苓桂术甘汤、陈夏六君子汤等治疗,眩晕、呕吐缓解,纳食增加。但仍见胃脘胀满而痛,恶心,大便滞下,舌苔白腻而滑,脉濡滑。此为湿阻脾胃,健运失司。治以除湿散满,健脾益胃,行气止痛。方用平胃散加减:苍术、川厚朴、神曲、香附、高良姜各10g,陈皮5g,白术12g,砂仁(后下)6g。胃脘胀满解后,改用香砂六君子汤加减,共调治2月余,胃脘痛消失。

按语:脾为湿土,喜燥恶湿,湿滞则脾阳受困,气机不利,以见胃脘胀满疼痛,食少;舌苔白腻而滑,脉濡滑,此为湿浊内盛,脾阳受困,运化失职之症。故治疗应燥湿醒脾以通利胃肠气机,选用平胃散加减最为合拍。本型忌用腻滞苦寒之药,腻滞则滋湿助胀,苦寒则重伤胃阳。因甘草壅滞,凡腹胀甚者不宜用或少用。另湿浊内盛时即使中气不足,只能通而补之,不宜早用党参之类补而壅气,有碍湿化,可用二术之健脾燥湿为妥。待湿浊化,腹胀减,厚腻之苔转薄,便用香砂六君子汤类,益气健脾以旺盛胃肠功能。脾胃阳虚甚者可加干姜、小茴香、胡椒之类以温运脾阳,加强化湿之力。

(三) 肝气犯胃,治肝以安胃

病例三:陈某,男,42岁。1987年7月初诊。胃脘及右胁下隐痛7个月,于某医院经胃肠钡餐检查诊断为十二指肠球部溃疡。症见胃脘胀满,按之较舒,嗳气频频,口苦,舌质淡红,苔薄白,脉弦。此为肝气横逆犯胃,治以疏肝理气安胃,用柴胡疏肝散加减:柴胡、香附、青皮、枳壳各10g,甘草5g,砂仁(后下)6g,白术12g,3剂。

7月中旬二诊:服上药后,胃痛未减。细审脉证,诊断尚当。继用上方加黄皮根30g,6剂。

8月下旬三诊:胃痛已缓解,仅在情志不舒时偶有隐痛。原方再服6剂,胃痛月余未发。近因饮食不节,胃痛又作,并有嗳酸泛恶,大便滞下,舌质边尖红,苔薄黄微浊,脉弦带数。此为肝气化火,兼有酒食内积。治以疏肝泻热,兼消食积。用化肝煎合左金丸加减:青皮、枳壳各10g,白芍15g,丹皮、黄连各

6g,吴茱萸 1g,黄皮根 30g,山楂 12g,6 剂。

9 月上旬四诊:胃痛已除,尚见纳食欠健,舌质淡红,苔薄白,脉弦细。治以益气健脾和肝,方用四君子合芍药甘草汤加黄皮根、白及。隔天服 1 剂,连服 20 余剂。每天早晚各服甘草末 6g,蜜糖水调服。于 1979 年 6 月在广州某医院进行胃肠钡餐检查提示:十二指肠球部溃疡已愈合。

按语:肝气有余,克伐脾土,常为胃痛的致病因素。治疗应以平肝为主,故方用四逆散加香附、青皮等,共奏疏肝解郁缓急舒挛,使肝气得宣,胃痛自平,方中黄皮根,有疏肝行气止痛的作用。笔者对肝胃气痛,常单用黄皮根 30g 煲瘦猪肉内服,连服 20 天,每可获效。对肝气化火,酒食内积,可用化肝煎合左金丸以疏肝泄热。据研究证明甘草、蜂蜜有保护溃疡面之用,故常服有加速溃疡愈合之效。但对湿盛、脘腹胀满者,则有甘壅滞气之弊,自当慎用。

(四)病久入络,气滞血瘀,治当行气活血祛瘀

病例四:刘某,男,52 岁,1973 年 3 月上旬初诊。胃痛史 8 年,反复发作,曾多次合并出血而住院治疗。经某医院两次胃肠钡餐透视均诊断为胃溃疡。症见剑突下疼痛,拒按,食后更增剧,痛甚时自觉剑突下有一鸽蛋大的肿物,曾两次呕吐咖啡样物,大便带黑色,大便化验潜血(+++),舌质淡红,舌边有瘀斑,脉涩。此为久痛入络,气滞血瘀,治宜活血通络,行气止痛。方用膈下逐瘀汤加减:桃仁、赤芍、当归、川芎、延胡、五灵脂、台乌、槟榔各 10g,红花 3g,丹皮、木香(后下)、甘草各 9g,3 剂。

3 月中旬二诊:服第一剂约 1 小时左右胃痛增剧,半小时下大量黑色黏糊状大便,胃痛顿减。瘀血已减,改以缓攻,用丹参饮加减:丹参 20g,檀香(后下)5g,砂仁(后下)6g,当归、白及、延胡各 10g,三七末(冲服)3g,6 剂。

3 月下旬三诊:服上方后仅间有轻度刺痛,剑突下之肿物亦已消失,但大便仍黑,有头晕,唇色较淡,舌质淡,脉细弱。此为气虚血弱,瘀血未清。治宜益气养血,温脾摄血。方用黄土汤合参附汤加田三七,3 剂。

四诊:服上药 3 剂,黑便消失,但大便烂,胃纳欠佳,瘀血已清,脾气未复。治以健脾益气,方用四君子汤加黄芪、鸡内金、小茴香、砂仁。

上方加减调治 2 月余。胃痛已解,纳食增加,精神较充沛。后胃痛一直未发。

按语:气为血帅,血为气母。胃痛日久入络,导致气滞血瘀。治则宜理气化瘀。大致体质较壮者,选用膈下逐瘀汤,屡用有效。久病体弱,或瘀血较轻者,则用丹参饮加味,其效亦著。若合并出血急而多者,可先用高丽参补气固脱。久病体弱或反复出血,以致气虚血弱者,亦可适当选用高丽参益气扶元,对防止胃痛的复发,确有一定的作用。

（五）虚热内蕴、耗伤胃阴，宜滋养胃阴

病例五：王某，男，46 岁，1982 年 7 月 18 日初诊。胃病史 5 年多，经 X 线和胃镜检查诊断为十二指肠球部溃疡。近半月胃痛频作，见灼热、嘈杂、善饥、口苦干臭，大便秘结，小便短赤，舌红苔少，脉弦细数。此为胃中虚热，灼伤胃阴。治以滋养胃阴为主，佐以清热通便。处方：白芍 20g，麦冬、石斛各 15g，生地 30g，丹皮、川楝子各 12g，甘草 6g，大黄（后下）5g，3 剂。

7 月 22 日二诊：药后胃脘痛明显减轻，大便已通。但胃脘部仍有灼热感，口干，舌质红苔少，脉弦略数。仍以滋养胃阴为主。处方：沙参、石斛、麦冬各 15g，甘草 9g，丹皮、川楝子各 12g，白芍、丹参各 20g，5 剂。

7 月 28 日三诊：胃痛 3 天未作，嘈杂、善饥等症缓解，舌质略红，苔转薄白，胃热已清，胃阴已复。继用下方调治，太子参、麦冬、玉竹、白芍、甘草、怀山药。经追踪，几年来胃病一直未作。

按语：胃为阳土，喜润恶燥，脾胃互为表里。胃中有热，灼伤胃液，必损脾阴。脾胃阴液耗损则升降运化失常，大肠失濡而无水行舟。因此，胃燥阴虚之证及腑气不通必会相继出现。治疗上应补其不足，滋养胃阴为主。

（六）体会

通过多年临床实践体验，若属以上证型的胃痛，依法治之，疗效可靠。此外，笔者还体会到对胃病主要症状恰当处理，往往对促进疾病恢复有着重要的作用，主要体会是：

1. 疼痛　是胃病最需要解决的症状。总的来说，治以通法为主，但亦应辨证求因，忌见痛止痛，大抵虚则补而通之——补其不足，而补不能壅塞气机；实则泻而通之——泻其有余，通利胃肠气机；寒则温而通之——温散寒邪而通利气机；热则清而通之，但寒性收敛，故不能过用寒凉而致气机不畅。

2. 反酸　反酸是胃病的常见症状。治之以治肝为根本。寒证者用吴茱萸汤，不仅有止痛、止吐的作用，而且又能止酸。笔者还喜用左金丸，并根据寒热配用药量，其效果颇佳。一般属寒者，吴茱萸的用量为黄连的 6 倍，夹热者则黄连的用量为吴茱萸的 6 倍。这是根据《黄帝内经》"辛胜酸"的原则，并与苦相合有辛开苦降以制酸的作用。

3. 出血　此是胃痛的常见并发症，治疗应分清寒热虚实。实证、热证宜清热凉血以止血，如犀角地黄汤之属；虚证、寒证宜益气温脾摄血，如黄土汤之类。对便黑不止，是内有瘀血，则加入田三七，有助化瘀止血之力。乌及散（乌贼骨、白及）对胃出血有较好止血效果，且对各型出血都有止血作用。根据血见黑则止，对胃出血，亦可适当加入炭类止血药，如地榆炭、棕榈炭、蒲黄炭等。其中地榆对溃疡有直接的收敛作用，白及有生肌作用，两药既能止血，又有助于溃疡愈合，故为笔者常用之药。

4. 呕吐与反胃　当胃痛剧烈,伴有幽门痉挛,或当幽门因瘢痕收缩而发生幽门梗阻时,常有呕吐或反胃。属胃气虚弱,痰浊内阻者,用旋覆代赭汤,每有良效。特别对嗳气不除者其效更佳,属胃寒者则用吴茱萸汤疗效确切,胃虚热呕吐则用橘皮竹茹汤,比较适合。

（本文原载于《新中医》1986 年第 10 期）

五、泄泻辨治

泄泻是以大便次数增多,排水样便或烂便为主症的病证,常有腹痛、呕吐,或伴有发热等症。泄泻属常见病,一年四季都可发生,以春夏季发病较多。属西医学的急慢性胃炎、肠易激综合征、功能性消化不良等范畴。中医治疗泄泻疗效好,毒副作用少。现讨论如下。

(一) 病因病机

泄泻的病因比较复杂,常寒热虚实错杂,久泻者常虚中夹实,新病者实中兼虚。泄泻虽因脾运失职,功能障碍所致,但与肝肾功能也密切相关。

1. 饮食不节,暴饮暴食,进食不洁食物或变质食品,以致胃的受纳、脾的运化障碍,而发生泄泻。若湿热体质者,则从热化,属湿热泄泻;若寒性体质者,则从寒化,为寒湿泄泻。总之,人的体质决定了发生泄泻的寒热虚实。

2. 脾胃功能障碍是发生泄泻的主因。内因决定外因,在脾胃功能障碍的基础上,复加饮食因素,就容易发生泄泻。

3. 肝的疏泄功能失常,肝木郁滞不得疏泄,或肝木疏泄太过,则影响脾的运化功能。肝木郁滞不得疏泄则引起脾气的壅滞;肝木疏泄太过则脾土受克伐而脾气受伤,出现运化失职。肝脾不和而发生泄泻是常见因素。

4. 肾气虚弱,火不暖土,是发生慢性泄泻的常见因素。因为脾的运化功能主要依赖脾气和脾阳。脾气、脾阳必须旺盛而不衰,才能维持脾胃的正常运化。脾气、脾阳要保持常旺不衰,主要依赖肾气的不断补充,所说的补火暖土,指的就是肾气、肾阳。当肾气虚弱时,肾处于自身难保境地,便无力资助脾土。因此,脾土资源不足,致脾虚而运化失健。其根在肾,关系到脾。

5. 药物所伤。药物既有治病的一面,又有会伤害人体的另一面。有的药物的运用,确实是病情的需要,难免带来毒副作用;有的是用药不当,如滥用、过量、用药时间过久。中医有一提法虽然不够全面,但是可作参考,就是有病则病受之,无病则人受其害。倘若再盲目地、毫无根据地、想当然地守株待兔,大剂量中、西药叠用,其害处更大。药物的毒副作用,首先是内伤脾胃。当脾运障碍时,便可发生泄泻。

（二）辨证施治

1. 急性泄泻

（1）湿热泄泻

主症:泄泻骤发,多为水样便或大便黏稠,1 天 3～10 余次不等,常有后重感,腹痛、呕吐、恶心或有发热,舌质红,舌苔黄腻而干,脉濡数。

辨证:不洁饮食滋生病毒而从热化,湿热内蕴,脾运障碍。

治则:清热消炎,利湿止泻。

外方:黄芩 15g、黄连 10g、葛根 20g、薏苡仁 30g、苍术 15g、藿香 15g、神曲 10g、木香(后下)6g、白芍 20g、炙甘草 5g。此为成人量。儿童和年老体弱者斟减,每天 1 剂,水煎 2 次,分 2 次服。（以下同）

按语:上方是由葛根黄芩黄连汤合黄芩汤加味而成,清热消炎作用强,止泻止痛快。用苍术苦温燥湿,藿香芳香化湿而醒脾,其温性能制芩连之寒,以免重伤脾土。本型泄泻虽然由湿热病毒为殃,然而泄泻也离不开脾运障碍。治疗上既要伏其所主,又要有利恢复脾的运化功能。用薏苡仁、神曲均为佐,健脾利湿消滞。用白芍、炙甘草以缓挛急而止痛,木香行气止痛。君臣清热消炎如将,佐使相助得力,故用之效如桴鼓。

（2）寒湿泄泻

主症:泄水样大便,乏力纳呆,腹痛呕吐,舌质淡红,苔白腻润,脉缓。

辨证:饮食所伤,病从寒化,寒湿内阻,升降紊乱,脾运障碍。

治则:苦温芳化,祛湿止泻。

处方:苍术 15g、藿香 15g、厚朴 10g、茯苓 30g、姜半夏 10g、苏叶 10g、炒白术 15g、神曲 10g、陈皮 10g、炙甘草 5g、黄连 3g。

按语:此方是从藿香正气散加减而成。苦温合芳化而燥湿,又不忘健脾,对寒湿泄泻,屡用效佳。方中加黄连少量,取其苦味健胃,又防其化热。湿热泄泻与寒湿泄泻的辨证要点是:舌象是辨证的关键,湿热泄泻可见舌苔黄腻,舌质红;寒湿泄泻以舌苔白腻润,舌质淡红为征,此为其一;辨体质是根本,湿热体质从热化而为湿热泄泻;寒性体质则从寒化,其泄泻多为寒湿,此为其二。总之,关键在于辨证,主要是要抓住能反映疾病性质的体征和症状。如以上舌苔黄腻是反映湿热泄泻的特征性的舌象;舌苔白腻润是反映寒湿泄泻的特征性舌象。只有辨证正确,而且方证对应,用量恰到好处,才能达到理想效果。

（3）食伤致泻

主症:暴饮暴食,泄泻酸臭,嗳腐食臭,脘腹胀痛,舌苔浊腻,脉缓。

辨证:食积内壅,运化障碍,升降紊乱。

治则:消食化积,醒脾助运,和胃降浊。

处方:白术 20g、厚朴 10g、神曲 10g、山楂 20g、姜半夏 10g、茯苓 30g、炒谷芽 30g、黄连 3g、陈皮 6g、炙甘草 5g。

按语:本方是由保和丸加减而成。辨证的要点是有暴饮暴食史,同时出现大便酸臭,嗳腐食臭等症,对辨证起着决定性作用。诊病必须四诊合参,重视问诊,详细掌握发病的全部资料。有时问诊对辨证十分重要,特别是对疑似病例,问诊有助于审因究源,去伪存真,有利于做出正确的诊断。

(4)肝脾不和泄泻

主症:腹痛则大便,烂便或水样便,量不多而有后重感,1 天多次,大便后腹痛则解或减轻,纳食一般,舌质淡红,舌苔薄白,脉弦。

辨证:肝木克犯脾土,运化障碍。

治则:抑肝和脾,助运止泻。

处方:白术 20g、白芍 20g、防风 10g、陈皮 10g、柴胡 10g、枳壳 10g、木香(后下)6g、槟榔 5g、炒扁豆 15g、神曲 10g。

按语:上方是由痛泻要方合四逆散而成。辨证的关键点是腹痛则泄泻和量少后重。痛责之于肝,泻责之于脾。因肝主疏泄,脾主运化,脾的健运有赖肝气的疏泄,才能清升浊降。肝脾不和,必致气机壅滞,升降紊乱。其中审察脾的升清与胃的降浊是否正常是辨明脾胃消化系统的消化吸收功能的重点。治疗脾胃消化病的根本就是要恢复脾胃升降的功能。

2. 慢性泄泻

(1)中气虚陷泄泻

主症:①大便烂,日 3 次以上;②肛门下坠,频频欲便而量少;③纳呆乏力;④头晕;⑤舌质淡红,舌苔薄白;⑥脉缓弱。以上①项必备,加上②~⑥中任何 3 项,即可诊断为中气虚陷泄泻。

治则:补中益气,升提气机。

处方:黄芪 30g、党参 20g、白术 20g、炙甘草 6g、炙升麻 5g、柴胡 3g、槟榔 3g、木香(后下)6g(后下)、防风 5g、羌活 5g、陈皮 5g。

按语:上方是补中益气汤加减而成。以黄芪、党参、白术、炙甘草补中益气;升麻、柴胡升清举陷;防风、羌活用量少而配升麻、柴胡升提气机,且以风胜湿;木香、槟榔行气导滞。在升提气机的同时佐以行气导滞,对恢复脾胃的升清降浊有相得益彰之妙。方中芪、参、术、草的用量占总量的 71%,说明本方由补中益气起着主导作用。在补中益气的基础上升提下陷的气机,是达到疗效的关键,体现了配伍的君、臣、佐、使的重要性。否则,所用之药无君、臣、佐、使之分,便将是一盘散沙,毫无战斗力,就很难取得疗效。所谓君臣就是指能胜任治疗主症的药物,并赋以足够的权力,其权力就是指能达到最高疗效的用量;佐使药则用量宜少,对君臣起着辅助作用而已。

（2）脾阳虚弱泄泻

主症：①大便溏薄，日 3 次以上；②纳呆乏力；③肠鸣；④舌质淡胖，舌苔薄白润；⑤脉弱。以上①项必备，加上②～⑤中任何 2 项均可诊断为脾阳虚弱泄泻。

治则：健脾温中止泻。

处方：党参 20g、炒白术 20g、干姜 10g、炒扁豆 15g、草豆蔻 10g、炙甘草 5g、炙黄芪 30g、桂枝 10g。

按语：该方是由理中汤合黄芪建中汤加减而成。以黄芪、党参、白术健脾补气；干姜、桂枝温中散寒；炒扁豆温醒脾阳，合草豆蔻温中止泻。用将不在多，关键在其能力，用药不在多，关键在选好药，用量合理。正如俗语说：一箩筐泥蛇不如一条竹叶青，从中启迪匪浅。

（3）脾肾阳虚泄泻

主症：①五更泄泻，日 3 次以上；②纳呆乏力；③畏冷肢凉；④腰酸腿软；⑤舌质淡红，舌苔薄白；⑥脉沉细。以上第①项必备，加上②～⑥项中任何 2 项，都可以诊断为脾肾阳虚泄泻。

治则：温补肾阳，温中止泻。

处方：制附子 10g、党参 20g、炒白术 20g、干姜 10g、破故纸 15g、肉豆蔻 10g、北五味 15g、肉桂（焗服）5g、炙甘草 5g、炒扁豆 15g。

按语：上方由附桂理中汤合四神丸增损而成。用以温补脾肾之阳，肾阳得振，脾阳渐复，则健运如常，泄泻自愈。泄泻之证，从本质进行分析，不外乎虚、实两类。虚证属于内伤，轻者在脾，重者责肾。而且脾虚泄泻日久，必累及于肾，出现肾阳不足，只治脾有如杯水车薪，收效甚微。必须以温补肾阳为主，肾阳旺盛则能补益脾阳，脾阳来复，健运如常，就不再发生泄泻。

六、功能性消化不良的辨证论治体会

功能性消化不良的发病机制尚不清楚，一般认为，功能性消化不良的发病主要与胃肠功能紊乱特别是胃排空功能障碍有关。因此，功能性消化不良是一种与胃排空功能障碍即中医所说的胃失和降密切相关的症候群。西医治疗该病亦无特效方法。而中医药治疗该病则疗效显著，笔者对该病的中医辨证论治探讨如下：

（一）辨病与辨证

功能性消化不良又称非溃疡性消化不良，属西医的病名。1989 年在美国芝加哥召开的国际专题工作会议上将本病分为反流型、运动障碍型、溃疡型、特发型、原发型等 5 型。临床上应将功能性消化不良与由于消化酶缺乏，引起消化吸收不良，而出现大便溏薄的病证作鉴别。功能性消化不良的诊断标准为：①消化不良症状持续 4 周以上；②内镜检查排除消化性溃疡及食管和胃内肿瘤；③X 线及 B 超排除肝、胆、胰病变；④追踪 2~5 年，并经胃镜检查 2 次以上，未发现新的器质性病变；⑤无糖尿病、结缔组织病和腹部手术史。功能性消化不良其临床表现为慢性上腹部或胸骨后疼痛不适，饱胀痞满，常在进食后加重，有恶心、呕吐、烧心等上消化道症状，属中医的胃脘痛和痞满的范畴。

（二）辨证论治体会

辨证论治与整体观是中医的两大特色。辨证论治是在中医理论的指导下，运用四诊、八纲，通过相应的六经辨证、卫气营血辨证、脏腑辨证、三焦辨证等，对疾病做出诊断，制定治疗原则，选方用药进行治疗的过程。辨证论治的正确与否决定其治疗效果的好坏。而对疾病能否做出正确的辨证论治，主要取决于医师的综合学术水平高低。对临床医师而言，辨证论治水平是衡量医师学术水平的试金石。医师的综合学术水平包括多方面：扎实的理论功底、丰富的临床经验、较高的学术研究总结能力、对方药有较深的造诣，这四者缺一不可。把经济学中的"木桶短板效应"引入医学领域是很有启迪性的。木桶是由几块木板箍成的，它的盛水量取决于这些木板中最短的一块木板。只有加长这块"短板"，才能加大木桶的盛水量。同样的道理，医学之道也应注意采取全面综合措施，防止"短板效应"。例如，临床医师如果没有扎实的中医理论，即使临床到白头，也不可能有多高水平。同样，即使理论滔滔不绝，而不重视临床，仍是指下难明，凡遇到复杂疑难病，便丈二和尚摸不到头脑。针对这种情况，古人提出了很有启迪性的警示："熟读王叔和，不如临证多。"要提高辨证论治水平，必须刻苦研究理论，重视临床，没有任何捷径可走。在理论学习方面要重视"四大经典"的学习。例如张仲景的《伤寒论》历 1 800 多年而不衰。《伤寒论》是一部临床家的杰作，对提高临床辨证论治水平是有帮助的；《伤寒论》与理论家的著作是迥然不同的，每精读一次，必会有新的收获。若理论与临床能齐头并进，在临床中面对疑难病证才能做到左右逢源。把理论与临床提高到更高境界，思维才能豁然而通，灵感才能应运而生，才能有所创新。至于方药的重要性，是显而易见的，同时往往又是重视度不够的。如果只掌握方药的一般性、通性，而不深入下去学习其特殊性、针对性，就不能掌握其真谛。还要深入研究千年奥秘，"奥秘在用量上"，这是治病的真枪实弹，是真功夫，是疗效的关键。功能性消化不良是一种慢性难治性疾病，由于其发病率高，严重危害人类健康，已成为现今研究的热门话题。以中医辨证为核心，结合西医辨病，病证结合，探索中医药治疗该病的规律，这是很有前途的研究课题。通过发扬中医药的优势，以冀今后有突破性的成就。

1. 把恢复脾胃运化功能贯穿治疗全过程 功能性消化不良的病位在胃肠，胃与脾相表里，胃主受纳、腐熟，脾主运化，相辅相成，共同完成对水谷的受纳运化、对精微的吸收转输、对糟粕的排泄。因此,该病的病机在脾胃功能失调,或脾胃虚弱,运化无力;或食滞积聚,阻塞气机;或肝失疏泄,升降紊乱;或火不暖土,寒自内生等,势必导致脾胃运化功能失调。因此,治疗该病,要把恢复脾胃运化功能贯穿治疗全过程。但是,恢复脾胃运化功能是目的,而引起脾胃运化功能失调的因素有很多,必须审因施治,消除致病因素,才能恢复失调的功能。若盲目健脾,参、芪、术迭进,必犯虚虚实实之戒,不但徒劳无功,反而增加新的致病因素,使病机更复杂,加重病情。在辨证上,辨明脾胃阴阳为当务之急。明确脾胃阴阳之虚实,孰阴孰阳,为虚为实,病的性质不同,治疗迥然。若脾胃阴虚,则滋养脾胃之阴,是恢复脾胃运化功能的基础;若脾胃阳气匮乏,则温中益气,脾阳得振,胃气充足,脾胃健运不息。由于该病缠绵日久,病久正虚,积滞内阻,痰瘀蕴结,络脉不通,虚实交加,错综复杂,辨证要丝丝入扣,避免顾此失彼,以偏概全。总之,不能局限于宏观辨证,更要洞悉疾病的本质,才能达到辨证的目的,制定正确的治疗原则和方法。只有独具慧眼,技高一筹,才能攻克难治性疾病,提高治疗该病的疗效。

在治疗上,要顺应脾胃的特性,刚柔适度,燥湿相宜。胃为阳土,喜润恶燥;脾为阴土,喜燥恶湿。顺应其喜与恶,滋养胃阴而不碍脾喜燥之性,燥脾湿不伤胃阴。脾胃燥湿相宜,相辅相成,才能健运不息。否则,顾此失彼,相互为害,必然是适得其反,难以获效。或改辕易辙,也只是歧路亡羊。总之,五脏六腑皆可导致该病,但都不离脾胃。不论针对何种病因治疗,都要充分考虑到其是否有利于恢复脾胃运化功能,如此往往可以事半功倍。

2. 维持脾胃升降功能是治疗的关键 胃的生理特点集中在一个"降"字,降则和,不降则滞,反升为逆;脾的生理特点反映一个"升"字,升则输精,把营养精华输送到全身各脏器组织,而反降为逆。脾升胃降是脾胃的生理特点的集中表现。若胃失和降、脾失升清,则脾胃功能紊乱,就会处于病理状态,其病理特点突出一个"滞"字,这与西医的胃动力障碍是异说同途,表述不同,而实质相同。如何用中医理论来揭示胃动力障碍的本质,是治疗该病、提高疗效的关键。笔者通过长期的临床研究提出:胃动力障碍是指在致病因素作用下,脾胃升降紊乱、运化失职而出现的病理变化。根治病因,维持脾胃升降功能,是恢复脾胃运化功能的关键。

脾胃为气机升降之枢纽,脾主升清,胃主降浊。叶天士认为"脾宜升则健,胃宜降则和。"若脾不升清,影响其助胃消化,吸收转输水谷精微和水液的功能亦发生障碍,脾之统摄和升提脏器等功能失职,导致脾胃运化功能紊乱;胃失降浊,则传化无由,不但胃之受纳、腐熟功能失职,不能把经胃初步消化的水谷精微物质下移小肠,而且不能把在消化过程中产生的糟粕、废气和有害毒物等下送大肠而排出体外,出现清浊相淆,壅滞气机,而致病理产物成为新的致病因素,互为因果,狼狈为奸,浊者更难降,清者何能升？因此,功能性消化不良是脾不升清和胃失降浊而致脾胃运化功能障碍的综合表现。临床可见脘腹胀闷、纳呆嗳气、大便失调等症。治疗的关键在于针对病因与恢复脾之升清和胃之降浊功能来进行治疗,消除了脾胃运化的障碍,则诸症迎刃而解。

3. 调理肝之疏泄条达功能,是治疗大法　功能性消化不良,虽然病位在胃肠,但其发病与五脏相关,其中与肝尤为密切,如清代陈修园《医学求是》指出:"肝为五脏之贼";清代李冠仙《知医必辨》亦说"五脏之病,肝气居多";清代周学海《读书随笔》中论述:"肝者,贯阴阳,统血气……握升降之枢者也。"一言道破了脾胃升降功能有赖肝气的疏泄来维持;当代著名中医学家岳美中亦说:"临床所见杂病中,肝病十居六七。"这些都是从医学临床经验总结出来的医学格言,只要领会其实质,就不会把科学的论断作为套语。必须指出,中医所指的肝不局限于西医学解剖学肝的概念,而是多系统功能的概括,包括心血管、神经、精神、内分泌等系统的部分生理功能。肝主疏泄的实质是调节精神、情志活动,疏通气血,改善血液循环,疏导瘀阻,升清导浊等。肝主疏泄条达,临床表现在多方面,从消化而言,肝主疏泄利胆,促进胆汁的排泄和各种消化酶的分泌,以助消化;肝主疏泄,调节脾胃气机,即是调节神经系统和情绪等,从而达到保持脾胃升降有序的目的。胃动力的调节与胃肠神经网络和精神心理因素影响密切相关。从中医理论来认识,主要表现为肝主条达功能失常。所谓肝郁气滞、肝气犯胃、肝气横逆等,无不与情志变化有关,凡是情志失常的病变,首从肝治。肝乃调节七情的枢纽,治肝就是调治神经精神因素对脾胃功能的影响。肝主条达,对维持血气冲和起重要作用。气为血之帅,气乃血行的动力。血为气之母,血乃气行的物质基础。肝主藏血,是贮存调节全身血液和维持血液正常循环的重要器官。治疗功能性消化不良,与治疗其他慢性难治性疾病一样,要达到理想的疗效,必须十分重视"疏其气血,令其条达"。这样既可改善病变局部的血液循环,药到病除,又可促进病变组织恢复功能。同时,值得重视的是,功能性消化不良,迁延日久,都有不同程度的气机阻滞、血瘀入络的病理变化。治疗时适当选用丹参、郁金、苏梗、陈皮之辈,往往可以出奇制胜。还要强调,凡是中老年人患功能性消化不良,或因更年期神经功能紊乱,或因神经功能衰退,适应能力下降,常出现肝的疏泄条达功能失调,如不有效地恢复肝的疏泄条达功能,很难逆转病情。综上所述,对治疗功能性消化不良,要重视调理肝的疏泄条达功能,这是治疗该病的绝招。必须指出,虽然精神情志活动的病理改变,肝首当其冲。但是,神志活动总归于心,正如《吴医汇讲》云:"胃之权在心",在胃病时,若心的精神情志活动发生了病理变化,也应积极治疗,对治胃病有相得益彰之妙。

4. 从肾论治　从五脏相关论,肾乃五脏之本,对维持脾胃运化功能起着根本作用。肾为先天之本,脾胃为后天之本。脾胃中土的运化,必须依赖下焦肾的温煦滋养。肾之阳气是脾阳(气)之根,肾之阴液是脾阴气之本。从根本治,脾胃乃能健运不息。功能性消化不良,病情缠绵,穷必及肾。或先天不足,肾气衰微;或治疗不当,克伐肾气,皆可导致火不暖土,中阳式微,运化乏力,功能障碍乃至消化不良诸症丛生。尤其是中老年患该病日久难愈者,每多脾肾俱虚。若只治脾胃则无能为力,必须从肾论治,治肾扶脾,才是治本之法,此反映中医治病的一大特色。若守株待兔、刻舟求剑则很难获救。我曾于1998年8月中旬诊治一患者,其年已花甲,罹病10余年。证见脘胀痞满,纳呆嗳气,恶心呕吐,舌苔薄白,舌质淡,脉细。更医多人,皆用参苓白术散、健脾散、异功散、补中益气汤之辈,都是从脾论治,收效甚微。该患者肾阳衰弱是本,从肾论治,投以附子、肉桂、破故纸、干姜、白术、吴茱萸、红参、半夏、陈皮。连服半月,诸症有明显的减轻。尔后,宗上法随症加减治疗2个月,临床症状缓解。嘱患者继用高丽参15g、鹿茸片3g共炖服,每月服2次,连服3个月。经追踪,病未再发。临床上类似此病例屡见不鲜,只要抓住病之本,从肾论治,就可以效如桴鼓。以上所述,治疗功能性消化不良,上述四大原则,要以辨证为依据,灵活运用。从整体来说,四大原则是整体,灵活运用是提高疗效的关键。因为不同的病人,由于体质的差异、病程的长短不同、累及脏腑的不同以及合病兼证之殊等,运用四大原则有主次之别。要达到辨证入微就要刻苦学习,重视临床,善于总结,积极探索,衷中参西,西为中用,推陈出新。若是者,必能登堂入室,攀登高峰。

(三) 结语

关于病证结合问题。病证结合,是指中医的辨证与西医的辨病有机结合。中医从西医的诊断中,进一步明确病位、病理和转归等,以补中医宏观辨证缺乏针对性的不足,促使辨证更深入,洞悉疾病的性质,使治疗针对性更强,提高疗效。凡是慢性难治性的沉疴痼疾,病机错综复杂,寒热虚实真假难辨。采用病证结合,取长补短,启迪新知,促进宏观辨证的升华,探索新疗法,对提高疗效、丰富中医辨证论治的内涵,实有异曲同工之妙。例如:胃脘痛,包括西医的急慢性胃炎、胆囊炎、胰腺炎、肿瘤、功能性消化不良等多种疾病,而慢性胃炎中又分有慢性浅表性胃炎和慢性萎缩性胃炎等。不同疾病的病理不同,治法悬殊,转归有别。若仅从宏观辨证,泛泛治疗,鲜能获效,甚至差之毫厘,失之千里。如果能结合西医的辨病,就能更明确治疗原则,有的放矢,药能中病,避免出现类似治疗慢性萎缩性胃炎,局限于胃脘痛,不考虑西医对该病的病理认识而屡用抑酸药的错误。总之,病证结合,衷中参西,使中医学术不断完善、发展和升华。也就是说,衷中参西,必须忠诚于中医科学,遵循中医理论。否则,用西医来"规范"中医,将使中医失去精髓,结果是把"衷中"变成"衰中"。只有继承中医学术精华，又汲取西医的长处，西为中用，才有利于开拓中医的辨证思维，不断掌握新理论、新技术、新知识，发展中医学术，促进中医迈向现代化。关于中西药使用问题，中西药都是治病的手段，都在防治疾病中起着积极的作用，也各有利弊。现仅就中医界对中西药的使用问题，谈点陋见。从临床可见，有的病用中药治疗效果较好，有的单用西药治疗效果较好，有的病单用中药或西药都罔效，而中西药结合则明显提高疗效。我对用西药治疗疗效很高的疾病不反对使用西药，对用中西药结合治疗比单用中药或西药能大大提高疗效的疾病，我赞同中西药结合治疗。但是，肩负着历史赋予中医的使命，我们要继承挖掘中医宝库，并发扬光大，更好地为我国乃至世界人民防治疾病服务。中医应以中药为主进行疾病的防治。对于目前中药治疗疗效不理想的疾病，更是研究的课题，要立足于中药，进行积极探索，不断研究总结，开拓新药。至于大多数疾病用中药治疗都能得到满意效果，就不要盲目中西药合用。若用之不当，由于中西药的相互拮抗作用，就会削弱中药的作用，甚至产生毒副作用，给患者造成损害。也不能用中药套用西医诊断的疾病，对号入座，一见炎症，概用苦寒解毒之品，轻则难以获效，重则祸不旋踵。就一名中医师而言，若长期习惯于中西药双管齐下，就很难积累中药治病的经验，失去中医的优势，就名存实亡。

（本文原载于《中医学刊》，2003 年 8 月第 21 卷第 8 期）

七、冠心病的中医治疗研究

冠心病是西医学的病名，属中医的胸痹、心悸、怔忡、真心痛等范畴。余从事临床研究近 20 年，对该病的治疗颇有体会，现不揣浅陋，陈管见如下，以供同道参考。

（一）病因病机

冠心病的病因病机是错综复杂的，从临床大量病例的研究中总结概括出主要有如下几个方面：

1. 思虑过度而伤神　《灵枢·邪客》说："心者，五脏六腑之大主也，精神之所舍也……心伤则神去。"《素问·举痛论》又说："虑无所定，故气乱矣。"揭示了心脏是人体生命活动的大主，思虑过度是酿成心脏病的重要因素。余在临床研究中发现，资料较全的 506 例冠心病病例中有 458 例其冠心病的发作或加重都与精神因素有关，且多数患者平素多愁善虑。在治疗中若患者心情舒畅，病情就明显好转。由于思虑过度，不但耗损心血，劳伤心神，而且劳倦伤脾，直接影响脾胃生化之源，导致冠心病的发生。

2. 痰瘀内停，血脉痹阻　《素问·痿论》说："心主身之血脉。"《素问·痹论》说："脉痹不已，复感于邪，内会于心。"说明了"脉痹"和"感于邪"是心脏病变的最根本原因。冠心病多发于中老年人群,尤其是老年人发病率较高,这除了与病人随着年龄的增高而动脉弹性呈生理性退化有关外,还跟诸多因素而致痰瘀内停密切相关。一旦痰瘀内停,既可使血脉痹阻,久之又可加速动脉硬化,互为因果。研究结果表明,冠心病与动脉硬化在许多病例中都是相依而存的,二者同时有不同程度的血瘀或痰饮,或痰瘀并存。例如506例冠心病病例中出现明显的血瘀或痰饮或痰瘀征象的就有378例,占该组病例的74.7%,对指导临床研究和治疗都很有意义。对该类冠心病,一经用化痰、祛瘀、通络之法治疗,都可很快地控制病情,化险为夷。笔者曾经用随机抽样对两组冠心病分别用西医常规治疗与化痰祛瘀通络之法治疗,进行对照观察,治疗结果经统计学处理有明显差异,用化痰祛瘀通络法治疗组明显优于西医治疗组。佐证了冠心病的发生与痰瘀内阻、血脉痹阻的关系。

3. 肾虚而生机不固 《素问·灵兰秘典论》说:"肾者,作强之官。"《素问·上古天真论》说:"女子……六七三阳脉衰于上……男子……七八……肾脏衰,形体皆极。"说明了肾脏在人体生命活动中的重要作用。肾脏正常则精神健旺。肾虚则不能上济于心,既可致血虚不能养心,又可加速衰老的进程。肾脏在全身水液代谢中又起着重要作用,正如《素问·水热穴论》说:"地气上者,属于肾而生水液也。"肾虚而功能衰弱,则会出现水液代谢紊乱,变生诸证,常可引发或加重心脏病变。正常的水液的代谢是维护心脏功能的重要环节。因此,凡是先天不足,或后天失于调摄,而耗竭肾精,皆可致肾虚而殃及心脏,这是导致心脏病变发生或加重的常见因素。

(二) 治疗原则

在明确病因病机的前提下,制定正确的治疗原则是治病的关键。

我从临床研究中探索到冠心病的病因很少是单一的,往往是多种病因综合作用,而出现错综复杂的病理变化,因此在制定治疗原则时就应与病因病机相契合。在治则的指导下灵活地选方用药,用对疾病针对性强而有专长的药物,药量能恰到好处,又是提高疗效的保证。否则,简单地对号入座而泛泛用药,要得到好的疗效只能是望洋兴叹。如此,即使驹隙百年也是毫无创新的。

我在长期临床研究中探索出如下若干治则,只要能辨证正确,灵活运用,把若干治则融会贯通,就能获得较佳的疗效。

1. 燮理阴阳而安心神 无论是对冠心病重症的抢救,还是对冠心病的治疗,都首先必须调理阴阳,使失衡的阴阳能尽快地趋向平衡,能阴阳互根,神得守舍,精神情志能得到安定,这是治疗和抢救冠心病的前提和原则。若属心阴匮乏而心阳(气)离决,则宜速滋心阴而敛心气,回心阳而挽衰竭;若属肝阳亢盛,灼伤心阴,阴不涵阳而伤其神,则以平肝阳而养心,安心神而定逆乱为急务;若属肾阴耗竭,精不化血,心火偏亢,心神躁动,则以滋肾阴、降心火、宁心神为大法。总之要揣度五脏阴阳盛衰,权衡标本缓急,以燮理阴阳而安心神,使神存而生,神充则身强,否则神去则死,神衰则身弱。正如《灵枢·天年》说:"血气已和,营卫已通,五脏已成,神气舍心……及成为人。"

2. 祛瘀化痰而通脉痹　冠状动脉硬化与冠心病,往往是两者并存,互为因果。冠心病动脉硬化的原因很多,除了遗传因素外,还与精神因素、劳逸失调、饮食因素等密切相关。若情志抑郁、劳逸失调,往往可以导致血运失常,渐渐导致动脉硬化;若暴饮暴食,恣食肥甘厚味,则痰湿蕴结,既可蒙蔽心窍,又可影响血运而致瘀。痰瘀狼狈为奸,令血运缓慢,又可加速动脉硬化。因此,无论是治疗冠心病,还是预防冠心病的发生,都必须把调摄精神、注意劳逸结合、饮食有节、起居有常作为杜绝生痰及酿成血瘀的根本原则。同时又要重视对已酿成的痰瘀的治疗,从而扭转病理的恶性循环,保持血脉畅通,此乃治疗冠心病的大法。

3. 调理脾肾而固根本　肾是先天之本,脾为后天之本,脾肾是维持生命活动的根本。脏腑之病的治疗若重视调理脾肾,往往可以相得益彰。在对冠心病的治疗上,调理脾肾显得尤为重要。心属火,为阳中之阳脏,肾属水,为阴中之阴脏。心肾相交,水火互济,才能维持正常的生理活动。同时,肾为先天之本,主藏五脏之精气,脾为后天之本,输水谷之精微以养五脏,人之生命活动的维持,取决于先后天的相互合作。在病理情况下,由于脾为生痰之源,祛痰的根本在于治脾,杜绝生痰之源。调理肾脏,命名水火相济,神能守舍,改善体内代谢。把对身体有害的代谢产物及时排出体外,对维持水液平衡,乃至血液循环都有重要意义。冠心病多发于中老年人,尤其是老年人。他们都有不同程度的脾肾功能衰退,当心出现病变时,脾肾两虚往往都明显。在这时无论是对脾肾已虚之因,还是对冠心病的治疗,都必须提高病人的免疫功能及抗病能力,改善脏腑功能,都必须重视调理脾肾。这样,病人对水谷精微的消化吸收才能得到改善,有利于脏腑功能的协调。总之,调理脾肾是提高冠心病疗效的关键。

八、高脂血症的中医防治研究

随着生活水平的提高、食谱的改变,高脂血症逐年增加,严重影响人类健康。高脂血症是心脑血管病的第一危险因素。心脑血管病是中老年人致残和死亡的最主要因素。因此,防治心脑血管病是人类刻不容缓的重要任务。若血脂得不到控制,防治心脑血管病将是徒劳无功。世界卫生组织正把防治高脂血症摆在重要议事日程,不少国家投入重金研制降血脂药物,这对控制高脂血症起到积极作用。西药治疗高脂血症的临床表明,用西药防治高脂血症效果还很不理想,虽有一定疗效,但副作用大,或药价昂贵,使广大患者难以接受和坚持治疗。因此,世界各国的有志之士都把希望寄托在中医药上,进行了不少研究,取得了可喜成绩。而我国在近十多年来积极研究如何用中医药防治高脂血症,并且已取得一定成绩,例如脂必妥就是用中药红曲研制的抗血脂的中成药,用于临床疗效肯定。广大中医工作者都在积极研究,不断总结中医治疗高脂血症的经验,这对防治高脂血症起到积极作用。中医药具有药源广、疗效肯定、毒副作用少、药价较低的特点。笔者在长期的临床研究中,积极开展用中医防治高脂血症的研究,不断探索,不断总结,现把肤浅的体会介绍如下,抛砖引玉,冀得到同道斧正,共同努力,为中医防治高脂血症做出新贡献。

（一）病因病机

1. 暴饮暴食,饮食不节,过多进食高脂肪、高胆固醇的食品,以致脂质代谢功能紊乱,脂肪内积,从而出现肥胖症、脂肪肝和高脂血症等。正如葛洪《抱朴子》指出:"善养生者,食不过饱,饮不过多。"都充分说明了合理膳食对健康长寿的重要性。英国营养学家丹耐斯指出,过去50年的科研揭示,饮食结构向动物和高精度糖、高脂肪食品的转变,碳水化合物和纤维、果蔬食品的不断减少,抽烟和过量饮酒,是人类慢性病和死亡率增高的主要原因。"都市文明病"如肥胖、高脂血症、心血管病、糖尿病、癌症等疾病都是它的后果。

2. 缺少运动,脏腑器官功能减弱,影响机体对脂质的运化和消耗,脂质内阻则致高脂血症。有关专家研究表明,不运动的人,其脂肪、胆固醇易在血管内沉积;不爱运动的人冠心病发病率要比坚持运动的人高出 $1\sim3.5$ 倍。

3. 脏器功能衰弱,脂质运化与水液代谢功能失调,每致脂肪痰浊内停,出现肥胖、高脂血症。

4. 遗传因素。凡是父母肥胖、患有高脂血症,因基因遗传,其有可能患高脂血症。

（二）防治措施

1. 平衡膳食,控制高胆固醇与高脂肪食品的过高摄入是防治高脂血症的最重要措施 平衡膳食是指饮食结构要合理,食物要多样化,饥饱要适当,粗细要搭配,甜食不宜多,油脂要适量,饮酒要节制,食盐要限量等。几千年来中医对饮食调节以防治疾病、保护健康、达到长寿,积累了极为丰富的经验。《素问·上古天真论》强调:"其知道者,法于阴阳,和于术数,食饮有节,起居有常,不妄作劳,故能形与神俱而尽终其天年,度百岁乃去。"20世纪五六十年代在美国肥胖症、高脂血症、心脑血管病等"富贵病"急剧上升。据世界卫生组织报告,美国自1964年进行膳食改革,平衡膳食,1970年后其心脑血管病和高脂血症的发病率明显下降,到1975年下降87%,充分说明了平衡膳食对防治高血脂和心脑血管起了重要作用。因此,要把平衡膳食摆在防治高脂血症的头等重要位置。

2. 坚持适度运动,对防治高脂血症起着重要作用 国内外专家的研究证明,运动可使人体各系统的器官更加健壮,能增强人体免疫功能,特别是运动使心脏功能增强,促进血液循环。美国医学家若瑟斯茨克通过科研发现,坚持运动,胆固醇、脂肪不易在血管沉积,起着清扫血管的作用,对中老年人防治高脂血症与心脑血管硬化特别重要。坚持运动可使各脏腑功能增强。例如运动可以促进消化腺的分泌和胃肠的蠕动,有利于对食物的消化吸收并及时把大便等废物排出;运动可以延缓中老年人呼吸系统功能的衰退,增强肺活量;运动可以加强肝的疏泄功能,肝主藏血,在脂质代谢中起着重要作用。肝主疏泄中的"泄"含有把脂质代谢中过多的脂质及代谢产物排泄出体外之意;运动能加强肾与膀胱的功能,有利于分清泌浊功能的正常发挥。总之,肺脾肾协同发挥水液代谢的功能,及时地把代谢废物如痰湿浊瘀等排出体外,对防治肥胖和高脂血症起着十分重要的作用。

平衡膳食和坚持运动是防治高脂血症的根本方法。一旦出现高脂血症,首先要控制饮食,特别是严格控制高胆固醇和高脂肪的食品的摄入,要坚持适度运动,把体重逐步控制到标准体重,这是最重要的。经过 2~3 个月后,如果血脂有明显的下降,就不用依赖药物治疗,如果通过平衡膳食和坚持运动,高脂血症得不到有效控制,则可结合药物治疗。

(三) 中医药治疗高脂血症

从临床可见,不但肥胖的人可有高脂血症,而且身体消瘦、体重不达标的人也可有高脂血症;不但暴饮暴食,以肉为粮,以酒为浆的人有高脂血症,而且坚持素食,很少食肉的人也可有高脂血症。如曾见一老妪,70 余岁,体重 36kg,身高 162cm,其高密度胆固醇、低密度脂蛋白及甘油三酯均明显超标。因此,虽然都是高脂血症,但因人的体质、饮食、年龄及健康状况等不同,都必须辨证施治。否则,一见高脂血症,就选用有降脂作用的中药,与刻舟求剑无异,不但徒劳无功,而且还会给病人造成伤害。现将临床辨治体会讨论如下。

1. 肝脾俱热,脂浊内阻

临床表现:肥胖,善饥多食,以肉为粮,以酒为浆,大便秘结,心烦易怒,面红耳赤,舌质红,苔黄腻,脉弦滑。

辨证:肝经火旺,脾胃积热,脂浊内阻。

治则:泻肝清脾,消脂化浊。

方药:龙胆草 10g、栀子 10g、大黄 10g、田七粉 5g(兑服)、红花 10g、山楂 30g、葛花 15g、草决明 30g。每天 1 剂,水煎 2 次,分 2 次服。加减法:大便烂后则大黄减至 3g;口臭则加蒲公英 30g;烦躁失眠则加夏枯草 15g、黄连 10g;湿浊内盛则加薏苡仁 30g、泽泻 20g。随证化裁,调治 2 月。若血脂得到控制,以上方制成颗粒,每包 5g,日 2 次,开水送服,可酌情再服 3 个月。

按语:对体壮实证的高脂血症用上方有较好效果。制成颗粒,长期服用,有控制血脂作用。服后常可见解软大便,有利于能祛除体内脂质,对脂肪肝等的改善都是比较明显的。同时必须平衡膳食与坚持运动,则高脂血症的控制指日可待。

2. 肝脾肾虚,代谢紊乱,脂浊内蕴

临床表现:肥胖,高脂血症,平素食肉很少,又坚持运动,或身体消瘦,体重不达标。舌质淡黯,舌苔白腻,脉细。

辨证:肝脾肾虚,运化失健,代谢紊乱,脂浊湿壅聚。

治则:健脾助运,养肝泄浊,补益肾气,改善水液代谢。

方药:白术 15g、茯苓 20g、黄芪 20g、肉桂 5g(焗服)、制首乌 20g、山楂 20g、泽泻 20g、淫羊藿 15g、红花 5g、法半夏 10g、当归 15g。每天 1 剂,水煎 2 次,分 2 次服。

加减法:若肝肾阴虚则加女贞子 30g、旱莲草 20g;高血压头晕则加天麻 15g、怀牛膝 20g;若大便难解则加草决明 30g;痰多则加法半夏 10g、炒莱菔子 30g;腰酸腿软,下肢无力则加杜仲 20g、牛大力 30g。

按语:此型高脂血症属于虚实夹杂,其本是肝脾肾虚,运化代谢功能紊乱,其标是脂、浊、瘀、湿壅聚。治疗上必须标本兼治,重在补益肝脾肾,恢复其运化代谢功能,此是虚证高脂血症的根本治法。同时佐以消脂、祛瘀、化湿之品,共奏控制高血脂之效。盖肥胖者多痰湿,其肥胖不在肌肉,而在痰湿浊。痰祛湿化浊除,水液代谢正常,则可获得减肥之功。

3. 更年期高脂血症

临床表现:头晕耳鸣,心烦失眠,烘热出汗,腰酸腿软,舌质淡,脉细。有高脂血症或高血压病史。

辨证:肝肾两虚,阴阳失调,脂浊内停。

治则:补益肝肾,调和阴阳,消脂降浊。

方药:熟地 30g、枸杞子 20g、淫羊藿 20g、合欢皮 30g、浮小麦 30g、仙茅 15g、红花 5g、当归 15g、川芎 10g、法半夏 10g、炙甘草 10g。每天 1 剂,水煎 2 次,分 2 次服。

加减法:血虚则加黄芪 30g;脾虚纳呆则加党参 20g、白术 20g;失眠则加炒枣仁 30g、夜交藤 30g;耳鸣则加制首乌 30g、北五味 15g;盗汗则加煅牡蛎 30g;心悸则加太子参 30g、麦冬 20g、北五味 15g。

按语:更年期是进入新的生理阶段的过渡期,常出现内分泌失调,雌激素、雄激素不平衡,五脏功能不协调,脂质代谢紊乱等现象。其中,最主要是肝肾俱虚,阴阳失调。治疗更年期高脂血症,必须以补益肝肾为主,佐以消脂降浊,标本兼治。经过相应的适应期,五脏功能趋以正常,由更年期进入新的正常生理阶段。随着身体的康复,血压与血脂可以恢复正常。

九、顽固性失眠症的辨治研究

不寐症十分常见,不仅中老年人常罹不寐,青少年也屡见不鲜。不寐症看似小恙,若不治疗则影响学习和工作,使人意志锐减,事业损失,甚至影响疾病的治疗。特别是顽固性失眠症,对病人造成极大的痛苦和精神压力,严重影响健康与寿命。中医立足整体,以人为本,突出辨证,治疗个体化,效果显著,毒副作用少。余临证多年,治疗不寐症无数。余潜心研究,深究病因,洞悉病机,不断总结,体会良多。现对顽固性失眠症的辨治,抛砖引玉,冀同道指教。

(一)病因病机

顽固性失眠症,病因病机十分复杂,或因疾病而致,或因感情破裂,或因人事矛盾,或因工作压力大、生活节奏快,或因劳倦所伤,或因社会环境等诸多因素,现概述如下:

1. 精血不足,阴阳不交,神不安其室　盖寐本于阴,神其主也。阴阳不交,神不安其室,则不寐矣。正如张景岳指出:"凡卫气入阴则静,静则寐,正以阳有所归,故神安而寐也。……心为事扰则神动,神动则不静,是以不寐也。"

因心火俯宅坎中,肾水上注离内,此坎离既济,阴阳互交,则入夜安然入梦乡矣。若精血不足,肝肾阴亏,相火易亢,扰动心神而不寐。张景岳很有见地地说:"常多不寐者,总属其阴精血之不足,阴阳不交,而神有不安其室耳。"

2. 脾胃升降失职,痰浊内聚　脾虚气弱之人,运化无权,痰湿内生,而致阴阳不济,不寐乃作。

清末著名医家张聿青深入浅出地反复阐述:"欲媾阴阳,当通胃府""胃中为交通之路""必以交通之路有所窒碍"则致不寐。其理深微,对脾胃中枢的功能阐发无余。我悟其意,用于指导临床,验之有理。脾胃中枢,既是清升浊降之枢纽,又是升降阴阳之通道。

清末医家唐宗海《血证论·阴阳水火气血论》云:"血生于心火而下藏于肝,气生于肾水而上主于肺,其间运上下者,脾也。"也就是说心肾二脏,一降一升,运动生化,其枢纽在脾。若中枢不利,阳不入阴,阳动则不寐,这就是"胃不和则卧不安也"的内涵。

3. 劳倦所伤,思虑过度,心脾两虚　素体脾虚,或慢性病迁延日久,或药物所伤,如抗癌药、抗生素类等诸多药物,若用之不当便是毒饵,而脾胃首当其冲,从而导致脾胃运化无权,气血生化匮乏,聚湿生痰而变生痼疾;同时损肝伤肾,代谢紊乱,严重者毒自内生,甚者肝肾衰竭,危在旦夕。

4. 七情所伤,焦虑忿怒,抑郁气结,气血逆乱,神不守舍,则彻夜难眠　盖其因复杂,或由于感情破裂,或由于事业坎坷、精神创伤,或由于社会及人事矛盾,或由于疾病折磨等,精神情志的调节失控,阳不入阴,阴不系阳,神不安其宅则不寐。

5. 血管硬化,瘀浊内阻,脑络不通而失眠 多见于中老年人,血管日趋硬化,加上血脂过高,血液黏稠,血液循环缓慢,以致大脑供血不足,则难入寐而易醒。

以上诸因与脏器功能紊乱,前者为外因,后者为内因。外因只有通过内因才能起作用。当脏器功能紊乱时,外因则乘机扰乱,扰肝乱心,中枢失利,七情失控,乱象丛生。然而诸因往往不是单独起作用,而是数因交加,如油入面,胶着难分,以致失眠缠绵难愈。例如,肝经火旺时,胆火内炽,炼液为痰,痰火交加,轻则烦躁不眠,甚则狂乱妄为,治疗颇为棘手。

(二)辨证论治

西医治疗顽固性失眠,可图一时之效,然而患者难以坚持。其毒副作用大,易产生耐药性,易成瘾,而且中老年人长期服用,易发生痴呆症,每每给患者带来困惑。而中医治疗,毒副作用小,耐药性不明显,基本不成瘾。更主要的是中医以人为本,个体化治疗,审因施治,重在拨乱反正,恢复人体脏器内在功能。其临床疗效满意,获得患者的普遍信赖。

1. 肝肾阴虚,阳亢扰神

主症:失眠,心烦,头晕,口干,口苦,便秘,舌质红,苔薄黄或白干,脉弦。

辨证:肝肾阴虚,水不济火,相火易亢,则虚烦不眠。

治则:滋肾养肝,潜阳安神。

方药:滋肾养肝安神汤(经验方)。

生地黄、女贞子、制首乌、炒酸枣仁、龙骨(先煎)、牡蛎(先煎)各30g,丹皮、怀牛膝、夏枯草、麦冬、白芍各20g,黄柏15g,甘草5g。

每天1剂,煎2次,分2次内服。

加减法:心烦、便秘则加山栀子、熟大黄各10g;有高血压头痛者则加钩藤(后下)、石决明(先煎)、丹参各30g,菊花20g;血脂高者则加草决明30g、田七粉3g(兑服)。

按语:此型失眠多见于中老年人,若平素嗜饮烈酒,喜吃烧烤辛热之品,又平耗肾精,因此阴虚火旺者更为多见。张耒青对顽固性失眠的治疗独具慧眼,每重用介类之品如珍珠母、龟甲、鳖甲、牡蛎、龙骨之属,认为介类"至阴之属,吸引阳气下行,使升降各得其常"。

又如南宋著名医家许叔微治疗惊悸多梦,通宵不寐,恒用珍珠母为君,龙齿佐之,指出"真珠母入肝经为第一,龙齿与肝相类故也……龙齿安魂……属肝而藏魂。"均为经验之谈,验之临床,效如桴鼓。然而,个人保健更为重要,若能做到适度运动,持之以恒;科学饮食,营养平衡;心情开朗,劳逸结合,岂有不寐哉？与此同时，肾精的盈亏与睡眠的关系十分密切。若房劳过度，肾精频耗，则阴亏于下，阳亢于上，而终夜难寐。明代名医徐春甫指出："因肾水不足，真阴不升而心阳独亢，亦不得眠。"因此，必须房事有节，使肾精充足，则精能养神，水火既济，亢平神安，安然入寐。

2. 中枢失利，痰浊内蕴

主症：失眠梦多，神疲乏力，胸闷气短，口干口苦，舌质边红，苔白腻薄黄，脉弦细滑。

辨证：脾虚失运，胃不和降，中枢失利，痰湿内蕴。

治则：健脾和胃以调升降，祛湿化痰以安神。

方药：疏和安神汤（经验方）。

党参、白术、茯神、莲肉各20g，法半夏、石菖蒲、竹茹各10g，炒酸枣仁30g，陈皮、炙甘草各5g。

加减法：脾虚纳呆者，则加炒稻芽、炒麦芽各30g；大便溏薄者，则加炒扁豆15g、肉豆蔻10g；呃气者则加代赭石20g、旋覆花10g（包煎）；脘腹胀者则加厚朴、苏梗各10g，木香5g（后下）；肝气郁结者则加合欢花15g（包煎）或合欢皮30g。

按语：《黄帝内经》云："胃不和则卧不安。"著名医家张聿青对此作精辟论述："水火不济，不能成寐，人尽知之，不知水火不济，非水火之不欲济也，有阻我水火相交之道者，中枢是也。"

清代名医马培之论治不寐，认为："心为君主之官，脾乃后天之本，精因神怯以内陷，神因精伤而无依，故神扰意乱，竟夕不寐。"治取和胃养营，平调升降，启迪匪浅。中焦之枢纽作用，不仅体现在调节脾之升清运化，胃之和降去浊，而且正如张聿青认为："胃为中枢，升降阴阳，于此交通。"若中枢失利则阳不降而阴不升，水火不相济，而彻夜难寐。余在临床，遵循其理，治用其法，常茅塞顿开，屡获佳效。同时，从临床可见，当中枢失利时，每易出现肝气犯胃。此时不疏肝气则中枢失利难平，因疏肝是平胃的关键。总之，不能刻舟求剑，而应圆机活法，做到辨证有理，审机周密，论治中的。否则，病因不明，病机模糊，药物迭进，效不阁然乎！

3. 心脾两虚，心脑失养

主症：失眠心悸，头晕气短，纳减自汗，胸闷乏力，舌质淡，苔薄白，脉弱。

辨证：劳倦伤脾，思虑则心脑俱伤，心脾两虚，心脑失养。

治则：健脾益气，养心益脑，安神定志。

方药：健脾养心安神汤（经验方）。

黄芪、炒酸枣仁、茯神、浮小麦各30g，当归、丹参、杞子、党参、白术各20g，炙甘草5g。

每天 1 剂,水煎 2 次,分 2 次内服。

加减法:若纳呆便溏,则去当归、丹参加炒稻芽 30g,鸡内金 20g;盗汗者则加煅牡蛎 30g,柏子仁 20g;心悸气短,脉结代者,则加桂枝 10g,炙甘草增至 15g,为桂枝甘草汤之意,再加泽泻 20g,以防甘草壅滞而致钾钠潴留;肝郁不舒,则加合欢皮 30g,以解肝郁。

按语:当今社会,科技日新月异,竞争激烈,工作繁重,生活节奏快,精神压力大,矛盾交错。长期劳倦思虑过度,则心脾两伤,气虚血弱,思虑气结,血运缓慢,心脑失养,而失眠头晕相继出现。还有富豪高贵贤达,日思夜虑,追逐荣华富贵,多被思虑所伤;加之山珍海味迭进,血脂内积,心脑血管俱伤。如斯者,疾病缠身,病魔不断,后果莫测;尚有藜藿之民,日出以作,天黑而归,月饷两千,清茶淡饭,身健如龙,知足常乐,与医药无缘,真是天赐之福!谚语云:健康就是福,荣华富贵身后物。值得三思而行。

4. 七情所伤,肝火妄为,心脑紊乱

主症:癫狂发作,狂躁妄为,暴怒毁物,彻夜不眠,大便秘结,舌质红,苔黄腻,脉弦滑。

辨证:七情所伤,肝火内炽,肝火痰热狼狈为奸,扰心乱脑,心脑紊乱。

治则:泻肝火,豁痰涎,镇肝气,潜肝阳。

方药:镇肝安神汤(经验方)。

生牡蛎、生龙骨、代赭石各 30g,龙胆草、生大黄、胆南星、天竺黄、枳实、怀牛膝各 20g,甘草、黄连各 10g。

每天 1 剂水煎 2 次,分 2 次内服,病重者可日服 2 剂。

加减法:若大便通后则生大黄减至 10g,酌情加丹皮 20g;狂躁重者则加生铁落 50g(先煎);怒平燥止者则去生大黄、龙胆草,以防大苦大寒重伤肝阴,加白芍、生地各 30g 以补肝血、敛肝阴,有助潜纳肝阳;缓解期则以甘凉养肝、酸收肝气之品,可用:生地、玄参、炒酸枣仁、合欢皮各 30g,麦冬、白芍、丹皮各 20g。同时加强心理治疗,调摄精神,肝气得舒,心情开朗则有利于康复。

按语:癫狂发作,多在精神病院强制性治疗,此能较快地控制病情,然而出院后时有发作。在病情较轻,精神处于可控情况时,患者或家属往往寻求中医药治疗。中医在千百年来对癫狂症的辨治,积累了极其宝贵经验,疗效是肯定的。如名医罗谦甫曾治一患者"发狂乱,弃衣而走,呼叫不避亲疏……数日不更衣……急以大承气汤一两半,加黄连二钱,水煎服之,是夜下利数行",发狂如失。又如元代名医滑伯仁"治一僧病发狂谵语……以三化汤三四下,复进以火剂乃愈"。实如棋逢胜手方知妙,病遇高贤一剂瘥。如斯医案,不胜枚举。而西医东进近百年来,中医治疗病种越来越少,急、重、危症全靠西医,中医有似望洋兴叹!从临床可见,癫狂症即使得到缓解,但其顽固性失眠却缠绵难愈,又是导致此病发作的重要因素之一,这也是我把此病纳入顽固性失眠的辨治的原因。所用方药中,如当狂症发作,大便秘结不通,恒用生大黄20~30g,腑气一通,肝火重挫,狂症顿止而入坦途,屡用屡效,这都是借鉴罗谦甫、滑伯仁等著名医家的宝贵经验。总之,继承是发扬的基础、创新的源泉。

5. 瘀浊内阻,脑络不通

主症:失眠易醒,梦多健忘,头晕眼花,唇黯,舌质淡黯,脉细涩。

辨证:血瘀痰浊内停,脑络不通,血运滞缓,大脑缺血,神失所养,以致失眠或通宵不寐。

治则:益气生血,祛瘀消痰,去脂通络。

方药:祛瘀安神汤(经验方)。

黄芪、丹参、茯神、炒酸枣仁各30g,当归、葛根、天麻各20g,桃仁、法半夏各10g,红花、炙甘草各5g。

每天1剂,水煎2次,分2次内服。

加减法:若脾虚纳呆便溏者,则去丹参、当归,加白术、莲肉、鸡内金各20g;血脂高者,则加草决明30g、田七粉3g(兑服);血压高者,则加桑寄生30g,杜仲、怀牛膝各20g;颈项强痛者,则加川芎、羌活各10g。

按语:此型不寐症,多见于中老年人,往往迁延难愈。穷原竟委,中老年人血管日趋硬化,舒张收缩乏力,血流缓慢,加之血脂、血黏稠度高,血流受阻。同时,老年人多有忧愁思虑,常有心脑供血不足。因此,思虑过度、心血耗散、血瘀阻络是导致中老年人顽固性失眠症的重要原因。治疗原则上,必须祛血瘀,降血脂,通经活络。一旦血流复常,气血调和,心脑供血不足得到纠正,心脑得养,则神安能睡。正如《丹溪心法·六郁》指出:"气血冲和,万病不生,一有怫郁,诸病生焉。"临证必须从中老年人日趋衰老、脏器功能下降、阴阳易失调、精神调摄控制易致失衡的实际出发,立足整体,恢复脏器功能,平调气血,疏通血管,补其不足,去其有余,是根本治法。

(三) 病例举隅

1. 肝肾阴虚,痰火内炽不寐案

病例:刘某,男,56岁,公司高管,2006年4月25日初诊。患失眠症10年,加重3年,近半年经常通宵不寐。其长期经中西医治疗,开始睡前服舒乐安定2mg尚能入睡2~3小时。以后睡前服3~4mg,仍彻夜难眠,第二天又出现头晕眼花,神疲乏力的症状。平素常见头晕腰酸,口干口苦,纳食尚可,大便秘结,3~4天一解,状如羊屎,舌质黯红,舌苔黄腻,脉弦细滑。经多次相关检查,除低密度脂蛋白稍有增高外,未发现明显器质性病变。其分别在深圳、广州、北京多家医院中医科就诊,所服中药都是酸枣仁汤、归脾汤之属,但获效甚微。其有吸烟嗜酒史,且酒量大,一次能饮高浓度五粮液500g而不醉,堪称酒客。

辨证为肝肾阴虚,痰火内炽之不寐症。治以补肾养肝,佐以清火祛痰。处方:生地黄、女贞子、生首乌各30g,旱莲草、怀牛膝、白芍、夏枯草、牡丹皮各20g,白芥子15g,法半夏12g,竹茹10g,炙甘草5g。日1剂,水煎2次,分2次内服。

5月16日二诊:服上方20剂后,睡眠明显改善,有时能入睡6~7小时,为多年来少见的佳兆。但睡眠不稳定,当工作繁忙,操劳过度时仍难以入寐,且梦较多,但能保持4~5小时的睡眠。这增强了患者的治病信心,消除了精神压力,为治疗创造了更有利条件。宗上法出入或加黄连5g,肉桂2g(焗服)交通心肾;或加鸡蛋黄1个(兑服)以滋养肾阴;或增合欢皮、炒酸枣仁各30g,以解肝郁,敛肝安神;或佐胆南星15g祛痰清热;或入山栀子10g以清热除烦。经调治半年,并指导患者坚持做太极拳、散步、游泳等运动,嘱其养成良好的生活习惯,心胸开朗,劳逸结合,戒烟限酒等,其每晚能入睡6小时以上,而且睡眠质量较好。一年后因感冒发热就诊。经追踪其睡眠一直正常。

按语:辨治不寐症与治疗其他疾病一样,关键在于审因周详,辨证正确,治则方药与病证相应,药量恰到好处,就能药到病除。否则,一见失眠便不加辨证,一概用酸枣仁汤、归脾汤一类,或迭进补心安神之品,往往很难获效。《医宗金鉴·凡例》有训:"医者,书不熟则理不明,理不明则识不精。临证游移,漫无定见,药证不合,难以奏效。"因此,从医者必须通过四诊,全面了解病情,认真审察病机无误,根据治疗原则选方用药,药能中病,病则霍然而愈。

2. 脾肾两虚,中枢失利不寐案

病例:杨某,女,51岁,公务员。2009年8月12日初诊。罹失眠症6年,多处求医,屡治难愈。刻诊:半年来失眠加重,经常彻夜难入寐,稍不顺意则脾气大发,纳食欠佳,脘胀嗳气,每在晚上烘热汗出,炎热夏天仍穿厚衣,四肢特别怕冷,大便时溏,小便较频,脸色黧黑,舌质淡胖,苔白多津,脉细弱。辨证为脾气虚弱,枢机失利,肾阳衰微,阴阳不交,以致失眠。治以健脾补肾,疏和枢机。处方:黄芪、炒酸枣仁、浮小麦、山萸肉、茯神各30g,党参、白术、淫羊藿、仙茅、枸杞子、鹿角霜各20g,法半夏12g,炙甘草5g,人枣5只。每天1剂,水煎2次,分2次服。

8月23日二诊:服上方10剂,现每晚能入睡4~5小时,纳食增加,腹胀嗳气俱减,烘热、出汗明显减轻。效不更方,略有加减,并嘱患者增加食疗,其法:雀蛋5个,新鲜鲍鱼肉二两,炖汤,以补肾养阳。共调治3个月,不寐霍然而愈。经多次追踪,一切如常,每天跳舞,其乐无穷。

按语:此型不寐症,临证甚为多见。人至更年期前后,内分泌失调,激素不平衡,肾阳不足,肾阴匮乏,阴阳不相济。本病例又有脾虚,运化无权,枢机失利,使阴阳互济的通道受阻,阴阳更难互济,虚阳独亢,神不守舍,则不寐难愈。根据其病机,必须健脾补肾与疏利枢机双管齐下,才能逆转其病理变化。总之,溯流穷源,审机论治,是临证的奥秘。中医治疗此型不寐,独具特色,疗效卓著,值得总结。

十、顽固性头痛辨治研究

头为诸阳之会,又为清阳之府。内外诸因阻遏清阳,以致络脉不通而致头痛。外因多为风寒外邪侵袭肌表,寒凝血滞,阻遏头之清阳之气,阳气不通则络脉阻滞不通而致头痛。太阳经脉循行项背,故外邪侵袭太阳经脉,则头痛连项背。内因主要是瘀血痰浊蕴结阻遏清阳,以致络脉不通,血运缓慢而致头痛。尚有精神情志病变易引起头痛。若肝郁不舒,精神抑郁,每致清阳不升而浊阴不降,或情志亢奋而肝逆犯上,扰乱脑腑,常可致头痛。

外感风寒之邪所致头痛易治,内因所致头痛,往往缠绵难愈,延年累月。有的头痛剧烈,痛苦万分,严重者服止痛片也无济其事。此类头痛患者,经相关检查,排除了脑实质病变如脑肿瘤外,中医治疗可获满意效果。本文对顽固性头痛辨治探讨如下。

(一)痰瘀头痛

主症:头痛时重时轻,缠绵难愈,时有剧痛,或头重痛,舌质淡黯,舌苔白腻润或浊厚多津,脉弦细。

治则:祛瘀化痰,通络止痛。

方药:川芎 30g、姜半夏 12g、茯苓 30g、白芷 10g、陈皮 10g、枸杞子 15g、白芥子 15g、当归 20g、炙甘草 5g。每天 1 剂,水煎 2 次,分 2 次服。

按语:本方治疗顽固性瘀痰型头痛疗效显著,一般服 2~3 剂后,头痛明显减轻。若头痛剧烈,必须重用川芎 30g,这是取得疗效的关键,是笔者几十年来用川芎治疗头痛的经验总结。川芎乃血中气药,用以行血中之气,祛血中之风,其上行头目,有明显的扩张血管的作用,用来治疗经西医学诊断为血管性头痛者、中医辨证属寒者都有佳效。配当归、枸杞子以养阴血;伍二陈汤祛痰化浊;枸杞子配炙甘草养肝缓急,且制诸药之燥性;合白芷祛风止痛,若头晕则加天麻 15g;纳呆便溏则加白术 20g。头痛缓解后可用陈夏六君子汤合当归补血以调摄善后。若阴虚痰湿内蕴头痛,可用金水六君煎,系二陈汤加当归、熟地、生姜,为张景岳所创,以养肺肾之阴,化水泛之痰。笔者用以治疗慢性支气管炎咳喘痰多以及阴虚痰湿头痛疗效十分显著,而录之,以供临床参考。

(二)肝阳头痛

主症:头痛的同时伴有头晕、头胀、心烦易怒、烦躁不安、面红口干、舌质边尖红、舌苔薄黄、脉弦细。

治则:养肝潜阳,息风止痛。

方药:生牡蛎 30g、石决明 30g、生地黄 20g、山萸肉 30g、白芍 20g、天麻

20g、夏枯草15g、菊花15g、蔓荆子15g、地龙10g、甘草5g。

按语：肝阳头痛，其病理机制为肝肾阴亏，阴不潜阳，虚火妄动。正如张景岳指出："阴虚头痛，即血虚之属也，凡久病者多有之，其证多因水亏，所以，虚火易动，火动则痛，必兼烦热、内热等证，治宜壮水为主。"对肝阳头痛的病因证治，言简意赅，阐述无余。故以生地黄、山萸肉、白芍以滋肾养肝；生牡蛎、石决明以育阴潜阳，且介类潜镇，有高血压者甚为合拍；夏枯草、菊花、蔓荆子以清肝热、利头目；天麻平息上旋之虚风；地龙通络解痉，对顽固性头痛属西医学之血管性头痛者，堪称良药。

对临床大量病人资料调查表明，凡是肝阳头痛日久不愈，易导致高血压，经养肝潜阳之法治疗，头痛一旦缓解，血压则逐渐恢复正常。其与先有高血压而后出现头痛之病理机制有殊，治法迥然有别。对于肝肾阴虚高血压，西药降压不理想者，用如下方药，疗效满意，特录之，以供参考。女贞子30g、旱莲草20g、怀牛膝20g、川杜仲30g、桑寄生30g、丹参20g、天麻20g、地龙20g、白芍20g、茯神30g、泽泻20g。

对肝阳头痛的治疗，宜用甘、凉、滋、潜之品，慎用苦寒，过用则易出现苦燥伤阴，阴伤则阳更亢，头痛尤烈；内郁之火，不宜用升提之药，用之则火易炽，如痰热头痛，多采用化痰、清热之品，用药如浙贝母、黄芩、胆南星、桑白皮等。

（三）气虚头痛

主症：头痛绵绵，头晕乏力，纳食乏味，自汗便溏，舌质淡红，舌苔薄白润，脉微细。

治则：补气助阳，补血止痛

方药：黄芪30g、党参20g、白术20g、炙甘草5g、熟地20g、当归20g、川芎10g、制附子10g、细辛3g。每天1剂，水煎2次，分2次服。

按语：本方是以张景岳的五福饮（人参、熟地、当归、白术、炙甘草）加黄芪、制附子、川芎、细辛而成。具有补气养血、助阳止痛之功。气虚日久必有阳虚，其临床特点：头痛日久，遇风或受凉疼痛加重，畏寒自汗，肢倦乏力等。临床资料表明，单纯气虚或阳虚者比较少见，往往气阳俱虚伴有寒证者比较多，故用制附子、细辛，是有深意，因寒性收敛而血管收缩，每致头痛。制附子助阳温通，细辛能祛沉寒痼冷，共用之有温通血管作用，用治寒性顽固性头痛，不失为良将。

（四）瘀血头痛

主症：头痛较剧，痛如锤刺，遇寒则痛甚，舌质淡黯，苔薄白，脉弦或涩。

方药：当归30g、川芎15g、细辛5g、蔓荆子10g、赤芍20g、黄芪50g、红花5g、桃仁10g、炙甘草5g。每天1剂，水煎2次，分2次服。

按语：笔者常用此方治脑部受伤如脑震荡后所出现的头痛，此类头痛往往久治难愈,多在气候变化时头痛发作,痛势较剧,有如锤刺,而用之治疗有显著的镇痛作用。本方重用黄芪配当归,以补气生血;重用当归伍川芎,以养血祛风;赤芍、红花、桃仁以祛瘀通络;辅以细辛、蔓荆子以缓解头部肌肉的紧张度,祛风止痛。值得研味的是黄芪,黄芪一任双职,重用之,一是补气生血,内寓"治风先治血,血行风自灭"之旨;二是率血运行,因"气为血之帅",血液循环不息的根本能动力就是气。补阳还五汤重用黄芪就是补气以行血,祛瘀通络,达到恢复血液循环周流不息、如环无端状态的目的。这是气血双关论在临床上的具体运用。

(五) 典型病例

病例:何某,男性,54 岁。初诊:2005 年 12 月 20 日。头痛史 15 年,每在天气变化则发作,到处求医,终难如愿。刻诊:头痛发作月余,凉风一吹则疼痛加剧,有如锤刺,痛苦万分,痛致彻夜难眠,平素头晕头重,困倦乏力,唇舌色黯,脉弦细。辨证为痰瘀头痛。治以祛瘀化痰,通络止痛。

处方:当归 20g、川芎 30g、姜半夏 12g、茯苓 30g、枸杞子 20g、细辛 5g、白芷 10g、全蝎 5g、炙甘草 5g。每天 1 剂,水煎 2 次,分 2 次服。

二诊:12 月 29 日,服 7 剂后头痛基本缓解,偶有头痛,但痛势较缓,时间较短,仍头晕且胀,神疲乏力。药已中的,瘀血已祛,络脉得通,故头痛缓解。而痰浊为阴邪,黏稠难以速除,阻遏清阳,故见头晕且胀。治以健脾益气、祛痰化浊。处方:白术 20g、茯苓 30g、姜半夏 12g、天麻 20g、泽泻 30g、陈皮 10g、川芎 10g、炙甘草 5g。每天 1 剂,水煎 2 次,分 2 次服。

三诊:2006 年 1 月 10 日,服上七剂后头晕、头胀明显减轻,仍神疲乏力,腰酸腿软,脉细。其痰浊未尽,肺肾两虚,治以补益肝肾,祛痰化浊。处方:熟地 30g、当归 20g、姜半夏 12g、白术 20g、茯苓 30g、陈皮 10g、枸杞子 20g、怀牛膝 20g、炙甘草 5g。每天 1 剂,水煎 2 次,分 2 次服。

四诊:1 月 26 日,服上方 15 剂后,头晕、头胀基本缓解,神疲乏力明显改善。继服下方,补肝肾,化痰浊,养血通络。熟地 30g、当归 20g、川芎 10g、白芍 15g、姜半夏 10g、茯苓 30g、黄芪 30g、枸杞子 20g、炙甘草 5g。每天 1 剂,水煎 2 次,分 2 次服。

经追踪,继服上方 20 余剂后,近 1 年来头痛基本未发作,偶有不适。续服 12 月 20 日处方,药到病除。

按语:头痛之症,可见于多种急慢性疾病,如西医学的血管性头痛、神经性头痛、高血压、动脉硬化、神经衰弱、脑震荡等病。中医突出审因施治,找出病之症结,每奏良效,本病的治疗可见一斑。顽固性头痛与五脏相关,五脏功能失调,常可导致痰、瘀、湿、浊内蕴,阻遏清阳,出现络脉不通,因此必须明察五脏之虚实来进行治疗。同时,头痛常因风、寒、湿、暑、热等诸多外邪的侵袭,致头部络脉痹阻而致头痛。因此,凡是辨治头痛都必须细审有无外邪,即使是内伤头痛,亦常可由外邪侵袭而诱发。内外因同治,才能获得满意效果。

十一、痰饮证辨治研究

痰饮既是水液代谢的病理产物,又是常见的致病因素。痰饮有狭义和广义两大类型。狭义的痰饮是指肺部和呼吸道的分泌物,看得见,容易理解。广义的痰饮是指机体器官组织的功能失常,不能运化精微津液,使其停留积聚在体内,而成痰饮,不易被察觉。痰随气行,无处不到,内至五脏六腑,外及四肢百骸,都可以有痰饮停聚。正如沈金鳌在《杂病源流犀烛》中指出:"痰之为物,流动不测,故其为害,上至巅顶,下至涌泉,随气升降,周身内外皆到,五脏六腑俱有。"痰饮致病极广,见于内、外、妇、儿等各科。因此,痰饮在中医病因学领域占有重要地位。上至《黄帝内经》《金匮要略》,下及历史名医,都对痰饮进行了深入研究,在理论和临床上取得了不少成就,逐步形成了痰饮病学说,体现了中医探本求源、治病求本的精神,对中医临床医学影响极大,起到了承前启后的作用。临床研究表明,不少疑难重症从痰饮论治则可转危为安,其越来越引起医者的重视。兹不揣浅陋,对痰饮的病因证治探讨如下。

(一) 病因病机

痰饮的病因是多方面的,或是脏腑功能失调而致水液代谢紊乱而致痰饮,有如水渠之堤裂,则水流出堤外蓄积在低处;或是感受六淫病毒邪气而致生痰,如感受风温病毒而发为喉痹,进一步扁桃体肿大、痰多,即是痰饮一类。虽然五脏功能失调均可导致痰饮,但主要与肺、脾、肾关系最为密切。现概述如下。

1. 脾失健运,痰饮内生 脾属土,主运化,其运化功能分为运化水谷精微和运化水湿两方面。由于脾运化水湿的功能,把脏器组织利用后多余的水液,及时下输到肾与膀胱,通过肾的气化作用而形成尿液以排出体外,从而维持体内水液代谢的平衡。其运化的水谷精微就如《医宗必读》所论述:"洒陈于六腑而气至,和调于五脏而血生,而人资之以为生者。"当脾气虚衰,或脾胃升降功能障碍,其所运化的水湿和水谷精微皆聚而成痰饮,清代林佩琴说:"脾为生痰之源。"清代名医金子久指出:"脾不化湿,湿胜为痰;痰之生也本于湿,湿之生也由乎脾。总之脾家转运失健,以致水谷积湿酿痰。"巢氏《诸病源候论·虚劳诸病候上·虚劳痰饮候》云:"劳伤之人,脾胃虚弱,不能克消水浆,故为痰饮也。"临床研究表明,痰湿型肥胖症、痰湿泄泻、痰湿带下、痰湿眩晕、痰湿高脂血症、痰湿型糖尿病以及水肿等都是由脾失健运以生痰饮所致的疾病。

2. 肾气虚弱,水泛为痰饮 《素问·逆调论》论述:"肾者水脏,主津液。"机体内的水液、津液的正常代谢和平衡,依赖肾的气化作用。阴阳平衡和开阖适度,开则把多余水液排出体外,阖则保持体内水液、津液的稳定平衡。若肾阳虚衰,肾之气化乏力,即可使水湿内停,蕴聚而成痰饮。一是肾水上泛为痰,二是肾火灼液为痰。所以张介宾说:"夫痰即水也,其本在肾。"说明肾气虚弱对痰饮的形成起着关键作用。凡是重危病人出现痰涎壅盛都是由肾阳虚弱、命门火衰造成的。由于肾气虚弱,气化乏力而致之痰饮,每可凌心犯肺而导致心肺衰竭。张介宾说:"而最可畏者,惟虚痰耳。"就是肾衰竭,水液代谢紊乱所表现的危象。

3. 肺气失宣,通降无权,津液与水液停聚而成痰饮　肺主气而司呼吸。肺主气的功能为宣发肃降、通调水道两方面。在正常情况下,通过肺气肃降,把水液由三焦水道不断地输送至肾与膀胱,最后化为尿液排出体外;通过肺主通调水道的作用,将由脾上输而来的水液、津液输布全身,以充养、濡润脏腑组织;同时把一部分代谢后的废物,通过皮肤汗孔而排出体外。总之,通过肺气之宣发肃降和通调水道,机体内保持着正常的水液代谢,故有"肺为水之上源"之称。相反地,在病理状态下,肺气失宣,或肃降失职,便出现水道不利,治节无权,水液、津液的输布与排泄障碍,水液停聚而成痰饮。另外,当肺阴不足而生内热,热灼津液而成痰,或肺气郁久亦可化热而生痰。人是一个整体,在生理上是相互依存、相互为用、相互制约而和调共济;在病理上失衡状态也是相互影响、相互传变的。痰饮的生成亦是如此,如脾气虚弱、聚湿为痰和肾虚而泛水为痰,皆可上渍于肺。因此,"肺为贮痰之器"。总之,"肺为贮痰之器"之痰,既有肺本身的功能紊乱所生之痰,又有脾肾所生而上壅于肺之痰。

概而言之,痰由湿而生者,病在脾;痰因气而生者,病在肺;痰因寒而生并缠绵难除者,病在肾。虽然此不能网罗所有致痰之因,但已概括了主要致痰因素。因此,抓住这三纲,辨治目自张。如张介宾以其卓识指出:"五脏之病,虽俱能生痰,然无不由乎脾肾……故痰之化无不在脾,而痰之本无不在肾。"就是善于抓住疾病的根本,洞悉疾病的本质所做的经典结论。

(二) 证治

痰饮的生成因素繁多,其致病也非常广泛,涉及内、外、妇、儿等各科,特别是慢性疾病、疑难病症以及危重疾病,其病理变化无不与痰饮有关。因此有痰生百病、怪病多痰等说法。因其临床表现多有怪、顽、变等特点,给诊断造成难度,给治疗带来困惑,现分述如下。

1. 临床表现

(1)怪症:出现的症状奇怪难测,如哭笑俱见、痛痒不定、说笑无常、形体剽悍而食欲不振、彻夜梦幻、渴喜热饮、渴不多饮……

(2)顽症:病证缠绵难愈,延年累月,时轻时重,反复无常,为顽疾痼病。

(3)变症:症状变化不定,时寒时热,时笑时哭,时痛时痒,变化莫测……

2. 治疗原则

（1）总则：宗张仲景《金匮要略·痰饮咳嗽病脉证并治》"病痰饮者，当以温药和之"的大法。因痰饮为阴邪，最易伤人阳气。若阳气旺盛，气化正常，痰饮亦能自除。用温阳和之，即是用温通阳气的药物，以振奋阳气，达到化痰祛饮的目的。这是治疗痰饮的指导思想和总则。

（2）从五脏治疗：痰饮是机体水液代谢的病理产物。而水液的正常代谢是依赖五脏功能的协同作用来完成的，一旦五脏功能失常，则水液停积而成痰饮。而祛除痰饮的根本治法，就是要恢复五脏功能及其协同作用。其中又以肺、脾、肾为重点，脾肾为核心。因"肺为水之上源"，若肺气肃降，则能通调水道，使水液不再停积，有利于化痰祛饮。然而，痰饮的形成主要是由脾肾阳虚，阳虚不能气化，气化无权则水液蕴聚所致。明代王纶首倡"痰之本，水也，原于肾；痰之动，湿也，主于脾"。张景岳云："五脏之病，虽俱能生痰，然无不由乎脾肾。盖脾主湿，湿动则为痰，肾主水，水泛亦为痰，故痰之化无不在脾，而痰之本无不在肾。"因此，"治痰者，必当温脾，强肾，以治痰之本，使根本渐充，则痰将不治而自去矣。"

（3）理气化痰：《济生方》对治疗痰饮指出："人之气道贵乎顺，顺则津液流通，决无痰饮之患，调摄失宜，气道闭塞，水饮停于胸腑，结而成痰。"清代喻昌指出："大率痰为标，气为本，治标易而治本则难矣……治气之源有三，一曰肺气，肺气清则周身之气肃然下行；……一曰胃气，胃气和则胸中之气亦下行；……一曰膀胱之气，膀胱之气旺，则能吸引胸中之气下行。……气顺则痰不留，即不治痰则痰自运矣。"对治痰饮既提出原则，又很具体，对治疗痰饮很有启迪。而朱丹溪高度概括地指出："善治痰者，不治痰而治气，气顺则一身之津液，亦随气而顺矣。"实是善治痰饮之大家。

（三）典型病例

脾肾阳虚痰饮案

病例：叶某，男性，73岁。初诊：2011年8月19日。患者罹慢性支气管炎、肺气肿30余年。刻诊：慢性咳嗽，反复发作，气喘痰多，纳减便溏，夜尿多，腰酸乏力，面色黧黑，舌质淡黯胖，苔白腻，脉细滑。辨证为痰饮，脾肾阳虚。治以温补肾阳，健脾益气。处方：淫羊藿20g、熟地黄30g、肉桂5g（焗服）、当归20g、白术20g、姜半夏12g、茯苓20g、陈皮10g、白芥子15g、北杏仁15g、补骨脂20g、红参20g、干姜20g、细辛5g、北五味15g、炙甘草5g。每天1剂，水煎2次，分2次服。二诊：8月29日，服上方10剂，咳嗽十减其八，喘痰俱减，纳食增加，大便已成形，肾阳得振，脾运渐健，继以上方稍作加减。并服肾气丸，每次8粒，每天3次。三诊：9月20日，服上方15剂后咳喘缓解，痰减纳增。处方：熟地100g、枸杞子80g、淫羊藿60g、红参100g、白术100g、补骨脂60g、鹿茸20g、肉桂

20g、北五味 30g、制附子 30g、白芥子 60g、炙甘草 30g、当归 60g。共制成颗粒剂，每次服 5g，每天 3 次。经追踪，经坚持服以上颗粒剂 2 月后，诸症若失。

按语：慢性支气管炎、肺气肿之痰饮证，确属顽症，每迁延难愈，易反复发作，病之根在于脾肾阳虚，而致痰饮壅盛。脾肾阳虚不恢复，则痰饮难祛，咳喘难平。治以补肾阳，健脾气，则阳振气化而痰饮渐愈，这体现了中医治病求本、审因施治的精神。

十二、慢性支气管炎辨证论治研究

慢性支气管炎是西医的病名，属中医的咳嗽、痰饮的范围。该病是由多种原因引起的支气管黏膜及周围组织的慢性炎症、纤维性变和萎缩变化。其主要临床表现为长期咳嗽、咯痰，咳嗽每年至少 3 个月，连续 2 年以上。西医目前尚无特效疗法，虽然综合治疗能够收效，但是长期疗效不理想，副作用较大。而中医辨证论治，不但短期疗效显著，而且长期疗效亦比较理想。因此，必须认真总结、深入研究中医治疗该病的宝贵经验，发挥中医防治慢性支气管炎的优势。结合我的肤浅体会，进行扼要论述，冀与同仁共同研究提高。

（一）病因病机

慢性支气管炎缠绵难愈，迁延日久，反复发作，由诸多因素所致，病机错综复杂。其病位在肺，而与五脏六腑密切相关。《素问·咳论》指出："五脏六腑皆令人咳，非独肺也。"清代陈修园《医学三字经·咳嗽》中说："是咳嗽不止于肺，而亦不离于肺也。"因此，对该病的病因病机的研究，必须明确该病虽然属肺系的疾病，但是其发病却与五脏六腑的影响密切相关。

1. 病邪侵袭缠绵难解，肺失清肃　病邪包括风、寒、热、湿、痰、瘀诸多致病之邪毒，属西医之细菌、病毒之类。肺主气，为五脏之华盖，司呼吸，主清浊之宣运，外合皮毛，主一身之表。又肺为娇脏，畏寒畏热，主清肃，不耐邪侵。病邪有外邪、内邪之分。外邪侵肺不外二途，一是从鼻窍侵入，自喉咙以至于肺；二是从肺合之皮毛侵入，而至于肺。内邪犯肺则甚为复杂，涉及肺脾肾肝的功能紊乱及其所产生的病理产物而成致病因素两方面。由于肺的主要功能是主呼吸、进行吐故纳新，肺气必须通畅，呼吸才能正常进行。病邪侵袭于肺，皆可导致肺气壅遏不宣，清肃之令失常，气道不利，肺气上逆，痰湿上泛，因而引起咳嗽、咯痰或喘促等症状。正如清代程国彭《医学心语·咳嗽》中指出："肺体属金譬若钟然，钟非叩不鸣。风寒暑湿燥火，六淫之邪，自外击之则鸣，劳欲情志饮食炙煿之火，自内攻之则亦鸣。"

2. 肺气虚弱，正不胜邪　肺主气是其最主要功能，是维持肺各种功能的基础。若肺气虚弱，不但肺主呼吸、宣通肃降、通调水道功能障碍，影响心主血脉功能，而且由于肺气虚弱，正不胜邪，易受病邪侵袭。一旦病邪侵入则缠绵难解,正气再受挫伤,免疫功能日趋减弱,处于恶性循环。肺系功能紊乱,表现为慢性咳嗽、咯痰或喘促等症。正如《素问·宣明五气》所云:"五气所病……肺为咳。"明代汪绮石《理虚元鉴·劳嗽症论》说:"肺气一伤,百病蜂起。"总之,凡是罹慢性支气管炎的患者,都有不同程度的肺气虚弱。这是该病难以治愈的决定性因素。由于肺气虚弱是经过缓慢发展过程所造成的,要纠正肺气虚弱不是短时间骤补能获效的,要经过较长时间的合理调治,使肺自身功能的逐渐恢复来达到肺气的康复。慢性支气管炎迁延难愈的根本原因就在于此。

3. 脾失健运,升降紊乱 清代沈金鳌《杂病源流犀烛·咳嗽哮喘源流》指出:"脾不伤不久咳……"言简意赅,把慢性咳嗽的发生与脾的关系说得昭然若揭。脾主运化,升清降浊,正如《素问·经脉别论》指出:"饮入于胃,游溢精气,上输于脾,脾气散精,上归于肺,通调水道,下输膀胱。水精四布,五经并行。"当脾失健运,不能输布由饮食所化生的各种精微营养,清浊相混,水湿内停,聚而为痰,致肺气阻塞,宣肃无权,引起咳嗽、咯痰。正如清代何梦瑶《医碥·杂证·咳嗽》所说:"嗽因于痰,痰本脾湿。"同时,由于脾失健运,不能散精于肺,则肺失充养,肺失乏源,肺气虚弱,不能完成主要功能,咳嗽等诸症丛生。而引起脾虚不能健运的因素有很多,或禀赋不足;或后天失养;或暴饮暴食伤及脾胃;或进补不当而致中焦变滞;或药物所伤,运化障碍,升降紊乱;或他脏所伤,如肝气犯脾等。

4. 肾气不足,失于温化纳气,水湿上泛 肾主纳气,与肺、脾共同完成全身的水液代谢。肺、脾、肾诸脏在生理功能上相辅相成,在病理上也互相影响。如肺主呼气,肾主纳气,在正常时是密切配合,气机升降有序则呼吸正常。若肾气不足,不能温煦气化,而致水湿上泛,肾的纳气匮乏,气机有升无降,则升降紊乱,变生喘促诸症。正如《素问·六微旨大论》论述的:"出入废则神机化灭,升降息则气立孤危。"因肾主水,为痰之本。肾在全身水液代谢中起着重要作用。若肾气充足,则温煦气化正常。肾气充实,才能以火生土,使脾阳充足,从而才能运化水湿。肾气蒸腾,肺气方能通调水道。若肾气不足,纳气乏力,主水无权,就会导致水液代谢紊乱,出现如清代程国彭《医学心语·痰饮》中所指出的"若肾虚水泛,为痰为饮"而产生咳嗽、咯痰之症。凡是罹慢性支气管炎的患者,都存在免疫功能低下,正不胜邪,不但宿邪难去,而且易感新邪,狼狈为奸,安能病愈?

而肾在人体免疫功能中起着主导作用。肾为生命之根,这句话是对其在免疫功能中所处的核心地位的高度概括。明代李中梓《医宗必读·肾为先天本脾为后天本论》强调的"肾为脏腑之本,十二脉之根"的内涵就是说肾在人体生理活动中起根本作用,而与当今所重视的免疫功能,其语言表达不同而已,实质是相同的。因此,慢性支气管炎患者的免疫功能低下,从中医理论来简述就是五脏虚弱,其中肾起着核心作用。这是该病与肾密切相关的本质所在。

5. 络脉瘀阻,气道不通 "病久入络"是慢性病的重要病理变化之一,慢性支气管炎亦是如此。清代唐容川《血证论·瘀血》"瘀血乘肺,壅塞气道,肺虚气促"所说的就是肺之络脉瘀阻所出现的病理变化。由于瘀阻络脉,肺泡通气障碍,痰湿内聚,则出现咳嗽、咯痰或喘促等症。

6. 肝邪刑金,升降无权 当肝火亢盛,则上刑肺金。因肺为娇脏,畏寒畏热。一旦肝火刑金,肺之功能紊乱,则可出现咳嗽等症。肝主疏泄,肺主肃降,两者是相辅相成的。若肝失疏泄,每可影响肺的肃降和通调水道之职,而出现肺系的病理变化。肝火和肝失疏泄之所以能影响肺之功能,是由肺气内虚起决定作用的。既然如此,一旦肝火刑金或肝失疏泄则每致迁延难愈。

(二) 辨证论治

1. 寒邪为患,治宜温散宣通 寒邪自外而入,病邪在表,常可诱发慢性支气管炎的急性发作。临床表现咳嗽、咯痰,或喘促,恶寒发热,头痛体疼,舌苔薄白润,舌质淡红,脉浮紧或浮缓,多属西医慢性支气管炎合并感染。无论是感染细菌或病毒,皆为六淫之邪。六淫之邪伤人体之外,或从口鼻而入,或中于皮毛而影响到肺。治以辛温散寒,宣肺祛痰。正如清代何元长《治病要言·咳嗽》中指出:"自表而入者,病在阳,宜辛温以散邪……所谓肺欲辛是也。"若无汗,脉浮紧,为表实,药以麻黄、杏仁、半夏、橘红、细辛、生姜、苏子、桔梗、前胡、炙甘草。喘促甚者加五味子;若有汗,脉浮缓,属表虚,治以桂枝、白芍、厚朴、杏仁、半夏、前胡、炙甘草、生姜、大枣。

2. 痰热内蕴,寒邪外袭,清热除痰为主,佐以温散寒邪 凡是嗜酒无度,恣食炙煿肥腻,其患慢性支气管炎,多有痰热蕴结。一旦受寒邪外袭,则出现"寒包火",肺气暴胀。临床表现为咳嗽、喘促、发热、恶寒、苔黄腻、舌质红、脉浮滑或浮滑数。治以清热除痰,止咳平喘,佐以辛温散邪。临床上选用定喘汤加减,每获良效。药以麻黄、杏仁、半夏、苏子、黄芩、桑皮、鱼腥草、浙贝母、冬花、甘草。若高热、口渴、脉浮滑数,可加生石膏,且用量宜重。

3. 脾虚痰盛,健脾为首务 金人刘完素《素问病机气宜保命集·咳嗽论》云:"唯湿病痰饮入胃,留之而不行,止入于肺,则为咳嗽。""脾为生痰之源"都是强调慢性咳嗽、咯痰与脾胃关系密切。或母病及其子,或脾脏本虚,或祛邪而内伤脾胃。在抗生素、抗病毒药普遍应用的今天,往往可导致产生消化道菌株失调,出现脾胃受纳健运功能紊乱。脾胃受累,就出现如金人刘完素《素问病机气宜保命集·咳嗽论》中所述:"盖因伤于肺气,动于脾湿,咳而为嗽也。"临床表现为咳嗽、咯痰、纳呆、便溏、腹胀、面色萎黄少华、自汗、气短、苔白腻、舌质淡、脉缓弱。治以健脾益气,化痰止咳。药以白术、党参、茯苓、半夏、陈皮、干姜、苏梗、北杏、白前、炙甘草。

4. 久咳屡年,痰多喘促,治肾为本 慢性支气管炎与其他慢性病一样,若病缠年累月,久治难愈,皆出现"久必及肾"的病理变化。例如慢性支气管炎患者,往往合并肺心病,或高血压,临床表现为久咳难愈、痰多喘促、动则气喘、呼吸短浅、面浮脚肿、心悸、苔白滑、舌淡黯,或唇灰淡、脉微细。其病位虽在肺,已累及心脾肾,且以肾为本。治以补肾纳气,健脾化痰,益心通络。治以附子、肉桂、熟地、当归、白术、半夏、茯苓、白芥子、人参、桃仁、炙甘草。喘促严重者可加胡桃、补骨脂,若心悸为主者,可用苓桂术甘汤加味,治以桂枝、白术、茯苓、远志、菖蒲、川芎、淫羊藿、五味子、炙甘草。

5. 肝邪犯肺,治木护金　凡是肝旺之体,罹患慢性咳嗽,加之膏粱厚味,嗜酒无度,每易新邪侵袭,发展为肝火刑金,或肝失疏泄。临床表现为咳嗽、咯痰、发热、恶风、口苦、呕恶、胁痛、叹息、苔黄腻、舌边尖红、脉浮弦。多属慢性支气管炎合并急性感染,且多为中老年人。治以疏肝清热,理气止咳。药用柴胡、黄芩、丹皮、郁金、枳壳、桔梗、前胡、浙贝母、天竺黄、甘草。在感染控制后,则以调治脾肾。治肾以养肝,肝气得缓,则既不克脾又不刑金。脾能健运,则培土生金,冀肺气充足,才有可能根治慢性咳嗽。

(三) 体会

1. 要及时有效治疗合并感染,截断病邪深入　慢性支气管炎迁延难愈的主要原因之一,就是经常反复合并感染,旧邪还未祛,新邪又入侵,狼得虎助,伤害更大。这时应有效祛除病邪,截断新邪深入,是急则治标的关键。祛除新邪要恰到好处,祛邪不伤正,补正不留邪,邪尽正复。清代程国彭深有体会地指出:"初治必须发散,而又不可以过散,不散则邪不去,过散则肺气必虚,皆令缠绵难愈。"这是治疗慢性支气管炎合并感染必须遵循的原则。这就要求要通过临床深入研究,总结出药精、效高、价廉、毒副作用少的处方。切忌处方有如韩信用兵之多多益善、杂乱无章,君臣佐使颠倒异位,或盲目乱投抗生素多种之弊。

2. 用中药抗菌消炎,必须遵循辨证论治的原则　用中医治疗西医诊断的疾病,必须遵循中医辨证论治的原则。中、西医是两门不同理论体系的自然科学,理念体系不同,诊断内涵有别,治疗原则悬殊。不宜用中药套用治疗西医诊断的疾病,例如不能把西医诊断的"炎症"就认定为中医的热证,对号入座而概用清热解毒,风马牛不相及,差之毫厘而失之千里。这样不但治之徒劳,而且有虚虚之弊。因为根据中医辨证,炎症既有实证,又有虚证;既有热证,也有寒证;还有属风、属湿、属燥等的不同。"寒者热之""热者寒之"是中医治病必须恪守的准绳。只要遵循中医辨证论治的原则,寒药、热药都同样具有抗菌消炎的功效。如淫羊藿,味辛甘性温,具温补肾阳、祛风除湿的功效,临床多用于治疗肾阳虚弱所致的男子阳痿、早泄以及女子不孕之症。而临床用于治疗肾阳不足的老年慢性支气管炎效如桴鼓。经现代药理研究表明,该药对白色葡萄球菌、金黄色葡萄球菌、肺炎双球菌、流感嗜血杆菌均有抑制作用。这从现代药理揭示了该药治疗慢性支气管炎的原理。只有中、西医从理论上有机结合,才能使中医辨证论治的水平得到升华。又如名方麻黄附子细辛汤、小青龙汤对治疗慢性支气管炎属肾阳虚者有很好的疗效,但是若用于治疗慢性支气管炎属痰热证者则如火上添炭,将加速病情的发展。理论来源于实践,实践是检验真理的唯一标准。通过中医长期的临床实践得出结论:不能把西医的炎症与中医的热证画等号。用中药治疗炎症,必须严格遵循中医辨证论治原则。

3. 正确运用祛邪与扶正 慢性支气管炎的病机为虚实错杂,或虚中夹实,或实中有虚。若只在祛邪,或纯用补虚,都不能切中病机,很难获得满意的效果,相反有虚虚实实之弊。因此,必须认真审察虚实的多寡,权衡运用祛邪与扶正。或祛邪为主兼以扶正,或扶正为主佐以祛邪,或先攻后补,或先补后攻,或攻补兼施,同时,虚有气血阴阳的不同,补有心肝脾肺肾的差别。无针对性盲目用补,适得其反,或药不中的,或补而敛邪,闭门留寇,或重伤正气……皆难以治愈。其关键必须辨证入微,准确把握虚实,能透过错综复杂的现象,洞悉疾病的本质,正确运用祛邪与扶正,使祛邪而不伤正,扶正有利于祛邪。随着正气的逐渐恢复,抗病能力的不断增强,病邪日趋消退,才能逆转其病理变化,达到康复的目的。

4. 坚持综合调理 疾病的病理变化是邪正交争的过程,正胜则邪祛,正不胜邪则病邪猖獗。慢性支气管炎病因病机错综复杂,虚实夹杂,多脏器功能损害,多系统功能失调,如油入面难分难解;或患者罹多种慢性病。因此,在治疗上必须抓住如下几个环节。一是在根治病因上,要针对多种病因的轻重缓急权衡治之,达到瓦解病邪,各个击破的目的。如祛瘀而使痰难胶着,治肾而截断生痰之本,治脾而使痰源堵绝,治肺而达到气之宣肃有常。二是重视食疗。药物祛邪,十去其七,适可则止,待需食疗补助其不足,依靠正气的恢复才能从根本上根治病邪。所谓祛邪务尽,无不包括扶正祛邪。而药物之补,主要是纠其所偏,尚属扶正的权宜之计,根本上必须通过食疗,且应食疗有度,调理有方,从恢复脏器功能出发,才能使正气恢复得以持久。三是坚持持之以恒的适度体育运动。凡是慢性支气管炎的患者,都体质较弱。体质因素在其中起着重要作用,要根治该病,就必须增强体质。增强体质要采取综合措施,其中持之以恒的适度体育运动,是任何其他措施不可取代的良方妙药。生命在于运动,运动对人的新陈代谢起着重要作用。因此,医者必须谆谆引导病者重视体育锻炼。四是戒烟和饮酒适度。余从对 126 例慢性支气管炎的病因调查发现,其中吸烟 10 年以上有 96 例,占 76.19%;长期暴饮烈酒有 52 例,占41.27%。长期吸烟和暴饮烈酒,对慢性支气管炎的发生发展和病理变化,在一定程度上有着因果作用。若不戒烟则无法根治。若不改变暴饮烈酒、饮酒无度的恶习,也很难获得理想的疗效。因此,必须忠告患者戒烟。不要饮烈酒,更不能饮酒无度,但可适度饮低度酒,对促进气血运行尚有裨益。

(本文原载于《中国实用月刊》2003 年 11 月第 1 卷第 3 期)

十三、慢性乙型肝炎的辨治研究

慢性乙型肝炎(简称慢性乙肝)发病率较高,病情缠绵难愈,是致肝硬化及肝癌的重要因素。西医学用抗病毒与干扰素治疗不理想,若转氨酶和 HBV-DNA 正常则无药可医,往往停止治疗。然而并不意味着慢性乙肝已治好,而是病情处于胶着、隐蔽状态而待机而发的阶段。一旦发作,病情更重,治疗更加棘手,更易发展为肝硬化或肝癌。因此,绝不能掉以轻心,而应积极治疗。中医药治疗慢性乙型肝炎是有优势的,不但可以有效控制病情,而且可以采用截断疗法,防止或减少其发展为肝硬化或肝癌。笔者几十年来一直立足于临床研究,对慢性乙型肝炎的治疗积累了丰富经验,现总结如下。

(一)病因病机

慢性乙型肝炎的病因病机十分复杂,是由诸多因素与脏腑功能紊乱的共同作用所致。其病位虽在肝,却与脾肾等脏的功能相关,甚至后者起着关键作用。盖肝主藏血,有调节血量的作用,而脾主运化,气血生化之源,又能统摄血液,使血液循其常道而周流不息。若脾虚健运失司必致生化气血不足,或血溢脉外,而致肝血虚弱,肝功能异常,遂发生病变;肾主水、藏精,肝主木而必赖肾水的滋养,才能维持正常功能。一旦肾气虚弱,肾阴亏耗,或肾的代谢功能紊乱,代谢废物不能及时排出,潴留在体内而变生毒素,肝首当其冲,受其损害,导致肝功能异常而发生病变;毒物对肝功能的直接损害,包括食物中毒、酒精中毒和药物中毒等都可以酿成肝脏病变;严重的精神情志障碍、肝气郁结、气滞血瘀等均是导致发生慢性乙型肝炎的重要因素。

(二)治疗基本原则

慢性乙型肝炎为难治性疾病,笔者经长期临床研究,反复总结,认为必须遵循以下基本治疗原则,此对防治慢性乙肝有重要意义。

1. 个体化治疗原则　由于各自的体质不同、脏器功能的差异、合并病证有别、临床表现千差万别、生活居住环境有特殊等,治疗上要从病人实际情况出发,以辨证为依据,进行有针对性的个体化治疗,这是提高疗效的关键。

2. 从脾论治原则　慢性乙型肝炎往往迁延难愈,或经抗病毒和干扰素治疗后,每可出现纳呆、乏力等脾气虚弱等表现,脾虚是疾病的主要矛盾,根据《金匮要略·脏腑经络先后病脉证》"见肝之病,知肝传脾,当先实脾"的精神,治疗上必须以恢复脾的运化功能为主要治疗原则。笔者从治疗过的数以千计的病例中发现,患者的脾胃消化功能改善后,肝炎的临床症状明显减轻,肝炎的相关生化检查都有明显的改善。相反,若脾的运化功能日趋衰退,就标志肝炎是在发展中,其终极可出现肝硬化或肝癌。因此,治疗慢性乙肝要从始至终坚持从脾论治原则。

3. 从肾论治原则　肾为先天之本,生命之根,在维持全身脏器组织功能中起着重要作用。正如明代著名医家李中梓《医宗必读·肾为先天本脾为后天本论》中所阐述:"肾为脏腑之本,十二脉之根。"中西医在治疗肝炎方面已形成了共识,就是必须把提高患者免疫功能放在首位,而肾就是人体免疫功能的调节中心。同时,肾又是人体代谢排泄中枢,体内代谢废物包括有毒物质都要通过肾的代谢功能而及时排出体外。一旦肾的代谢功能障碍,废物内积,毒素内生,首先必伤肝脏,加重肝炎病情,甚则发生肝硬化或肝癌。因此,在治疗肝炎中要重视两点,一是在治疗中要重视维持肾的功能,若肾水充足,水能滋涵肝木,就能促进肝功能的恢复;二是选方用药要严谨,避免使用有毒药物以防止重伤肝脏。只有高瞻远瞩,未雨绸缪,才能达到理想效果。

4. 祛瘀通络法原则 冰冻三尺,非一日之寒,慢性乙肝积年累月,必然出现肝内络脉不通,瘀血内停,造成肝内微循环障碍,治疗上必须逆转肝内微循环障碍,才能维持正常血运,为肝炎病灶供给营养,促使其康复。然而,对祛瘀通络法的运用要注意两点,一是用药要平和,否则过用破血之药,有可能加重肝功能损害;二是要了解患者的心脑血管状况,若动脉硬化严重者则忌用过剧的破瘀药,用之不妥有可能导致内出血而发生意外。总之,慢性乙肝用祛瘀通络法只能如剥茧抽丝,缓图其功,相反欲速则不达。

5. 坚持治疗不放松的原则 慢性乙肝发病与恶化都是一个慢进的过程,有时病情较为隐蔽,不但肝功能受损害,而且伤及其他脏器组织,然而其临床表现却并不明显,很容易被误认为病已痊愈,而停止治疗。一旦病情变化,便改变迅速,有的会酿成肝硬化或肝癌。笔者从大量的临床研究资料发现,这类病例的肝硬化或肝癌的发生率要比坚持正规治疗的病例高出162%。临床研究资料还表明,罹患慢性乙型肝炎者,即使转氨酶与 HBV-DNA 都正常,但其最终发生肝硬化或肝癌的比率要比没有患慢性乙肝人群明显提高。因此,对慢性乙肝患者要进行严密动态观察,定期进行相关检查,以便及时合理治疗。同时,对无症状的慢性乙肝患者进行临床研究结果是,这种"无症状"的结论并不科学,容易误导诊断,从而放松治疗,贻误治疗,甚至出现严重后果。对临床症状不明显的患者,应发挥中医辨证的优势,通过四诊合参,往往可以从蛛丝马迹中得到突破。例如2011 年 8 月诊治一患者,刘某,男,79 岁,有慢性乙肝病史 30 余年,近半年纳食减少,神疲乏力,经多次生化检查结果,肝功能正常,HBV-DNA 在正常范围,B 超检查肝胆正常。然而,从四诊可见患者面色灰黯,神情疲乏,右肋上隐痛间作,纳呆恶心,舌质淡黯,脉弦细。辨证为肝脾肾俱虚,兼有气滞血瘀,病已穷及于肾,属晚期重证。后经检查确诊为晚期肝癌。类似病例屡见不鲜。

6. 坚持调治结合的原则 慢性乙肝迁延难愈或出现恶化,绝不是单一因素造成,而是由众多因素共同作用所导致。若单靠药物治疗显然不足。我的临床研究证明,慢性乙肝发生、发展及恶化与精神因素、生活习惯、居住环境等因素密切相关,在一定程度上可以决定预后和转归。因此,必须采取综合调控,即调治结合。

(三) 辨证施治

我对治疗慢性乙肝的经验概括为 24 字:立足辨证、病证结合、脾肾论治、提高免疫、祛瘀通络、调治结合。现介绍如下:

1. 肝郁脾虚证

主证:纳呆乏力,精神抑郁,失眠梦多,时有泄泻,舌质淡红,舌边可见瘀斑,舌苔薄白,脉弦细。

治则:疏肝解郁,健脾益气,佐以祛瘀通络。

方药:黄芪、茯神各 30g,党参、白术、白芍各 20g,当归、香附、郁金各 5g,柴胡、川芎各 10g,红花、陈皮、炙甘草各 5g。水煎服,每天 1 剂。

加减法:纳呆泛恶则加炒稻芽 30g、鸡内金 20g、姜半夏 10g;失眠则加炒酸枣仁、夜交藤各 30g;精神抑郁则加合欢皮 30g;大便烂者则去当归、白芍,加炒扁豆 20g、苍术 10g。

按语:在慢性乙肝中属肝郁脾虚证较多,约占近六成,其中有血瘀证者有七成之多。笔者对慢性乙肝属肝郁脾虚证 75 例用上方治疗 3 个月进行总结分析,其结果为:纳食恢复到正常有 31 例(占 41.33%),纳食增加有 29 例(占 38.67%),纳食无变化有 15 例(占 20%);乏力消失有 28 例(占 37.33%),乏力减轻有 31 例(占 41.33%),乏力无变化有 16 例(占 21.33)。生化检查结果为:75 例有谷丙、谷草转氨酶轻、中度升高者 52 例,其中经治疗恢复到正常有 42 例(占 80.33%);HBV-DNA 轻、中度升高者 37 例,经治疗都有不同程度的下降。以上结果表明:用上方治疗慢性乙肝,对改善纳呆和乏力的效果明显,而且纳呆与乏力的改善比例十分接近,说明了脾运化功能的好转,慢性乙肝主症之一的乏力也同步得到改善。生化检查结果也是有力佐证。从而论证了张仲景的"见肝之病,知肝传脾,当先实脾"的科学论断,为治疗慢性乙肝总结出行之有效的治疗方法。

2. 脾肾俱虚证

主证:纳呆乏力,神疲头晕,腰酸腿软,大便溏烂,小便频数,面色黧黯少华,舌质淡胖,舌边瘀斑明显,舌苔白滑,脉弱。

治则:健脾补肾,佐以养血通络。

方药:黄芪 30g,熟地、枸杞子、淫羊藿、巴戟天、杜仲、党参、白术、内金、鸡血藤各 20g,红花、炙甘草各 5g。水煎服,每天 1 剂。

加减法:脾虚较重则加高丽参 10g,另炖,兑服,每周 2 次;神疲头晕则加鹿茸粉 2g 冲服,每天 1 次;失眠则加炒酸枣仁 30g、北五味 15g;夜尿频则加桑螵蛸 15g、益智仁 20g、肉桂 5g(焗服);腰酸腿软则加鹿角胶 15g,烊化,兑服;下肢浮肿则加熟附子 10g、鹿衔草 20g;肝硬化则加鳖甲 30g、穿山甲 5g(打粉冲服),赤芍 20~30g。

按语:此型慢性乙肝多为重症,部分病例可发展为肝硬化或肝癌。治疗颇为棘手,其病位虽在肝,而已严重影响到脾肾的功能。肝脾肾同病是慢性乙肝发展到重症的标志。俗语云:"病来如山倒,病去如抽丝。"治疗这一证型慢性乙肝,不能急而求成以妄用祛邪,而应以扶正为本,补益脾肾,提高抗病能力,只有穷原竟委才能缓图其效。用方选药更要考虑周全,若用方能达到玉润珠圆,则可避免药物对肝脾肾的损害,有利于逆转病情。笔者用上方治疗多例慢性乙肝合并肝硬化患者,都达到出奇制胜的效果。例如,胡某,男性,51岁,于1978年冬在某市人民医院经相关检查确诊为慢性乙肝合并肝硬化,已出现腹水,用上方随症加减治疗3年多后,经复查示:肝功能正常,腹水消退,肝硬化明显好转。至2012年9月已85岁,仍健在。这一典型病例说明对慢性乙肝的治疗要坚持立足辨证、病证结合、脾肾论治、提高免疫、祛瘀通络、调治结合的原则,则可以提高疗效,达到满意效果。

(四)调摄

调摄是指对慢性乙肝进行调治结合,即是调理的护肝方法,包括精神调摄、饮食调摄、起居调摄等诸方面,其对防治慢性乙肝都有积极意义。第一,精神调摄对慢性乙肝的发生、发展、转归与预后,起着催化剂的作用,特别是慢性乙肝合并肝硬化及肝癌时,病人处于精神高度紧张、异常惊恐状态,促使全身免疫功能急剧下降,病情迅速恶化。心理学家研究证明,忧愁多虑、多疑孤僻、心胸狭窄、暴怒悲观常是致癌的原因。当务之急就是要对病人进行心理治疗,采用思想开导、精神安慰等方法,使其正确认识疾病,消除紧张恐惧情绪,树立治病信心,这是慢性乙肝治疗能否达到预期效果的前提和决定因素。第二,饮食调摄又称食疗,其对慢性乙肝的治疗有药物无法取代的效果。因慢性乙肝是本虚标实。本虚是指免疫功能低下,肝脾肾等脏器组织功能衰弱,营养日趋缺乏。这时采用食疗,及时有效补充必需的营养,对提高免疫功能、促进脏腑功能恢复有重要作用。食疗所选用的肉类、海鲜、果菜等应该营养丰富、容易消化吸收而无腹泻等副作用,同时根据营养平衡的原则而合理进食。否则,过多进食将会影响脾胃消化吸收,适得其反。第三,起居调摄能对慢性乙肝治疗起到保证作用。包括居住环境要安静,空气质量好,卫生舒适,适度运动,睡眠充足等,对增强体质、调节情操、提高抗病能力等甚有裨益。

(五)结语

对慢性乙肝的辨治中只介绍了肝郁脾虚证和脾肾俱虚证,是因为这两证型是慢性乙肝病中较难治疗而中医疗效又优于西医的。而且只要对该两证型的慢性乙肝辨治能熟练掌握,灵活结合治疗慢性乙肝的六大基本原则,其他证型的治疗方法都已包含其中,也能辨证施治,此对慢性乙肝辨治起到提纲挈领的作用。

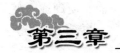

第三章

临床经验良方

我五十年如一日刻苦攻读，潜心研究中医理论，如饥似渴地学习历代医家极其宝贵的临床经验。坚持不懈地从事临床，把中医临床视为中医的生命。通过临床实践，我不断夯实中医理论基础，提高辨证论治技能，不断积累临床经验，从数以千计的临床大数据中总结出高疗效的经验方。我临床施治一概用纯中药治疗，从未加用西药，因此对疗效的评定是相对真实可靠的。现分别把我在脾胃消化病，老年病和妇科病的经验良方介绍如下。我在编写上进行大胆探索，从临床辨证思维出发，立足辨证，突出诊断的病因病机结论，把中医病证名称放在前，诊断的辨证结论放在其后。如："胃病·肝胃不和"，诊断辨证一目了然，易于索引。

第一节　脾胃消化病临床经验良方

脾胃消化病是指由脾胃功能失调所致的消化系统疾病，包括胃痛、胃痞、泄泻、便秘、胁痛、腹痛等症，分别属于西医学的急慢性胃炎、慢性萎缩性胃炎或合肠化和不典型增生(属胃癌前期病变)、结肠直肠炎或溃疡性结肠炎、肠易激综合征、痢疾等病。笔者从事中医临床50年，坚持不懈地研读中医理论，探颐索隐，钩深致远，将其用于指导辨证论治。同时把临床作为中医生命线，不懈地坚持临床，对每一病证都进行寻根究源的研究，弄通病证的性质、治疗原则，用数以千计的临床大数据总结每一病证疗效高的经验方。现把这些经验方介绍如下，冀对临床有助益。

一、胃痛·肝胃不和临床经验

临床表现：胃脘痛每在情绪异常时发作，胃痛连及两胁，口干、口苦，大便不畅，或有心烦失眠，舌质边尖红，苔薄黄，脉弦。

病因病机：肝气郁结，肝气犯胃。

治疗原则：疏肝和胃，理气止痛。

经验方:柴胡、川楝子、槟榔各10g,枳壳、延胡索、郁金各15g,白芍、蒲公英各20g,炙甘草5g,水煎2次,分2次内服,每天1剂。

加减法:反酸者加海螵蛸20g,浙贝母10g,煅瓦楞40g。而大便硬或大便不畅通则不用海螵蛸,因其有收涩作用,不利浊气下降。其他制酸药,如蛤壳、浮海石、牡蛎、鸡蛋壳等都可根据患者的适用程度而酌加。

嗳气、恶心者,加法半夏或姜半夏;呃气者,加丁香、柿蒂;噫气者,加代赭石、旋覆花(包煎)。

大便硬者,去枳壳,加枳实20g,厚朴15g,白芍增至30g,槟榔用15g;大便硬而秘者,可用生大黄(后下),根据患者的适应程度,从5g开始逐步增加用量,至大便畅顺而不泄泻为原则。不适用大黄者可选用瓜蒌仁、火麻仁、炒莱菔子、决明子一类;大便燥结难解,加玄明粉3~5g冲服,便通则停用。

焦虑、失眠者,加合欢皮30g或合欢花(包煎)15g,炒酸枣仁30g(打碎)。

胃及十二指肠溃疡、慢性胃炎伴糜烂者,加海螵蛸20g,浙贝母10g,田七粉5g(冲服),亦可用白及粉5g(冲服)。

体会:肝的疏泄功能与脾胃的升降功能息息相关,肝的疏泄功能正常,则脾能升清而胃能降浊,维持脾胃正常的运化功能。当肝气郁结,疏泄紊乱则可导致肝气犯胃,又称木克土,而出现中焦枢机紊乱,胃失降浊,则既生胃痛连胁,又生大便不畅诸症。此时,必须鉴别清楚,是胃脘痛、其病位在胃腑,还是病位在肝胆道及胰腺。只有排除肝胆胰疾病外,才能按胃脘痛论治,这是诊治的关键,不能有丝毫疏忽。凡是体虚、头晕、纳呆、大便溏者为脾胃虚寒则不宜服此方。

二、胃痛·血瘀阻络临床经验

临床表现:胃脘痛迁延日久,疼痛较剧,唇黯,舌质淡黯,苔白润,脉弦细。
病因病机:痛久入络,瘀阻不通。
治疗原则:祛瘀通络,健脾益气。
经验方:黄芪30g,延胡索、丹参、海螵蛸各20g,香附、乌药各15g,法半夏、浙贝母各10g,陈皮、炙甘草各5g。水煎2次,分2次内服,每天1剂。

加减法:胃痛较剧者,则九香虫、灵脂、蒲黄之类可酌加1~2味;大便硬者则去海螵蛸,加煅瓦楞;有消化道出血则加田七粉5g(冲服)、白及粉5g(冲服);纳呆者,亦可酌加焦山楂20g、炒稻芽30g、炒麦芽30g中1~2味;胃脘胀满者,可酌加砂仁10g(后下);肝气郁结者可加素馨花10g或玫瑰花、佛手各15g;大便烂而难解排量少者,则重用生白术30~60g,槟榔从10g逐渐增至20g,至大便畅顺而不泄泻为度,清升浊降则胀满自消;反酸属脾胃虚寒者,则加吴茱萸6g,黄连1g;失眠者则加炒酸枣仁30g(打碎)。

体会:凡是血瘀阻络的病证,必须进一步辨明其虚、实、寒、热,此为重点。

因虚、实、寒、热不同,则治法迥然有别。虚证宜用平和的养血通络之药;实则宜用破血祛瘀通络之品,再结合其寒热则可选用相应药物。总之,辨明病证的虚实寒热是重点。与此同时,辨明虚多实少或实中有虚,是辨虚实的原则。辨寒热必须辨明寒热的孰轻孰重以及寒热错杂等,这将直接影响到治疗。炒酸枣仁敛肝养心安神以改善失眠,而生酸枣仁则醒神,炒与生用功效不同,不能孟浪从事!

三、胃痞·脾虚湿困临床经验

临床表现:纳呆、乏力体倦、胃脘胀满,大便不实,面色少华,舌质淡红,苔白厚腻,脉缓。

病因病机:脾虚湿困。

治疗原则:健脾化湿、升提阳气。

经验方:黄芪 30g,党参、白术、茯苓各 20g,法半夏、柴胡、羌活、独活、防风各 10g,陈皮、炙甘草、黄连各 5g。水煎 2 次,分 2 次内服,每天 1 剂。

加减法:大便溏,日多次,则加藿香 15g 以芳香化湿,苍术 15g 以苦温燥湿,寒湿重者,雷同痰饮,必须以温药化之,这是治病的真谛。纳呆者,可酌加鸡内金、焦山楂、炒稻芽、炒麦芽中 2~3 味;大便烂而不畅者,可加入木香(后下)、槟榔;仍大便烂而不畅则加薤白(后下)以提壶揭盖,炒莱菔子以降痰导滞。

体会:脾虚湿困是本虚标实,乃因脾虚而致运化水湿失权,湿是脾失健运的产物。脾主运化、主四肢肌肉。脾虚健运失司的表现是纳呆与体倦乏力相继出现,同时面色萎黄少华,胃脘痞闷,脉缓重按无力都是诊断脾虚证的主要依据。此必须与心肾两虚出现神疲乏力,但欲寐,脉微细作鉴别。前者证轻,后者证重。后者病情缠绵,面色黧黑,一派虚弱表现。辨证为湿困的标准是体倦身重,大便溏烂,舌苔白厚腻。总之,临床辨证必须四诊合参。

四、胃痞·脾虚气滞临床经验

临床表现:胃脘痞闷,纳呆,进食则胃脘胀、嗳气、大便烂,面色少华,消瘦,舌质淡红,舌苔白润,脉弱。

病因病机:脾虚气滞。

治疗原则:健脾益气,理气消胀。

经验方:黄芪 30g,党参、白术、茯苓、鸡内金各 20g,香附、苏梗 15g,木香、陈皮、法半夏各 10g,炙甘草 5g,水煎 2 次,分 2 次内服,每天 1 剂。

体会:辨证为脾虚气滞证,必须在具备脾虚证的同时见胃脘痞胀。本证是脾虚为本,气滞为标。治疗以健脾益气为主,必须遵循脾以运为健的宗旨,用药宜轻,切忌补气药重叠,既加重脾的运化负担,又可致中焦枢机壅滞,反不利逆转病理机制。同时健脾益气药中必须佐以理气之品,例如归脾汤用木香,六君子汤用陈皮。对脾胃气滞,笔者喜用香苏饮配木香,其中香附是血中气药,《本草备要》谓:香附"性平气香,味辛能散,微苦能降,微甘能和,乃血中气药,通行十二经、八脉气分,主一切气。利三焦,解六郁,止诸痛"。广东客家地区常用香附配猪肚共煲,治疗胃寒所致胃痛,每奏奇效,可见香附具有暖胃理气止痛之功。

五、胃痞·寒热错杂临床经验

临床表现:胃痞满不适,口干,口苦,纳食欠佳,嗳气,舌质边尖红,舌苔黄白,脉缓或弦细。

病因病机:寒热错杂,升降失调

治疗原则:辛开苦降,温中散寒,清热和胃。

经验方:法半夏5~15g,黄连10g,黄芩10g,党参15g,干姜10g,炙甘草5g,白术15g,藿香10g。水煎2次,分2次内服,每天1剂。

加减法:反酸者则加吴茱萸2g,为佐金法;胃脘胀满甚者则加厚朴10~15g,为平胃法;大便软而难排量少者则加槟榔5~15g,木香10g(后下);嗳腐食臭则加神曲10g(包煎),鸡内金20g。

体会:临床观察到胃痞出现寒热错杂证多见于中年人群,且嗜烟酒,喜进烧、炸、烤、炙肉食,又频饮冰冻饮料者尤其多见。寒热交融,屡伤脾胃,以致脾胃运化功能锐减,同时致中焦枢机紊乱,清浊相混,阻塞气机,日久则从热化,与烟酒烧烤等热性食物同性相助,而表现出热的征象。而脾胃内伤则气虚而演变为寒证。因此临床表现为寒热错杂,即热中有寒,寒中有热。对脾胃消化病的辨证必须以明辨寒、热、虚、实为重点。对虚证必须弄明虚在何处、虚的程度;对实证必须弄明实为何物,何因所致以及实的轻重。而寒证或热证必须审明是纯属寒或纯属热,及其寒热程度。若虚为主,兼有实证,必须以补虚为主,佐以祛实邪,且要以祛邪不伤正,补虚不留邪为原则。同样对寒热错杂亦须明辨寒热的孰轻孰重,而权衡祛寒清热的轻重,使辨证用药恰到好处,切忌孟浪从事。

六、胃痞·肝失疏泄、肝胃不和临床经验

临床表现:胃脘闷胀,纳食不振,大便不硬、不烂、排便困难而量少,一天多次或数天1次,虽欲大便而难解,舌质淡红,舌苔薄白,脉弦细。

病因病机:肝胆疏泄不利,脾胃升降失调。

治疗原则:疏肝利胆,平调升降。

经验方:柴胡、青皮、木香(后下)各10g,枳壳、槟榔、厚朴、预知子各15g,白芍20g,炙甘草5g,水煎2次,分2次内服,每天1剂。

加减法:脾虚乏力呆滞者,则加黄芪、白术、鸡内金;嗳气者则加法半夏;仍大便难者则加炒莱菔子(打碎);血虚有瘀者则加当归、桃仁。

体会:由于肝失疏泄,肝胃不和所致胃痞证,必须与胆及肝内胆管结石合并炎症以及胰腺的疾病作鉴别,排除了肝胆胰疾病后才能按胃痞辨证。本证型胃痞多有不同程度的脾胃运化功能不足,正气虚而肝气犯胃。胃脘胀闷的同时,多有排便困难、量少而有后重感,提示胃的降浊功能匮乏。方中预知子消炎利胆,作用显著,而用治疗肝胃不和胃痞证每可奏佳效。

七、胃痞·脾气虚弱临床经验

临床表现:胃脘痞闷,便质正常,排便困难,神疲乏力。面色少华,舌质淡红,舌苔薄白,脉细。

病因病机:脾气虚弱,升降紊乱。

治疗原则:健脾益气,升清降浊。

经验方:黄芪、白术各 30~60g;党参 30g;茯苓,枳壳各 20g;厚朴,槟榔各 10g;陈皮、木香(后下)各 10g;柴胡、天麻、炙甘草各 5g。水煎 2 次,分 2 次内服,每天 1 剂。

加减法:血虚有瘀者则加当归、白芍各 30g,桃仁 10g,长期便秘者则加大黄 5~10g(后下),大便畅通则去大黄,高脂血症者则加决明子 30g。

体会:本证型多为患病日久迁延难愈者,应做胃镜与病理检查。若属慢性萎缩性胃炎或合并肠上皮化生者,则治疗颇为棘手,要树立患者的治病信心,引导患者对所患病症有全面的了解。慢性萎缩性胃炎的癌变概率为 0.5%~1%;若合并肠上皮化生则癌变概率为 2%~5%;而有慢性消化不良者癌变概率为 1.8%。只有患者了解病情,才能坚持治疗。否则,三天打鱼,两天晒网则顽疾难疗。方中重用黄芪、白术,用量 30g 以上,以补气而助中气上升,清气升则浊气下降。升与降的力度均等,则称升降平衡。脾升与胃降协同,则健运正常。这是脾胃功能的核心。在病理状态下,治疗病因、恢复脾胃正常的升降平衡是治疗总则。

八、胃痞·脾肾阴虚临床经验

临床表现:胃胀,纳食欠佳,神疲腰酸;大便干结如羊屎,难排,数天 1 次,舌质淡红,舌苔白而少,脉细。

病因病机:脾肾阴虚,肠失滋润,燥结不通。

治疗原则:补肾阴,滋脾阴,润肠通便。

经验方:生地,玄参,麦冬,白芍,女贞子,火麻仁,瓜蒌仁各 30g,枳实、怀山、牛膝各 20g。水煎 2 次,分 2 次内服,每天 1 剂。

加减法:燥结甚,大便粒状而难排者则加玄明粉 3~5g(冲服),大便畅通后则不用玄明粉,仍大便秘结者则酌加大黄 5~10g(后下),大便畅通后则停用大黄。

体会:大便干结如羊屎,要审明急慢,若慢性病长期大便干结如羊屎,多是肾阴枯竭而致大肠干燥,治本之法是增水行舟。如船停泊在无水河中,要想恢复船的航行,必须向河放入足够的水,则船航行自如。若能洞察自然规律,将其用于指导临床施治,就能使人茅塞顿开,从而激发新思维,开拓新疗法。思维视野决定着人的智慧。

九、急性泄泻·胃肠湿热临床经验

临床表现:急性泄泻,水样,日多次,呕吐腹痛,发热,口渴,舌质边尖红,舌苔黄腻,脉弦数。

病因病机:湿热病毒,胃肠功能紊乱。

治疗原则:清热利湿。

经验方:葛根、黄芩、法半夏各 15g,绵茵陈、火炭母各 20g,黄连、木香(后下)、柴胡各 10g,炙甘草 5g。水煎 2 次,分 2 次内服,每天 1 剂。

加减法:腹痛则加白芍 20g,泄水样便则加藿香 15g,高热加柴胡 20~30g,小便黄浊则加车前草、滑石各 20g。

体会:急性泄泻的发生与饮食因素息息相关,例如进食不洁食物、或未煮熟食物、或变质食物、或被污染的食物等很容易出现急性泄泻。因此,必须加强饮食卫生。本病症的辨证要点:急性发作腹泻水样便,同时出现发热,舌质红,舌苔黄腻,脉弦数。舌象与脉象对诊断起着决定性作用。

十、急性泄泻·风寒客表、脾虚湿困临床经验

临床表现:恶风体倦,大便溏薄,日多次,恶心或呕吐,纳食不振,腹不适,舌质淡红,舌苔白润,脉浮缓。

病因病机:风寒外袭,脾失燥湿。

治疗原则:燥湿运脾,祛风散寒。

经验方:藿香、苍术、姜半夏各 15g,草豆蔻、木香(后下)、神曲(包煎)各 10g,茯苓 30g,炙甘草 5g,黄连 3g。水煎 2 次,分 2 次内服,每天 1 剂。

加减法:恶风体痛则加防风、羌活、独活各 10g,纳呆则加鸡内金 20g、炒稻芽 30g,呕吐则加生姜 10g。

体会:本病证既见大便溏薄,日多次,纳食不振,舌质淡红,脉浮缓,又

见恶风体倦,辨证并不困难。治疗本病证宜以苦温燥湿为主,而方中的藿香和苍术同时又能祛风散寒,而祛客表之风寒。方中黄连只用 3g,取其苦能燥湿又能健胃之用。若黄连用 10g,对脾虚证者,就会因药物苦寒、重伤脾胃,起相反的作用。因此,临床对药的用量要权衡利弊,使用药量恰到好处是关键。

十一、急性泄泻·湿浊困脾临床经验

临床表现:大便溏烂,日多次,纳食不振,恶心,脘腹痞闷,体倦乏力,舌质淡红,舌苔白腻润、脉缓。

病因病机:湿浊困脾,健运失司。

治疗原则:燥湿化浊、醒脾助运。

经验方:炒白术、猪苓、泽泻、鸡内金各 20g,藿香、厚朴各 15g,木香(后下)、陈皮、姜半夏各 10g,炒稻芽 30g,炙甘草 5g。水煎 2 次,分 2 次内服,每天 1 剂。

加减法:泛吐涎沫、肠鸣则加吴茱萸 5g,干姜 10g,呃气则加丁香、柿蒂各 10g。

体会:湿浊困脾与脾虚湿困所致泄泻的相同之处,就是湿邪内困以影响脾的运化,大便溏烂,日多次。区别点在于前者湿邪较重而出现舌苔白腻润,故称为湿浊困脾;后者是由于脾虚运化乏力、水湿内停以困脾,湿困时间相对较短,尚未出现腻苔。前者用藿香正气法治之;后者用平陈法,佐以渗湿,从而有利于分消湿浊之邪。同时凡有湿邪都宜佐用理气之药,气行则湿化,如:木香、厚朴、陈皮之类。两类型均称为急性泄泻,此是从突然出现泄泻的时间概念上的称谓。

十二、慢性泄泻·脾胃虚弱临床经验

临床表现:大便溏薄,日 2 次以上,累月延年,纳呆,神疲乏力,舌质淡红,舌苔薄白,脉弱。

病因病机:脾胃素虚,饮食不当,累伤脾胃,运化不良。

治疗原则:健脾益胃,改善运化。

经验方:黄芪、党参、白术、茯苓、内金、炒扁豆各 20g,陈皮、炙甘草各 5g。水煎 2 次,分 2 次内服,每天 1 剂。

体会:凡是脾胃虚弱、运化不良所致的慢性泄泻,不能急求其功,应慢图其效,用药要精而用量不宜过大,以免加重脾胃负担,反有损无益。本类病证相当于西医学的慢性功能性消化不良、肠易激综合征等病。本类泄泻患者应做到平调饮食,适其寒温,饮食以清淡为主,并加强饮食卫生等。

十三、慢性泄泻·脾阳虚衰临床经验

临床表现:泄泻日久,完谷不化,肠鸣,肢凉,舌质淡,舌苔白润,脉弱。

病因病机:脾阳不足,不能腐熟水谷。

治疗原则:补脾益气,温中散寒。

经验方:党参30g,炒白术20g,干姜15g,吴茱萸、川椒、炙甘草各5g。水煎2次,分2次内服,每天1剂。

体会:本证多系先天禀赋不足,后天失于调摄,加之过食寒凉之品,或屡服寒冷克伐之药,久而久之,脾阳衰微不能腐熟水谷,以致泄泻。因此,平素要合理饮食,多选食性温和、易消化、不腻滞的食物,而且要适量,不贪食。若是暴饮暴食,华佗再生也无法治疗。

十四、慢性泄泻·肾阳虚衰临床经验

临床表现:泄泻日久,每在黎明肠鸣辘辘而排水样大便,神疲乏力,腰酸肢冷,小便清长频数,舌质淡,舌苔白润,脉微细。

病因病机:先天不足,身体虚弱,慢性疾病缠身久治不愈,则导致肾阳衰微,无火暖脾土以致泄泻。

治疗原则:温补肾阳,暖脾止泻。

经验方:制附子20g(先煎)、干姜15g,破故纸、炒肉豆蔻、五味子各10g,肉桂(焗服)、吴茱萸、炙甘草各5g。水煎2次,分2次内服,每天1剂。

体会:古人云:"穷则及肾",慢性泄泻累治不愈,必然出现肾阳虚衰。正常情况,脾阳是依赖肾阳源源不断地补充,方能维持脾肾的正常运化。若肾阳虚衰则脾阳得不到补给,从而脾阳不足。治疗上要以温补肾阳为根本,冀虚衰的肾阳得到恢复,才能补足脾阳,达到补火生土、恢复脾肾的正常运化的目的,则泄泻向愈矣。

舌诊在中医的辨证中起着重要作用,除了染苔以外,舌质的颜色、舌苔的颜色、厚薄、润燥等,都是体内疾病性质形之于表的征象。我经常远程会诊境外朋友,必须要诊察其传真过来的舌象,才能开处方。我把舌诊作为诊病不可或缺的重要手段。

十五、慢性泄泻·大肠湿热滞留临床经验

临床表现:腹痛则大便,便质或硬或烂或正常,而大便不通畅,或有后重感,便后则舒,情绪欠开朗,郁闷不乐。纳食欠佳,口干、口苦,舌质边尖红,舌苔黄白微腻,脉弦细滑。

病因病机:嗜酒厚味,湿热内生,肝气不舒而犯脾土。

治疗原则:疏肝醒脾,清化湿热。

经验方:柴胡、防风、陈皮、黄连、木香(后下)各10g,白芍、黄芩各15g,红藤、白术各20g,槟榔、炙甘草各5g。水煎2次,分2次内服,每天1剂。

体会:本证的发生与情绪异常和饮食失节有密切关系。因此,调节情志,保持笑口常开,饮食有节、节制肉食、限量饮酒,对治疗本证有举足轻重的作用。

方中少用槟榔合木香有行气导滞之功。本证出现的腹痛除了与肝气克脾土有关外,还与病久入络,瘀阻络脉,不通则痛有关。而红藤擅通大肠络脉瘀阻,有利改善大肠局部的微循环,用之乃是临床经验的结晶。

对本病证的辨证要点有:一是腹痛则大便,便后则舒;二是舌质边尖红,舌苔黄微腻;三是精神抑郁,多愁善虑。我的临证体会是,对任何疾病的诊断都要抓住决定诊断的辨证要点。明确诊断辨证,是施治的前提,决定疗效的关键。

十六、便秘·大肠积热临床经验

临床表现:大便干结难排,口干,口渴,纳食正常,舌质红,舌苔黄干,脉弦滑。

病因病机:大肠积热,腑气不通。

治疗原则:清热通便。

经验方:大黄(后下)10g,厚朴、枳实各15g,金银花30g。水煎2次,分2次内服,每天1剂。

加减法:大便燥结难排加玄明粉(兑服)3~5g,瓜蒌仁、郁李仁各20g。

体会:本方功近大承气汤,其中金银花重用,有很好的清热通便之功,可减少大黄的用量,从而减轻其副作用。笔者有时要用小承气汤时,用金银花代大黄,既能通大便,又无明显副作用,对本病证的辨证要点是:急性便秘干结,口渴,舌质红,舌苔黄干,体质壮实者。体虚者则忌用。

十七、便秘·大肠气秘临床经验

临床表现:大便不硬而难解、量少,1日数次或数天1次,腹胀,舌质淡红,苔薄白,脉弦。

病因病机:肝气内郁,失于疏泄,导致腑气不通。

治疗原则:疏肝利气,加强肠道蠕动。

经验方:柴胡、青皮、木香(后下)各10g,枳壳、厚朴、大腹皮、白芍、槟榔各15g,炙甘草5g。水煎2次,分2次内服,每天1剂。

体会:腹胀是气秘必见之症,大便难排、不畅、里急后重是其特点。

十八、便秘·气虚临床经验

临床表现：大便不硬而难排量少，1天数次，或数天1次，纳食不振，神疲乏力，面色萎黄少华，舌质淡红舌苔薄白润，脉弱。

病因病机：脾气虚弱，升降失常。

治疗原则：健脾补气，升清降浊。

经验方：黄芪、白术各50g，党参30g，枳壳20g，木香(后下)、槟榔各10g，升麻、柴胡、炙甘草各5g，水煎2次，分2次内服，每天1剂。

体会：此为便秘日久，反复发作，累月延年。此病多发生在中老年人群，气血阴阳内虚者；或患有慢性消耗性疾病，肠失濡养，蠕动匮乏者。气血虚弱，神疲乏力，面色萎黄少华，是辨证的关键。对慢性便秘累月延年者必须做肠镜检查，以排除造成梗塞性便秘的疾病如肠癌、肠套叠等。大便气秘与脾气虚弱所致便秘的区别在于：前者必有腹胀；后者则出现纳食不振，神疲乏力，面色萎黄少华，脉弱，以此鉴别。

十九、便秘·血虚临床经验

临床表现：便秘日久，难排，数天1次，头晕眼花，心悸失眠，贫血，面色萎黄无华，或面色㿠白，舌质淡，舌苔薄白，脉细弱。

病因病机：血虚肠失濡养而蠕动无力。

治疗原则：补血润肠通便。

经验方：当归、熟地、黄芪各30g，白芍、枸杞子、龙眼肉、柏子仁各20g，桃仁10g，红花5g。水煎2次，分2次内服，每天1剂。

体会：此类便秘，多由慢性长期失血所致，如消化道出血，妇人月经过多，消渴病气阴两虚以及肿瘤等消耗性疾病，有必要做胃肠内镜检查，以便排除相关疾病。一言以蔽之，必须根治疾病从而实现从根本上来纠正贫血，才能治其本。对本病证可望而知之。望诊是四诊之首，望之则能别阴阳、识表里、明虚实。有其内必形之于外是科学的结论，有经验者，其望诊如神。

用黄芪是取当归补血汤之义。凡血虚用补气生血之法治疗则血液生化无穷。血虚日久必有瘀，瘀阻于络，必影响血运。而慢性便秘者，则肠道因瘀阻而蠕动无力，故用桃仁、红花祛瘀通络，且其有润肠之功。

二十、便秘·阴虚临床经验

临床表现：大便干结如羊粪，难解，数天甚者则半月或更长时间方大便，或依赖灌肠通便，舌质红，舌苔少而干，脉弦细。

病因病机：肝肾阴虚，大肠失其滋养而燥结不通。

治疗原则:养阴生津,润肠通便。

经验方:生地、麦冬、玄参、白芍、当归、决明子、火麻仁(打碎)、女贞子各30g,枳实、郁李仁各20g,炙甘草5g,玄明粉3~5g(兑服),水煎2次,分2次内服,每天1剂。

体会:阴虚便秘往往是迁延日久,阴液日趋枯竭,其便秘更甚。治疗必求其本,滋养阴液以慢图其功,增水行舟。若急求其功,频用大黄之类峻泻之品则愈竭其阴,其结果是徒劳无功。

二十一、便秘·阳虚临床经验

临床表现:大便虽不硬,但数天1排,且难排量少,神疲欲寐,小便频数清长,腰酸无力,舌质淡红,舌苔薄白润,脉细。

病因病机:肾阳虚衰,大肠失其温养。

治疗原则:补肾益阳,助肠蠕动。

经验方:熟地黄、肉苁蓉、锁阳各30g,淫羊藿、怀牛膝各20g,桑螵蛸、益智仁、乌药各15g。水煎2次,分2次内服,每天1剂。

体会:《伤寒论》云:"少阴之为病,脉微细,但欲寐也。"是心肾虚弱的辨证提纲。阳虚便秘者老年人群居多。肾阳虚则失于气化,水独从小便而排,大肠得不到肾阳温润,肾主二便无功,其结果是小便频多而大便不通。治疗大法是补益肾阳,且应从阴中求阳,冀肾阳充足,膀胱气化正常,方能使废水、糟粕分别从二便排出,这是治本之法。总之,精神萎靡不振,坐则欲睡,脉微细是肾虚的征象。

二十二、胁痛·肝胆湿热临床经验

胁痛是指双侧胁下疼痛,多与肝胆道、胰腺疾病有关,如胆石症、急慢性胆囊炎、肝炎、胰腺炎以及肝、胆和胰腺恶性肿瘤等。本节介绍的治疗,仅针对肝胆急慢性炎症、肝胆道结石疾病所对应的胁痛。

临床表现:右胁隐痛、发热、黄疸如橘子色,小便黄如浓茶,饮食不振,乏力,舌质红,舌苔黄腻,脉弦滑。经检肝功能损害,诊断为急性黄疸型肝炎者。

病因病机:肝胆湿热,瘀热郁结。

治疗原则:疏肝利胆,清利湿热,祛瘀通络。

经验方:柴胡、金钱草、溪黄草、茅根、滑石各30g,山栀子、黄柏、牡丹皮各20g,炙甘草5g,水煎2次,分2~3次内服,每天1剂。我把这处方命名为退黄汤。

体会:本方系笔者先父陈生云老先生治疗甲型急性黄疸型肝炎的经验方。1968—1974年,广东省不少地区先后出现不同程度的甲型急性黄疸型肝炎,那个年代仍没有检测乙型肝炎的方法,故均概述为急性黄疸型肝炎。这个阶段我在农村基层医院工作,任业务院长。我带医疗队到大队、生产队开展防治工作。首先,是对发生急性黄疸型肝炎的病源发现:村民的饮用水都是井水,因没用打井水的专用桶,每家用的挑水桶与洗浴用桶都是混用,被污染的井水便是传染源。于是立刻采取措施,切断传染源,把井水抽干,设专用桶,每家配专用洗涤桶,同时,积极治疗患者。那时适逢割早稻时节,其中一生产队共有300多人,而罹急性黄疸型肝炎就有200多人,对广大村民的健康造成了严重危害,并影响早稻的收割。医疗队立刻用大剂量退黄汤煎煮,煎沸半个小时,嘱每一患者服300ml,药渣再煎煮开20分钟,间隔4小时每一患者再服300ml,连服7天,患者发热全退,黄疸基本消退,纳呆、乏力等逐步改善。服10天后对患者进行检查,黄疸指数和肝功能基本正常。于是村民又很快参加割早稻的农忙工作。以后每年对散发性急性黄疸型传染性肝炎患者,都用退黄汤进行治疗,均获得满意疗效。对与急性黄疸型肝炎患者有接触史人群,用退黄汤的1/3用量,水煎2次,分2次内服,连服7天,有很好的预防作用。当时宝安县卫生局对此经验高度重视,以《宝安卫生简讯》发到全县推广应用。并在广东省防治肝炎会议上作经验介绍。

笔者对用退黄汤治疗急性黄疸型传染性肝炎1 200例进行总结,重点对该病的症状包括发热、黄疸、纳食状况、体力状况及小便情况,与相关检查包括黄疸指数,肝功能作比对,结果为:发热退,视之其黄疸程度明显消退;小便由浓茶样转为淡黄色,小便通畅;从纳呆到逐天纳食增加;全身乏力困倦逐渐改善;均与黄疸指数的降低、肝功能的恢复是正相关的。从而验证了中医辨证的重要性。并从中感悟到中医的望、闻、问、切(四诊)的诊断手段是正确的。只要能严密掌握对疾病的传变起着主导作用的病症,就能主动把握疾病转归,启迪制定新的有效的治疗决策,促进疾病进入坦途而患者尽快康复。中医的精华在于辨证论治,只要能熟练运用四诊的诊断手段,全面、准确地了解病情,逐步揭示疾病的性质及传变规律,在治疗上就能有的放矢,同时能采用截断方法以控制疾病的传变。

二十三、胁痛·胆囊瘀热临床经验

临床表现:突发性右胁下剧痛,口干、口苦,大便硬难排,或有发热,或出现黄疸,舌质红,舌苔黄腻,脉弦数。经B超或X线检查诊断为结石者。

病因病机:暴饮暴食,酒肉迭进,瘀热内阻,胆腑不通则痛。

治疗原则:清热祛瘀排石,利胆通腑。

经验方:柴胡、川楝子各15g,大黄10~15g(后下),枳实、八月札各20g,延胡索15g,金钱草、路路通、海金沙(包煎)、白芍各30g,鱼脑石5~10g(打粉。

兑服),炙甘草6g。水煎2次,分2次内服,每天1剂。

体会:由于饮食谱的改变,嗜酒无度,饮食不节,肉食过多,运动不足,胆汁浓缩,脂瘀热内结,逐步酿成胆石症。患病人群有增无减,不但为青壮年的多发病,中老年人罹病亦不少。由于胆石的移动,不断刺激胆囊,从而出现不同程度的炎症反应。用中医治疗能起到消炎利胆、缓解胆囊平滑肌的挛急、不同程度化石而使胆石由大变小的作用。虽然排出胆囊结石困难,但有不少中药具有溶解胆石的功效,因此用中医治疗促进胆囊结石排出的病例也时有所见。从由古至今中医治疗胆石症的医案中认识到,中医治疗胆石症的疗效是肯定。但我们不能故步自封,更应高度重视短板,不断提高中医治疗胆石症的水平,总结出更有效的治疗方药,则攻克中医治疗胆石症的难关指日可待。

二十四、胁痛·脾虚肝郁瘀阻临床经验

临床表现:右胁隐痛日久,神疲乏力,纳食不振,口干、口苦,梦多,舌质淡黯,舌苔薄,脉弦细。

病因病机:肝气郁结,失于疏泄,脾失健运,络脉瘀阻。

治疗原则:健脾益气,疏肝解郁,养肝通络。

经验方:黄芪30g,党参、白术、茯神、当归、白芍、丹参各20g,香附、郁金各15g,炙甘草5g,水煎2次,分2次内服,每天1剂。

体会:《金匮要略》训:"见肝之病,知肝传脾,当先实脾。"即是治疗肝脏疾病必须遵循的原则。肝主藏血,脾生化气血。只有健脾益气,促进其生化的气血源源不断地供养肝脏,濡养肝脏,使其功能日趋康复,才能把病治愈。慢性肝炎是缓慢进展的过程,多由病因不能截断所致,如以酒为浆,暴饮暴食,迭进烧烤肉食,过度劳累等,都易伤肝。患病后得不到合理治疗,屡服克伐之品,或盲目进补,都会适得其反。中医药调治慢性肝病独具优势,治病与防变双管齐下,而截断疾病的转变是治好疾病的关键。古人云:"医者,意也"就是启迪从医者,必须深入研究领悟医学精深内涵,开拓医学博深思维,方能成大器。

治疗慢性肝病,与治疗其他慢病一样,在合理治疗的同时,必须重视调养。科学饮食,恰如其分补充营养;适度运动而持之以恒;心胸开朗而知足常乐;劳逸结合而保障足够睡眠;天人合一而规律生活等都是治疗慢性病和难治病的灵丹妙药。这体现中医把治人摆在治疗之上的境界,属上工之治。

二十五、腹痛·肝脾失调临床经验

临床表现:腹痛则大便,排便不畅,反复间歇性发作,且与情绪变化与饮食因素密切相关。

病因病机:肝强脾弱,肝木克脾。

治疗原则:抑肝扶脾,利气通肠。

经验方:柴胡、枳壳、防风、陈皮、木香(后下)各10g,炒白芍、香附各15g,白术20g,炙甘草5g。水煎2次,分2次内服,每天1剂。

加减法:大便难排量少则加槟榔5~15g;恶心、嗳气则加姜半夏10g;纳食不振则加鸡内金20g,炒稻芽30g;失眠则加合欢皮30g。

体会:本病证临床较常见,往往与工作紧张、饮食不当有关。应指导患者调摄情志,保持心情舒畅,科学饮食,营养平衡,劳逸结合,同时,应加强饮食卫生。这是任何药物都无法取代的健康守护神。

二十六、腹痛·大肠湿困临床经验

临床表现:腹痛,纳食不振,身体困倦,舌质淡红,舌苔白腻,脉弦细。

病因病机:湿浊内阻,传导失职。

治疗原则:化湿降浊,理气导滞。

经验方:茯苓30g,白术20g,藿香、苍术、乌药、厚朴各15g,木香(后下)、枳壳、槟榔、法半夏各10g,陈皮、炙甘草各5g。水煎2次,分2次内服,每天1剂。

加减法:食积内滞而大便黏滞不畅,嗳气食臭则加炒莱菔子20g,神曲(包煎)10g,助消食导滞。大便量多者去槟榔。

体会:湿浊为阴邪,宜温化芳香化浊,忌用苦寒之品。理肠导滞,促使排大便畅通为治疗关键。若孟浪从事,用苦寒泻下,则重伤脾气,使运化紊乱,肠道气滞不通,则腹痛有增无减。用药宜深思熟虑,权衡用之,总之,辨证是关键。

二十七、腹痛·脾肾阳虚临床经验

临床表现:腹部隐痛,纳食乏味,神疲乏力,腰酸,肢冷,大便溏薄,小便清长,夜尿多,脸色黯晦,舌质淡,舌苔白多津,脉微细。

病因病机:肾气虚弱,脾阳不振。

治疗原则:补肾温阳,补肾暖土。

经验方:制附子(先煎)、补骨脂、覆盆子、桑螵蛸、白术各20g,乌药、益智仁、小茴香、炒香附各15g,肉桂(焗服)、炙甘草5g。水煎2次,分2次内服,每天1剂。

体会:脾主运化,脾阳要保持长盛不衰,才能持之以恒胜任后天之本的职能。脾阳必须依赖肾阳源源不断补充,此起到补火生土之效。因此,脾肾阳虚所致之腹痛,根源在肾火衰微,釜底无火,脾阳随之衰微,则运化乏力,使精浊相混,肠道不通,不通则痛,而腹痛作矣。治之必须以补益肾气为主,肾阳充足则能温煦脾阳,阳气蒸腾则阴浊自化,大肠的传导功能恢复正常则腹痛自止。概而言之,治病必须从本。此类病人大多是罹慢性疾病久治不愈者,或先天不足、平素体质虚寒者。辨证要点是神疲、腰酸、肢冷、便溏和脉微细,只要掌握辨证要点,则易诊断。

第二节 老年病临床经验良方

我于 1983 年初在深圳市中医院创办了深圳市最早的中医老年病专科,对历代医家关于老年病的理论内涵的论述和其临证经验进行挖掘、整理和总结,并用于指导临床实践。几十年来,我一直坚持用中医辨证思维,用纯中药治疗老年病。在临床中我坚持锲而不舍地探索研究,揭示了老年病的病性本质是本虚标实。本虚是脏腑组织的功能日趋衰退,运化代谢功能不断减弱;标实是代谢废物排出受阻,以致痰瘀湿内停,而又成为新的致病因素,促使老年病的病因病机错综复杂,加大其治疗难度,易导致疾病的发展和传变。对老年病的根本论治大法是以从脾胃论治为核心,同时重视对肺肾的调治,佐以调摄情志等。这对改善脏腑功能、提高机体抗病能力和患者生活质量、减少其痛苦等效果明显,对促进其健康长寿有益。现把我几十年防治老年病的经验效方进行总结汇报,与同道分享。

一、痴呆症

(一)痴呆症·肝郁痰阻临床经验

临床表现:精神抑郁,闷闷不乐,胸闷叹息,情绪低落,健忘呆板,反应迟钝,辨断缺失,舌质淡红,舌苔微腻,脉弦细滑。

病因病机:肝郁日久,肝克脾土,脾运失职,湿聚为痰,蒙蔽心窍。

治疗原则:疏肝解郁,健脾和胃,祛痰开窍。

经验方:柴胡、远志各 10g,姜半夏、石菖蒲、香附、合欢皮各 15g,当归、白芍、炒酸枣仁、茯苓、丹参、党参、白术各 20g。水煎 2 次,分 2 次内服,每天 1 剂。

体会:肝郁痰阻之痴呆症,在老年痴呆症中占比例较多。此类患者多过于内向,多愁善感,当受精神刺激,事不顺心,或处逆境,抑郁而得不到发泄,肝郁日久,脾胃得不到肝气的疏泄,运化紊乱,湿聚为痰,日积月累则致痰迷心窍,神志受蒙蔽而痴呆。因此,其病源起于肝气郁结,继发脾失运化,终致湿聚为痰,痰迷心窍。中医对心的概念是以功能划分的,认为心脑共主神志。治疗上首要截断病源,疏肝解郁,既要用药疏解郁结,更要用心理治疗,调情悦志,引导患者排忧解郁,树立信心,不断克服精神上的困扰,此可起到事半功倍之效,是药物治疗无可取代的。

本方中以柴胡、香附、合欢皮疏肝解郁,党参、白术、茯苓健脾益气,半夏、石菖蒲、远志祛痰开窍,丹参通心脑之络而祛瘀,酸枣仁养心安神。共奏扶正祛邪之功,在补益心脑脾的同时,疏肝解郁,祛痰开窍。若专事扶正补益或专事祛痰,将是徒劳无功。

(二)痴呆症·心脾两虚、瘀阻脑络临床经验

临床表现:痴呆头晕,身体失眠,纳呆便溏,难辨是非,疑神疑鬼,舌质淡红,舌苔薄白润,脉细。

病因病机:心脾血虚,瘀阻脑络。

治疗原则:补脾益血,祛瘀通络。

经验方:黄芪、党参、炒酸枣仁、茯神各30g,郁金20g,当归、川芎、天麻各15g,田七粉(冲服)、红花、炙甘草各5g。水煎2次,分2次内服,每天1剂。

体会:本型痴呆症,为患者长期劳心过度,食无定时,长期熬夜,得不到休息,则心脾受损,脾失健运,气血生化匮乏,气血两虚,心脑缺血濡养,心脑不能主宰神明,经过缓慢的发展过程,终致痴呆。对脑力劳动者要预防老年痴呆症,必须从中青年开始,顺应人与自然的客观规律,做到饮食有节,饥饱适度,营养平衡;起居有常,劳逸结合;运动适度,持之以恒,调摄七情,使血脉通利。养生保健要动中有静,静中有动,既动身体,又颐养七情,保持情志无过之及不及,阴阳平衡则百病不生,这属上工之策。

(三)痴呆症·肝肾阴虚临床经验

临床表现:神疲欲寐,精神颓萎,腰酸耳鸣,思维失常,方位不分,外出难归,脸色黯晦,舌质黯红,舌苔少津,脉微细。

病因病机:肝肾阴虚,心脑失养。

治疗原则:补肝肾,益精血,养心脑。

经验方:熟地、丹参、枸杞子、黄精、山萸肉各20g,龟甲胶(烊化兑服)、鹿角胶(烊化兑服)各15g,地龙10g,田七、全蝎各5g。水煎2次,分2次内服,每天1剂。

体会:《伤寒论·辨少阴病脉证并治》即谓:"少阴之为病,脉微细,但欲寐也"。言简辞赅指出少阴病的辨证,与本证甚为合拍。追其病源,肾虚为始动因素。肾主水,肝主木,肝木依赖肾水的滋养则枝叶茂盛,生机盎然,否则叶落枝枯,母病累子,肝虚失荣。同时,肾虚贯穿本证的全过程。患者罹患本证以年计,治之亦应相伴而行,立足补肾养肝,缓图其功,根本目标是减缓疾病的进展,改善其生活质量,减少痛苦。若盲目求快是不现实的,滋补肝肾药物比较腻滞,对脾胃的运化吸收有一定的影响。而当脾胃运化功能不足时,要适时健脾和胃,此对治疗慢性疾病起举足轻重的作用。因为要维持脏器组织功能,必须保证气血营养源源不断的供给,这对于日趋衰退的老人尤显得重要。脾为后天之本,生命的全过程都依赖脾胃所生化的气血营养脏器组织,"有胃则生,无胃则死",高度概括了脾胃的重要性。因此,慢性疾病以及疑难重症应从脾胃论治。

(四) 痴呆症·阳衰寒凝临床经验

临床表现:痴呆,思维缺失,生活不能自理,肢冷怕寒,闭门关窗,恐惧风吹,极度疲惫,不思饮食,二便失禁,一片狼藉,脸黯少神,舌质黯,舌苔少,脉微。

病因病机:肾阳衰竭,阳虚内寒。

治疗原则,温补肾阳,以散阴霾。

经验方:熟地、当归各20g。白芥子、川芎、鹿角胶(烊化兑服)各15g,炮姜10g,蜈蚣2条,炙麻黄、肉桂(焗服)、炙甘草各5g。水煎2次,分2次内服,每天1剂。

体会:衰乃竭之渐,竭乃衰之极,肾阳衰竭则病已重危,已动摇生命之根,只有挽回一分阳气,才有一分生机。温补肾阳必须遵循阴阳互根、阴中求阳的原则,方中用鹿角胶、蜈蚣、肉桂补益肾阳;熟地、当归养阴血,使阴阳互系;且鹿角胶、蜈蚣、是血肉有情之品;炮姜、白芥子温化寒痰;当归、川芎养血祛瘀通络;麻黄温肌腠,通达表里阳气,温散内寒,环环相扣,精妙之处值得深究。

二、眩晕症

(一) 眩晕症·肝阳上亢临床经验

临床表现:眩晕头痛,脸红耳赤,心烦易怒,大便秘结,小便黄,舌质红,舌苔黄腻,脉弦数。

病因病机:肝经热盛,肝阳上亢。

治疗原则:清肝泄热,潜阳镇亢。

经验方:黄芩、菊花、大黄(后下)各15g,夏枯草、钩藤(后下)、牡丹皮、怀牛膝各20g,代赭石、牡蛎、龙骨各30g,炙甘草10g。水煎2次,分2次内服,每天1剂。

体会:肝阳上亢所致眩晕症,多由暴饮暴食,以酒为浆,饮酒无度,以肉为粮,酷食烧烤,酒肉狼狈为奸,酿成肝经热盛,而迫阳上亢所致。治以黄芩、菊花、钩藤、夏枯草、牡丹皮清肝泄热;大黄苦寒通腑,使内热从大便而泄;龙骨、牡蛎育阴潜阳;代赭石镇肝气,抑制肝气上行;怀牛膝引诸药下行。全方以清、泄、镇、潜、降五法共奏清泄肝火、潜镇肝阳之功,从而预防内中风的发生。并且本证患者多有高血压。本方对肝热阳亢型高血压具有良好降压作用。凡患高血压,必须及时有效控制血压,以免脑血管意外的发生,切不能以生命为儿戏,耽误病情酿成恶果。

本证与不良饮食嗜好关系极大,必须以严格控酒、饮食清淡为重点进行防范。这对控制肥胖也颇有益处。凡是肥胖者,特别是体重指数超过 28 者,必须严格控制体重。高血脂者,必须以调控饮食、适度运动为重点,减少对脂肪的摄入、增加对脂肪的消耗才是最好策略。如果通过饮食与运动调控,高血脂控制仍不达标,可用中医辨证,用中药调控血脂,每奏良效。

(二)眩晕症·肾阴亏虚临床经验

临床表现:眩晕、神疲、腰酸、耳鸣,舌质略红,舌苔薄白,脉细。

病因病机:肾精亏虚,髓海空虚。

治疗原则:补肾益精。

经验方:熟地 30g,山药、山萸肉、枸杞子、怀牛膝、杜仲、当归、淫羊藿、巴戟天各 20g,龟甲胶(烊化,兑服)、鹿角胶(烊化,兑服)。水煎 2 次,分 2 次内服,每天 1 剂。

体会:肾主藏精生髓,脑为髓之海。肾精不足,不能充养髓海,则脑空失养,眩晕诸症则相继发生。临证要以补肾填精为根本治则。且肾为生命之本,对维护身体健康、延年益寿起着根本作用。在养生上,对使老年人健康长寿,我的学术思想是从肾调治,即肾阴亏虚以补肾益精为纲,肾气虚弱以补益肾气为根本原则,使机体达到阴平阳秘,则能颐养天年。

(三)眩晕症·瘀痰浊阻临床经验

临床表现:头重眩晕,间歇性发作,体多肥胖,舌质淡黯,舌苔腻浊,脉滑。

病因病机:瘀痰浊邪阻塞脑络,脑失血养。

治疗原则:祛瘀化痰浊,通络宣窍。

经验方:茯苓、泽泻各 30g,白术、当归、天麻各 20g,法半夏、川芎各 15g,桂枝、陈皮各 10g,红花、炙甘草各 5g。水煎 2 次,分 2 次内服,每天 1 剂。

体会:瘀痰浊阻所致眩晕,肥胖者居多,俗言肥人多痰湿是有一定道理的。肥胖者多运动少,脾虚运化乏力,阳气不足,而气化无力,往往可致痰浊内停,日久则瘀阻脑络。瘀痰浊之如痰饮,"病痰饮者,当以温药和之"要蠲除瘀痰浊邪亦宜用温化之法。方中用苓桂术甘汤合二陈汤与泽泻汤温化痰浊,当归、川芎、红花养血祛瘀通络,天麻息虚风而清头目,用以治疗本证,药能中病,每获殊效。

(四)眩晕症·血瘀阻络临床经验

临床表现:眩晕每在体位改变,如头部在前俯后仰时旋即眩晕,颈项强急,背痛手麻,舌质淡红,舌苔薄白,脉弦。

病因病机:瘀血阻络,供血受阻。

治疗原则:解肌通脉,祛瘀通络。

经验方:丹参、葛根、黄芪各 30g,当归、白芍各 20g,川芎、羌活各 15g,桃仁、红花各 10g,炙甘草 5g。水煎 2 次,分 2 次内服,每天 1 剂。

体会:本眩晕症多由于颈椎间盘增生膨出或移位,以及颈动脉内斑块形成,血脉受阻,使脑供血不足和缺氧而致。因经脉受压,出现局部肌肉紧张挛急,从而血脉受压,血流减缓,乃眩晕骤作。然而,颈部乃足太阳膀胱经所过。因此,此治疗上必须缓解颈部肌肉的紧张状况,而按摩亦遵此理。方中葛根、羌活等皆可松弛颈肌,疏通膀胱经,恢复供脑血流,使脑得血养,供氧充足则眩晕缓解。预防之法,必须加强颈部保健,例如游泳、按摩等运动,可增强颈肌张力,对颈椎起着固护作用。同时,人到老年,脏器组织肌肉的应激能力逐渐减退,任何举动都要适应老年人的生理变化,任何动作都要稳、慢,例如走路要稳,步伐要慢而不急,转身、前俯后仰要适度。慢动作是老年人的常规,尽可能杜绝意外跌扑损伤。否则,轻则增加疼痛、影响体质、抵抗力下降,而终致折寿;重则导致心脑血管意外的发生。

三、痰饮

痰饮泛指由于代谢障碍致痰湿内停而产生的病理产物,日久则影响脏腑器官组织的功能,转化为新的致病因素。例如老年人肺功能减弱,宣降紊乱,通调水道失职;脾失健运,水湿内聚;肾气虚弱,膀胱气化失利,不能通调水道下输膀胱以排出体外。如老年性慢性支气管炎合并肺气肿,就是由于肺、脾、肾功能紊乱,水液代谢障碍,以致痰饮。中西医的病名不同,病理机制雷同。中医运用辨证的特色手段,剖析疾病本质,采用以恢复脏器组织功能为根本目的的治疗方法,兼以治标,祛除如痰、湿等代谢废物。以治本为主,重视治标,从而体现中医辨证论治的优势。中医在防治痰饮上,理论内涵深奥,经验丰富,疗效突出,毒副作用少,值得继承发扬。

(一)咳喘痰饮·肾虚临床经验

临床表现:慢性咳喘,反复发作,天气变化则易发作,秋冬季节发作频繁,痰鸣辘辘,呼多吸少,气短神疲,脸浮黯晦,舌质淡黯,舌苔厚腻多津,脉细滑。

病因病机:肾气虚弱,痰浊内阻,气道不利。

治疗原则:补肾纳气,蠲痰化饮。

经验方:熟地、当归、茯苓各30g,补骨脂、淫羊藿、款冬花各20g,姜半夏、紫苏子、苦杏仁各15g,陈皮10g,炙甘草、蛤蚧粉(兑服)各5g。水煎2次,分2次内服,每天1剂。

体会:本证相当于西医学的老年性慢性支气管炎合并肺气肿,其延年累月缠绵难愈,常累及心脏造成肺源性心脏病,严重威胁老人健康,甚则危及生命。西医学没有特异性疗法,只能依赖激素类药物,暂时减缓病情,但其副作用较多。况且老年人多骨质疏松,长期服用激素易致骨折等意外。中医治疗立足脏腑辨证论治,补肾固基治其本。并且补肾之法有利于改善水液代谢紊乱,配合蠲痰化饮治标之法,标本同治,副作用少,可长期服用,每可取得理想疗效。

(二) 咳喘痰饮·风寒客表、痰饮内停临床经验

临床表现:慢性咳喘,外邪诱发,咳喘痰多,气促痰鸣,恶风或体疼,舌质淡红,舌苔白厚腻润,脉浮滑。

病因病机:风寒束表,痰饮内停,肺失宣降。

治疗原则:温化痰饮,散寒平喘。

经验方:麻黄、炙甘草各5g,细辛3g,干姜、桂枝、五味子、陈皮各10g,姜半夏、紫苏子、苦杏仁各15g,茯苓30g,水煎2次,分2次内服,每天1剂。

体会:《金匮要略》中"病痰饮者,当以温药和之"是治疗寒饮的总则,方可随证增损,唯一不能变动的是干姜、细辛、五味子,三者辛开苦降;且五味子,其五味全具,咸能补肾,酸则敛肺,肺气宣通平衡,则咳喘自息。否则,若舍辨证,把西医的"炎"概认为热,投用苦寒,因寒性收敛,肺之宣降失常,不但徒劳无功,反雪上加霜。

(三) 咳喘痰饮·肺脾两虚临床经验

临床表现:慢性咳喘,痰多气短,纳呆自汗,或大便溏,脸色萎黄。体重不足,体重指数低于18,舌质淡红,舌苔白腻而润,脉细滑。

病因病机:脾肺两虚,痰饮阻肺。

治疗原则:健脾补肺,祛痰平喘。

经验方:黄芪、茯苓各30g,党参、白术20g,苦杏仁、姜半夏、紫苏子各15g。厚朴、桂枝、沉香(后下)、陈皮各10g,炙麻黄、炙甘草各5g。水煎2次,分2次内服,每天1剂。

体会:本证病位在肺,传之于脾,脾虚则肺气虚弱。若脾气不虚,则能御邪于外。如同一个国家,若国富军强,则外寇无法侵入,否则国穷兵弱,必受侵略。治疗之法,培土生金。脾主运化,生发气血,而补益肺气;同时运化水湿,而杜绝生痰,因脾为生痰之源,而溯流穷源,乃中医辨证特色。若背离临证,则望洋兴叹,难得寸效。

以上介绍咳喘三证,皆为痰饮之证,病程长,反复发作,都应用温化痰饮之法治之。至于新感咳喘,虽然痰多,皆不属痰饮,则不列其内,也不适宜用温化痰饮,否则是火上浇油。总而言之,中医的核心是从整体观出发,坚持辨证论治。

四、不寐

不寐症老年人群发病比率较高,因老年人脏器组织日趋衰退,心脑血管硬化,对社会与环境的适应性减弱以及受诸多疾病的影响,容易产生忧愁思虑,对人之生、长、壮、老的客观规律认识不足,对人生产生一种消极情绪,千思万虑,焦虑恐惧,势必心烦失眠。中医治疗不寐是从整体观出发,恢复脏腑功能,协调喜、怒、忧、思、悲、恐、惊七情异常变化,审病求因,辨证论治,有良好疗效,而且毒副作用少,适宜长期调治。兹不揣浅陋,探讨如下,冀高贤斧正。

(一) 不寐·心脾两虚临床经验

临床表现:难以入寐,易醒梦多,心悸怔忡,纳食乏味,神疲乏力,心烦自汗,脸色萎黄,舌质淡,唇淡白,舌苔薄白,脉弱。

病因病机:心脾两虚,气血不足,心脑失养。

治疗原则:健脾益气,补血养心。

经验方:黄芪、茯神、炒酸枣仁各30g,党参、白术、龙眼肉、丹参各20g,当归15g,陈皮、炙甘草各5g。水煎2次,分2次内服,每天1剂。

体会:本方治以健脾益气,补气以生血,因脾为气血生化之源,脾胃把饮食进行消化吸收,转化为血,古云补血以补气为先,其理亦同。凡是气虚血弱则血运缓慢,以致血液为瘀留滞在脉内,老人尤为突出。方中当归、丹参以养血祛瘀通络,乃一定之法。若瘀血入脉较甚者,可适当加入川芎、桃仁、红花之辈。总之,要辨证入微,观察揣摩,仔细推敲选用方药,疾病才能迎刃而解。

(二) 不寐·肝气郁结临床经验

临床表现:焦虑烦忧难以入寐,噩梦易醒,闷闷不乐,胸闷叹气,舌边尖红,舌苔黄白,脉弦。

病因病机:肝气郁结,心脑被扰。

治疗原则:疏肝理气,解郁安神。

经验方:合欢皮、炒酸枣仁各30g,郁金、当归、白芍、牡丹皮、白术各20g,柴胡10g,黄连、炙甘草各5g。水煎2次,分2次内服,每天1剂。

体会:肝木之体,每多抑郁,郁久者精神不能守舍,或郁久化火,母病及子,心脑被扰而不寐。方中以柴胡、郁金、合欢皮疏肝解郁;牡丹皮、黄连共清心肝之火。古云实则泻其子,而用黄连清心火,则肝火则清。肝为藏血之脏,肝得血养则安,以当归、白芍养肝血。当肝出现病变,应防肝病传脾,故用白术、炙甘草补益脾气。辨证用药丝丝入扣,条分缕析,得益于仲景之教诲。

(三) 不寐·肾阴亏损临床经验

临床表现:失眠心烦,梦多易醒,精神萎顿,腰膝酸软,大便秘结,舌质红苔少,脉细弱。

病因病机:肾阴亏损,虚火上炎,心脑被扰。

治疗原则:补肾益精,养血安神。

经验方:熟地、女贞子、肉苁蓉、茯神各30g,山药、丹参、枸杞子、杜仲、五味子、怀牛膝、山萸肉各20g。水煎2次,分2次内服,每天1剂。

体会:肾为先天之本,心主神明,即主宰生命也。因此心肾是生命之系,寿命之根。一旦心肾衰竭，则性命垂危。肾藏精生髓，脑为髓之海，肾虚精竭则髓海空虚，脑失其荣则不寐。同时精与血可以相互转化，若处于平衡状态，人则安宁，寐寤正常。肾虚精亏则血虚，心失血养则不寐。心血既虚，则血运缓滞，滞停为瘀，血瘀入络，心主血脉功能失常，随之则失眠。人到老年精血生化锐减，往往可导致失眠。本方以补益肾精为主，亦寓益阳，枸杞子、肉苁蓉温养肾阳而不燥，且肉苁蓉补肾阳通大便，以补促通，切中老年人便秘病机。若孟浪从事，见大便秘结，旋即施以大黄、芒硝苦寒泻下，则危害无穷。佐用丹参，祛瘀通络，无不关注到老年人病久必有瘀，必须念念不忘祛瘀通络，使血管畅通无阻，此乃治病防传变的理念。

（四）不寐·心肾阳虚临床经验

临床表现：彻夜不寐，惊恐不安，以为人将捕之，怕冷汗多，盛夏亦穿厚衣服，舌质淡胖，舌苔白润多津，脉微弱。

病因病机：心肾阳虚，阳浮失潜。

治疗原则：补益肾阳，潜阳安神。

经验方：熟地黄、龟甲各 30g，制附子（先煎）、淫羊藿、白术各 20g，五味子、阿胶（烊化，兑服）各 15g，炮姜 10g，炙甘草、肉桂（焗服）各 5g，黄连 3g。水煎 2次，分 2 次内服，每天 1 剂。

体会：一见失眠，常常认为阴虚，对于阳虚以致不寐，较少旁及。而临证所见，阳虚失眠并不少。中医理论以阴阳为总纲，突出平衡，"阴平阳秘，精神乃治"，一有失衡则是病态。治疗上要以达到平衡为度。阴虚不能潜阳，则虚阳上亢。补肾阳必须从阴中求之，则生气不息。正如《素问·阴阳应象大论》指出："阴在内，阳之守也；阳在外，阴之使也。"从而达到阴阳互相调济。方中用熟地黄、龟甲补肾填精，以阴系阳，冀阴阳平调。肾阳虚则中阳不足，以炮姜温脾阳，白术、炙甘草补益脾气。肉桂、黄连名为交泰，实交通心肾，补肾阳而不亢。且黄连用量少，以制附子之温燥。淫羊藿既能温补肾阳，又能益心阳，对心阳虚有心悸、下肢浮肿等用之有奇效。阿胶补血安神，五味子补心肾敛虚汗。

本证已为虚劳，不能徒治不寐，若迭进安神之品，适得其反，每有伤脾损胃。脾失健运则精血亏虚。此时应从脾肾论治，补肾勿忘健脾。正如张景岳指出："补脾胃以资血之源"血旺则精足，而相得益彰。

五、胸痹

胸痹乃指胸部疼痛，有胸部气机阻塞不通，不通则痛之意。胸部内有心肺，其有疾病多与心肺有关。心主血脉，肺主气。血为气之母，气为血之帅，气血关系密切，心肺之病互相影响，要权衡治之。这里论及的胸痹，以心血管疾病为主。

（一）胸痹·气滞血瘀临床经验

临床表现：胸部隐痛，以左胸为主，时剧痛如针刺，数秒钟缓解，含硝酸甘油片则片刻痛止，唇黯，舌质淡红黯，舌苔薄白，脉细或代。

病因病机：血瘀阻络，冠脉不通。

治疗原则：行气活血，祛瘀通络。

经验方：当归、生地各 20g，桃仁、红花、枳壳、柴胡、桔梗各 10g，赤芍、牛膝、川芎各 15g，田七粉（冲服）、炙甘草各 5g。水煎 2 次，分 2 次内服，每天 1 剂。

体会：本胸痹类似西医学的心绞痛，若重症急性心绞痛则剧烈绞痛，汗出淋漓，脸唇灰黯，病情危重，可随时出现心肌梗死而危及生命，应由心血管医师分秒必争施救。在心肌梗死得到有效控制、心绞痛基本缓解后，或缓发型轻症心绞痛，或心肌梗死经手术后仍胸痛时作，用本治疗效果明显。

瘀阻冠脉，血运受阻，不通则痛。以祛除冠脉瘀血，消除梗塞为当务之急。然而要祛瘀必须理气，气为血之帅，气行瘀消，血行畅通，痹开痛止。方用桃红四物汤，方中田七祛瘀通络，柴胡、枳壳理气以助祛瘀，桔梗为舟楫之药，引药上行直达病灶。亦可适当服用复方丹参滴丸，颇有效果。临证观察表明，本方对高脂血症具有降脂作用，能改善血液的黏稠度，有利于改善对冠状动脉的供血。

（二）胸痹·水气凌心临床经验

临床表现：胸部隐痛，心悸怔忡，息微气短，下肢浮肿，纳食不振，舌质淡红，舌苔白滑，脉迟缓或结代。

病因病机：水饮内停心胞，心阳不振。

经验方：白术、茯苓、泽泻各 30g，制附子（先煎）、石菖蒲、当归、川芎各 15g，淫羊藿 20g，桂枝、炙甘草、远志各 10g。水煎 2 次，分 2 次内服，每天 1 剂。

体会：本证为心阳虚而不振，而心阳根于肾阳，治以补肾阳以益心阳。水气为阴水，心阳得振，则能温化水饮。水饮化则心阳不息，心脉畅通。方用制附子温补心肾阳气，且其气辛，善通心气；淫羊藿补肾阳利水气；桂枝、炙甘草名为桂枝甘草汤，长于温通心阳；用白术、茯苓、泽泻逐水饮；石菖蒲、远志豁痰饮而开心窍；当归、川芎养血通络祛瘀滞；诸药各司其职，君臣佐使，通力合作，共奏温通心阳、蠲水化饮之功，邪祛则正安，心神昌明。

笔者经过 50 年，对中药量效关系进行深入研究，锲而不舍，溯流穷源，得出如下结论：用药量是疗效的基础，达到最高疗效的用药量为饱和量，因人而定饱和量是根本。将维持饱和量的相对稳定与因人而变化用量相互结合，是保证达到最高疗效的关键。这是中医科学不变与变的科学哲理。中医的不变是中医的科学理论与辨证论治,从而保护了中医的科学真理;中医的变是指随着社会政治、经济文化、生活方式及自然环境等的不断变化,疾病谱发生了较大变化、防治疾病的策略随之而变化,治疗方法、治疗手段都在不断变化。这种变化将不断丰富中医的科学内涵,促进中医的科学发展,这是永恒不变的客观规律。

(三)胸痹·心阳衰竭临床经验

临床表现:胸痛汗出,气短肢冷,头晕神疲,舌质淡黯,舌苔白滑,脉微欲绝。

病因病机:心阳衰竭,冠脉缺血。

治疗原则:扶阳救脱,恢复血运。

经验方:制附子(先煎)50g,高丽参(另炖,兑服)、当归各30g,檀香(后下)5g。水煎2次,分2次内服,每天1剂。

体会:本证属中医厥脱的急危重症,需分秒必争进行救治。用大剂参附汤强心扶阳救脱,当归补血通络,檀香芳香开窍,舒郁止痛。药味少而能单刀直入,每获殊效,以救重疴。否则,药物叠加,互相制约,药缓则救治不力,失去时机,垂危难挽。此无不体现笔者关于药量效应的学术思想。

以上介绍的胸痹诸证多为垂危疾病,或容易出现病情恶变,必须中西医结合治疗。必须明确诊断,掌握病理变化规律,有的放矢进行救治。同时,对胸痹应与胃脘痛、肝胆道疾病和胰腺病变进行严格鉴别,杜绝医疗事故的发生。

六、大便秘结

大便秘结是症状而不是病,中医往往抓住症状进行辨证,洞悉疾病的本质,体现了中医辨证内涵的丰富性,是中医辨证不可或缺的辨证思维。这种抓繁从简的辨证思维可以提高诊断和辨证。经过几千年传承实践证明,这种辨证形式是有效可行的经验结晶。

老年性大便秘结,排除如肿瘤等所致的便秘,多不是重病。但是其发病率高,给患者造成巨大的压力,同时有的便秘时间长,可产生新的病证。而中医药治疗老年性便秘疗效好副作用又少。

(一)大便秘结·肾阴亏虚临床经验

临床表现:大便干结,状如羊屎,难排,数天1次,有的依赖开塞露灌肠才能通便,舌质红,舌苔少,脉细。

病因病机:肾阴亏虚,大肠燥结。

治疗原则:滋养肾阴,润肠通便。

经验方:生地黄、玄参、麦冬、女贞子、决明子、丹参、枳实、白芍、当归、火麻仁、瓜蒌仁各30g,炙甘草5g。水煎2次,分2次内服,每天1剂。

体会:老年人大肠燥结,大便难通,药量必用到饱和量才能通便。否则,杯水车薪,阴亏难复,燥结难通,则便秘难愈。若服后仍有大便秘结不通,则加玄明粉(兑服)3~5g、生大黄(后下)5~10g,大便通后即去大黄、玄明粉。大便烂者去枳实、火麻仁、瓜蒌子。阴虚必有瘀,加之老人多有高脂血症,故用丹参、决明子祛瘀消脂。由于人的差异性,对药物用量是不同的,应根据患者的实际,酌情增损。大便畅通后可用上方的半量维持治疗 1 旬左右,这实是经验之谈。

(二) 大便秘结·肾阳衰微临床经验

临床表现:大便秘结,便质偏硬或软,数天 1 次,难解量少,神疲欲寐,腰酸肢冷,小便清长,纳食不振,脸色黯晦,舌质淡,舌苔薄白润,脉微。

病因病机:肾阳衰微,肠失温润。

治疗原则:补益肾阳,温运通便。

经验方:熟地黄、肉苁蓉、核桃仁、当归各 30g,锁阳、淫羊藿、怀牛膝、白芍各 20g,桃仁、红花各 10g,炙甘草 5g。水煎 2 次,分 2 次内服,每天 1 剂。

体会:阳虚之体,寒自内生,寒性敛缩,大肠蠕动无力则便秘。其便虽不硬却难排,应与肾阴亏虚便秘之大便粒状、硬如羊屎鉴别。方用肉苁蓉、锁阳、淫羊藿、怀牛膝温补肾阳。张景岳谓:"善补阳者,必于阴中求阳,则阳得阴助,而生化无穷。"故用熟地黄补肾阴以纳阳。阳虚阴寒,血流缓慢,多有瘀滞,用当归、白芍、桃仁、红花养血祛瘀,润肠通便。阳虚便秘用药秘诀在于温、润、动,桃仁、红花同具温、润、动之性,对阳虚便秘乃为合拍之品。

(三) 大便秘结·脾气虚弱临床经验

临床表现:大便质软或烂,却难以排出;或每天大便多次,欲大便而排出很少;或数天 1 次,难排量少;纳食欠佳,神疲乏力,舌质淡,舌苔白润,脉缓弱。

病因病机:中气不足,升降紊乱。

治疗原则:补中益气,升清降浊。

经验方:黄芪、白术各 50g,党参、炒莱菔子各 30g,枳壳 20g,柴胡、槟榔、木香(后下)、陈皮各 10g,升麻、炙甘草各 5g。水煎 2 次,分 2 次内服,每天 1 剂。

体会:重用黄芪、白术、党参补气以升清气而降浊气,升麻、柴胡、枳壳皆佐芪、参、术以升清,木香、槟榔、炒莱菔子导浊下行,清升则浊降,则大便畅通。柴胡用小量 5~10g 则有升提作用,如治疗胃下垂、疝气、脱肛、子宫脱垂则用小量;用中量 10~15g 则疏肝理气,如治肝气郁结的抑郁症,肝胃不和的胃痞症,肝失条达的月经失调诸症则用中量;用大量 20~30g 则清肝泻火利胆,如治疗少阳风热高热不退、肝胆湿热的急性黄疸肝炎、急性胆囊炎用 30g,则退少阳热捷效,清肝利胆退黄疗效显著,屡用屡效,值得推广。若发热已退,黄疸明显消退,舌苔黄厚腻转为微黄腻,则柴胡改用 10g。虽然古人云柴胡劫阴不可全信,但若用量太重,用药时间长则要思辨之,立足于对病人的合理治疗。

(四) 大便秘结·气血两虚临床经验

临床表现:大便秘结,数天 1 行,头晕眼花,神疲乏力,心悸自汗,脸色萎黄,唇白,舌质淡,舌苔薄白,脉细弱。

病因病机:气血虚弱,肠失血养。

治疗原则:益气补血,润肠通便。

经验方:黄芪、熟地黄、当归、白芍、制首乌各 30g,鸡血藤、柏子仁、丹参、枳壳各 20g,炙甘草 5g。水煎 2 次,分 2 次内服,每天 1 剂。

体会:黄芪合当归,此为当归补血汤,以补气生血,熟地黄、白芍、制首乌、鸡血藤补血润肠通便,丹参合鸡血藤祛瘀通络,柏子仁养心止汗,又有润肠通便之功,枳壳行气,加强大肠蠕动。气血充足,大肠润降则大便畅通。

七、心悸

心悸是患者的自觉症,常常因此而来就诊。中医根据病人最迫切需要治疗的主症入手,顺藤摸瓜,由表入里,从现象到本质,要寻找发病的病因、患病的部位、掌握疾病的病理机制,最后辨明疾病的本质,给治疗指明方向。这种辨证模式无疑是中医辨证的智慧。中医的对证治疗与"对症治疗"是有质的区别。对证治疗的证,是对疾病的病因、病位、病理机制及转归等所做出的高度概括;而对症治疗的症乃是疾病表现出的一般症状,症不能揭示疾病的性质,可称为兼症。心悸临证常见,且老年人发病率较高。因此中医药院校的教材都独设一节。故对心悸进行专章讨论。

(一) 心悸·阴虚气弱临床经验

临床表现:心悸气短、心烦不眠,自汗或盗汗,咽干舌燥,大便干结,舌红苔少,脉结代或虚数。

病因病机:阴虚气弱,心失所养。

治疗原则:补血益气,养阴通脉。

经验方:太子参、丹参、生地黄、玄参、炙甘草各 30g,柏子仁、麦冬各 20g,阿胶(烊化,兑服)、五味子、泽泻各 15g,桂枝 5g。水煎 2 次,分 2 次内服,每天 1 剂。

体会:本方所治心悸,是由于阴血亏虚,气虚瘀阻,心脉失于充养,气虚不能率血,致脉气不相接续,而发为心悸。冠心病、心律失常、期前收缩,临证见脉细数或结代,常用本方治疗,每获佳效。方用太子参、炙甘草补脾益气,以资生化之源,生地黄、麦冬、柏子仁、玄参、阿胶养阴益血,桂枝合炙甘草温心阳、通心气。本方滋阴味厚,且用量较重,炙甘草用至 30g 之多,恐其滞腻,故用泽泻利水,以防钾、钠潴留。阴血虚必血行缓慢而瘀停阻络,故用丹参祛瘀通络,而生地黄亦具祛瘀之功。对于脾虚纳呆,脘胀便溏者,则不宜用本方。

(二) 心悸·心脾两虚临床经验

临床表现:心悸气短,神疲乏力,纳呆自汗,梦多便溏,脸色萎黄,舌质淡,舌苔白,脉细弱。

病因病机:脾气虚弱,运化匮乏,心失血养。

治疗原则:补脾益气,资生气血,养心安神。

经验方:黄芪、党参、茯神、淮小麦各30g,白术、鸡内金、龙眼肉各20g,川芎10g,陈皮、炙甘草各5g。水煎2次,分2次内服,每天1剂。

体会:心脾两虚致心悸,临证多见,劳心劳力之人多发。脾乃气血生化之源,长期操劳则伤脾,纳食不振,消化吸收不足,而致气血虚弱、心失血养而心悸。本方重在补脾益气以资气血生化。当归、生地黄、白芍、黄精、制首乌之辈,虽都是补血之品,但其腻滞,影响脾胃运化,用之得不偿失。临床用药必须权衡利弊,扬长避短,考虑周密,才能药到病除。中医是一门实践科学,经验来自实践,选方用药机圆法活,自能救治苍生。值得一提的是,凡是使用滋补之品,都必须加入适当理气之药,例如:陈皮、木香、砂仁一类,如归脾汤用木香,本证处方用陈皮,即是此意。

(三) 心悸·阳虚湿停临床经验

临床表现:心悸气短,头眩泛恶,脸部虚浮,便溏溲清,或有下肢浮肿,舌质淡,舌苔白滑,脉细滑。

病因病机:中阳不足,水湿内停,水气凌心。

治疗原则:温中阳,通心气,化水饮。

经验方:黄芪、茯苓各30g,白术、淫羊藿各20g,石菖蒲15g,桂枝、姜半夏、远志各10g,炙甘草5g。水煎2次,分2次内服,每天1剂。

体会:水饮之邪,与肺、脾、肾功能失调密切相关,然而皆为阴邪,宜温药化之,分别采用宣化、运化、和渗化。老年性疾病均属本虚标实。虚在何脏,实是何邪;多邪并侵,还是诸脏俱虚,均宜明察秋毫。该病证虚在中气虚寒,而运化水湿失职。中阳虚根于肾阳不足,肾阳不能温煦脾土。故用苓桂术甘汤加黄芪以健脾温阳化饮,同时用淫羊藿补益肾阳,又用半夏、石菖蒲化痰饮而开心窍。此体现了中医辨证用药的严谨周密。

八、虚劳

虚劳一证虽然不是老年人的专利,但是毕竟老年病者发病明显居高,所以安排在老年性疾病篇讨论。

俗语谓老年人有"5多1高","5多"是虚多、瘀多、痰湿多、血脂多、血糖多,"1高"是血压高。大多老年人认为人生到老,是船到码头、车到站,完全不用去管这些。这种消极的观点颇有商榷的必要。要谆谆引导老年人树立正确的人生观,对人生的生、长、壮、老、死的客观规律有全面的认识,乐观面对客观现实,幸福地过好每一天。同时,老年人多种疾病发生受诸多因素影响,既与先天的基因遗传因素,又与生活习惯、生活条件、居住环境、精神状态以及掌握保健知识的多寡密切相关。因此,对老年病的防治要引导、预防和治疗三结合。引导老人学习掌握养生保健知识,包括太极拳、气功等运动健身方法;适度运动,持之以恒;保持乐观情绪,劳逸结合和合理的睡眠;不要忘记积极预防意外发生,如跌倒、交通意外;以及预防如流行性感冒一类疾病的发生,从而避免其受伤害,提高其免疫功能,正气足则邪不可干。与此同时对老年人要给予足够的理解,谆谆引导,使老人有幸福感、满足感和安全感而颐度晚年。

(一)虚劳·肺气阴虚临床经验

临床表现:身体消瘦、气短自汗,神疲乏力,干咳无痰,潮热盗汗,舌质红,舌苔少干,脉细数。

病因病机:气阴两虚,虚火炎上。

治疗原则:滋阴益气,培土生金。

经验方:北沙参30g,生地黄、百合、麦冬、山药、莲肉、桑白皮、地骨皮各20g,桔梗5g。水煎2次,分2次内服,每天1剂。

体会:本证为肺脾气阴两虚,阴虚则阴不涵阳,虚火内生,灼津耗气,水之上源枯竭,何来宣气布津,母病则子虚,母子同病,后无救助,前无生气,渐至虚劳。要滋养肺阴、补益肺气,必须培土以生金。因脾胃为生化气血阴液之源,治中央以灌四旁,中土沃润则枝壮叶茂,生机勃勃。方用山药、莲肉、北沙参滋补脾胃气阴,生地黄、百合、麦冬补肺阴、润肺燥,桑白皮、地骨皮清肺内虚热。肺气得补,肺阴复滋,虚火自退,肺能宣化布津,虚劳逐渐康复。本病证常见于肺结核的后期。

虚劳之症,其来时长、其复也渐,只能慢图其功,心平气静,慢慢调养。同时需适度运动,如打太极拳、气功、击剑等,增强体质,有益康复。

(二)虚劳·脾胃虚弱临床经验

临床表现:消瘦虚弱、纳呆乏力,气短懒言,脸色萎黄,舌质淡胖边有齿印,舌苔白,脉弱。

病因病机:脾胃虚弱,健运失职。

治疗原则:健脾益胃,助其运化。

经验方:黄芪、党参、白术、茯苓、山药、鸡内金、炒稻芽各20g,莪术、陈皮、炙甘草各5g。水煎2次,分2次内服,每天1剂。

体会:临床所见,凡罹患肺结核、慢性肝炎、糖尿病,或恶性肿瘤手术及放化疗后,由于脾胃素虚,加之长期药物治疗,稍有不慎就会损伤脾胃,有的药物易致肠道菌株失调。有的苦寒败胃,或者药量过重,反抑制运化。久而久之,脾胃更虚,运化锐减,气血日衰,而酿成虚劳。

治疗虚劳,在选对方、用对药的同时,根据药物量效关系的学术思想,要认真斟酌药量,多则适得其反,少则难求寸效。要根据病人的消化吸收能力而定药量。用药量也要因人而异,在治疗过程,通过临证评估,逐步调节药量,病人明显获效,又无太大的副作用,就是治疗的药物饱和量。在过去比较保守的年代有"可传授用药而用量绝密"的流传。从这一侧面足可说明用药量在疗效中的关键作用。笔者对此感触良多,故与同道共分享。

(三) 虚劳·肾阴衰竭临床经验

临床表现:身体瘦弱,精神疲惫不堪,头晕耳鸣,坐则欲睡,行走无力,腰膝酸软,面色黧黯,舌质淡红,苔少,脉微细。

病因病机:肾精亏竭,髓少脑萎。

治疗原则:填补肾精,补益肾阳,充髓补脑。

经验方:熟地黄、山药、当归、杜仲、淫羊藿、枸杞子、丹参各20g,鹿角胶(烊化、兑服)、龟甲胶(烊化、兑服),山萸肉、白术各15g,陈皮5g。水煎2次,分2次内服,每天1剂。

体会:肾精亏竭,肾阳随之衰弱,阴损及阳,阳虚及阴,为必然病理。治疗上必须辨明肾阴、肾阳虚弱的轻重,是肾阴虚为主,还是肾阳虚较重,补肾阴、益肾阳皆有主次之分。根据阴阳消长的原理,当肾阴亏虚比较突出,则以补益肾阴为主,佐以益肾阳,肾阳有助肾阴有如泉源不竭;当肾阳虚起主导病理时,则以补肾阳为重点,佐以补养肾阴,使阴阳互系,肾气生化不息。方用龟胶,熟地黄为帅,山药、杜仲、山萸肉配之,以填补肾精,滋补肾阴;以鹿角胶为将,合淫羊藿补益肾阳;枸杞子与杜仲同补阴阳,当归、丹参养血通络,对老年病甚为合拍。同时龟甲、鹿角胶为血肉有情之品,乃填补肾精的上品,对治疗老年人大脑萎缩颇有殊效。临证施治要用药如用兵,要精选君臣药,又要用好称职的佐使,只有君臣佐使能通力合作形成强势,才能捣毁病魔。

以上介绍的肺气阴虚、脾胃虚弱和肾阴衰竭所致虚劳的三类病证,为老年人常见的虚劳证。究其原因都是由诸多难治重危病证传变而成,由脏器组织极度衰竭而演变成的。以上三类病证既可由单独因素致病,又可由诸脏衰竭,多种因素所致。治疗上必须诸脏同治,正如《理虚元鉴》指出:"肺为五脏之天,脾为百骸之母,肾为生命之根,治肺治脾治肾,治虚之道毕矣。"

九、汗症

汗症临床屡见不鲜,老年人因汗症就诊者亦不少。引起汗症的原因繁多,有体质虚弱、气血虚弱、阴阳失衡、肾虚肝郁、正虚而邪气留滞等,概而言之,不外两端,正气虚弱,邪气久留。老人患汗症到处求医,鲜有疗效的颇多,给其造成忧虑与痛苦。久治不愈,不但会耗伤气血,而且容易造成机体抗病能力锐减,给诸多疾病大开方便之门。正如"邪之所凑,其气必虚。"众所周知,汗乃血之液,失血过多可致无汗,而血容量随之减少,必须及时补充液体以恢复血容量。同样长期汗出过多,造成气血两虚。有些汗症久治不愈,使身体日趋虚弱。对汗症的治疗,历代医家积累了丰富经验,必须挖掘传承。凡是难治的汗症,都是因为尚未揭示其病理机制,见汗只治汗,与防洪只知加高河堤而不知疏通河道有何区别呢?有的把汗症称汗病或汗证,我认为均不妥,症、证、病是不同的概念,症是疾病表现的症,证是指疾病在病因作用下的病理转化及其发展与传变等的概括;病指的就是疾病,若相混淆,鱼目混珠,有失学术的严谨。现分别对自汗与盗汗分述如下:

(一)自汗症

自汗症有气虚自汗症、阳虚自汗症、营卫失调自汗症和余邪留恋自汗症等。

1. 自汗症·肺脾两虚临床经验

临床表现:平时出汗过多,动辄汗多,进食也汗出淋漓,汗多者1天更换多件衣服,身体疲乏,气短,息微,纳食不振,大便时溏,舌质淡红,舌苔薄白,脉微细。

病因病机:肺脾两虚,固卫匮乏。

治疗原则:补肺健脾,益气固卫。

经验方:黄芪、党参、浮小麦各30g,白术、白芍、茯苓、麻黄根各20g,炙甘草10g。水煎2次,分2次内服,每天1剂。

加减法:纳呆加鸡内金、炒稻芽之类;大便溏加干姜、草豆蔻之属;血虚加当归;肢冷加淫羊藿、补骨脂之品等。

体会:此类自汗是肺脾俱虚,气虚则卫外无力而汗自出,溯其源乃素体虚弱,平时调理不当,或滥服药物,或过度治疗,或因遗传诸因。肺主气,肺气为固卫肌之藩篱,肺气虚则卫外无力。脾主生化气血,把生化之气源源不断供给肺,脾乃肺的补给站。一旦脾受所累则生化失常,无法正常补给,出现母子同病,给治疗带来难度。治疗气虚自汗始终要坚持培土生金法。方中芪、参、术、苓、草皆为补气之雄,通过健脾益气,旺气血生化之源,后援充足,则肺气不虚,而能固表,不治汗而汗自止。有些长期自汗,每有气虚极而损阳,而肾为阳气之根,故用淫羊藿、补骨脂等温补肾阳,从而温养肺气,则肢冷自温。脾气虚寒则应加干姜、肉桂等温中化寒。自汗症应治、养结合,而且自我调摄十分重要,我主张4分治疗6分调摄,调摄更为重要。例如饮食讲科学,营卫要平衡,不能过服发表一类药物以致卫外失控,切忌饮酒过度致汗出淋漓,卫气一伤则固卫无力。

2. 自汗症·阳虚临床经验

临床表现:汗出肢冷,气短懒言,神疲乏力,腰酸,溲频,舌质淡,舌苔白润,脉微。

病因病机:肾阳虚弱,固摄无权。

治疗原则:温补肾阳,固本强基。

经验方:黄芪 30g,淫羊藿、山萸肉、枸杞子、浮小麦各 20g,鹿角胶(烊化)、炒白术各 15g,桑螵蛸 10g,肉桂(焗服)、炙甘草各 5g。水煎 2 次,分 2 次内服,每天 1 剂。

加减法:腰酸痛者加杜仲、补骨脂之类;大便溏烂入干姜,小便频、夜尿多者增益智仁、乌药等。同时可结合食疗。即用羊肉、当归、老生姜、枸杞子适量,炖食之,每周食 2 次左右。

体会:阳虚自汗症人不耐寒,视冷水如蛇蝎,从辨证来看是由肾阳虚所致。肾阳是阳气之本,人的御寒力的高低主要取决于肾阳的强与弱。因为阳气具有温肌肉,濡腠理的功能。凡是体质强壮、肾阳旺盛的人都肌肤温暖,能抵御低温。其肌肤腠理致密,毛孔开闭正常,不会出现病理性的自汗。而体弱肾阳虚则恰恰相反,由于阳气虚弱不能温养肌肤腠理,摸其肌肤有凉感。由于阳气虚弱不能调控毛孔的正常开闭,毛孔处于开放失控状态,不但致虚阳外泄,而且致阴液从毛孔而出。所以阳虚自汗症应从肾阳论治。笔者对 60~80 岁的阳虚自汗症的女性进行调查,结果表明,患阳虚自汗的老年女性,根据其亲生子女计算,其生育人数明显高于无阳虚自汗的老年女性,少则生育 2 个,最高为 6 个,平均生育人数在 3.25 人。肾主导生育,凡是生育过多必累及其肾,出现肾阳虚。生育期女性的不孕症,或习惯性流产,或孕后出现停止发育的死胎,多是宫寒。提前用补益肾阳之法调治后可以逆转。这足以说明肾阳虚弱是导致阳虚自汗症的根本因素。故治疗本病例应从温补肾阳入手,肾阳旺盛则能温养肺气。方中重用黄芪补肺,用淫羊藿、山萸肉、枸杞子、鹿角胶、肉桂以补益肾阳而肺肾同治。阳气充足,能坚固卫肌肤腠理,则毛孔有序开闭,自无自汗症。

治疗本病例以肉桂、淫羊藿、鹿角胶温补肾阳。其用山萸肉体现了补肾阳必须遵循从阴中求阳,则阳气生化无穷之旨。

3. 自汗症·气虚邪恋营卫临床经验

临床表现:汗出恶风,易感冒,四肢常凉,纳食欠佳,神疲乏力,大便时溏,脸色少华,舌质淡红,舌苔白润,脉浮弱。

病因病机:肺脾气虚,邪恋营卫。

治疗原则:补肺健脾,调和营卫。

经验方:黄芪、党参各 30g,白术、茯苓各 20g,制附子(先煎)15g,防风、桂枝、白芍、炙甘草各 10g。水煎 2 次,分 2 次内服,每天 1 剂。

加减法:自汗较多时可适当加浮小麦、麻黄根或糯稻根。肢冷明显则入淫羊藿、五味子等。纳呆则伍鸡内金、炒稻芽等;尿频可选桑螵蛸、乌药;失眠则加炒酸枣仁等随症灵活加减。

体会:身体虚弱之躯常出现气虚邪恋自汗。有的身罹慢性病,心急乱用药,或因病而过度治疗,以及平素调摄不力等,均可重伤正气,正气虚则邪易侵,而且邪恋难却。归根结底还是正、邪二字,正如《黄帝内经》告诫:"正气存内,邪不可干。"调治必须从脾论治。脾主生化气血,补脾土则可生肺金。肺脾同治则自汗可治。此类气虚日久,虚极损阳,故用附子补益肾阳,肾阳足,则能暖脾阳益肺气,正是五脏生克制化之理。凡与五脏相关之疾,必须适时参考从五脏论治之法,机圆法活才能获良效。

(二) 盗汗症

1. 盗汗·肝肾阴虚临床经验

临床表现:寐则汗出,眩晕,咽干口燥,大便干结,舌质红而苔少,脉细数。

病因病机:肝肾阴虚,阴虚盗汗。

治疗原则:滋补肝肾,养阴止汗。

经验方:牡蛎 30g,生地黄、女贞子、玄参、麦冬、白芍、桑椹子各 20g,旱莲草 15g,炙甘草 5g。水煎 2 次,分 2 次内服,每天 1 剂。

加减法:有高血压、头晕则加丹参、葛根、天麻各 20g。大便干结则加火麻仁 30g,失眠则加炒酸枣仁 30g,高血脂则加决明子 30g、田三七 5g,糖尿病者加葛根、花粉等,有潮热加黄柏 10g。

体会:阴虚盗汗,责于肝肾,因肾主水,为阴液之根本,肝为藏血之脏,血与阴同源,阴虚则血弱,血弱者其阴未有不虚。因此,治疗阴虚必从肝肾论治,其阴复,则阳能敛阴而汗不自出。天之大,物之博,变化无穷,难以胜数,而阴阳二字能高度概括无余,其科学内涵精深博大。以阴阳学说来窥测万物,揭其奥秘,则茅塞顿开,这是从核心原理去穷原竟委。概而言之,阴阳是中医的辨证总纲,纲举目张,论治自能随心应手,药到病除。

2. 盗汗·血虚临床经验

临床表现:盗汗,脸色萎黄少华,头晕心悸,失眠梦多,唇色苍白,舌质淡,舌苔薄白,脉细。

病因病机:血虚于内,虚热内迫。

治疗原则:补血养阴,补气敛汗。

经验方:生地黄、黄芪、炒酸枣仁、浮小麦各 30g,当归、白芍、丹参、麻黄根、制首乌各 20g,黄柏 10g,炙甘草 5g。水煎 2 次,分 2 次内服,每天 1 剂。

加减法：头晕明显则加天麻，心悸则加柏子仁，便秘则加火麻仁、决明子等。

体会：血为阴液之　，血与阴同源而互助共济。在血虚时，阴液则渗入血液，阴虚时则血中之阴液透入阴液。正如渗透原理，互为平衡。由此可见，把血虚统称为阴血虚是有道理的。因此治疗血虚应补血养阴同施，共奏补血之功。血虚要补血是理所当然，更要精准补血。根据气血相关论，补血重在补气生血，使血的生成源源不断，故重用黄芪以生化气血，同时黄芪又能固护营卫，有似肌肤之藩篱。此外黄芪能率血以行，对阴血虚所致血流缓慢的改善起着重要作用。血虚不仅对心脑有直接影响，出现心悸头晕，而且对肝功能的损害也不小。因肝为藏血之脏，肝性刚烈，靠阴血滋养，则木气调达。若阴血虚而不能养肝，则易暴跳如雷，焦虑狂为。当血虚出现烦躁焦虑，必须用养血以柔肝性，方中的当归、白芍、生地黄、制首乌等皆具其功。治疗与防传变统筹兼顾，乃中医治未病的理念，此在防治疾病中发挥重要作用。

第三节　妇科病临床经验良方

育龄妇女的经、带、胎、产是正常生理功能。其生理功能出现异常时就会产生疾病，如月经病、带下病、不孕病、绝经期前后诸证等，都是妇科的常见病。中医学在几千年的发展中在中医妇科学上独树一帜，既有科学理论，又有极为丰富的临床经验，为保障妇女的健康和预防疾病做出贡献。中医在防治妇科疾病上独具特色，优势突出：始终把中医治未病理论摆在首位，坚持防治结合方针；立足整体观，以人为本，采用个体化治疗；突出恢复机体组织器官功能，提高自身的抗病能力，以祛除致病邪气，即扶正祛邪；既疗效高，又副作用少。现把我对月经病、绝经期前后诸证、带下病、妊娠病、先兆流产等病证的临床经验总结如下，仅供参考。

一、月经病

《素问·上古天真论》指出："女子七岁，肾气盛，齿更发长，二七而天癸至，任脉通，太冲脉盛，月事以时下，固有子……七七任脉虚，太冲脉衰少，天癸竭，地道不通，故形坏而无子也。"同时又强调说："肾者主水，受五脏六腑之精而藏之，故五脏盛，乃能泻。"说明了肾气是女子发育的根本动力，脏腑所藏的精血是产生月经的物质基础，冲任二脉的畅通，是月经排出和孕育胎儿的主要条件。女性在不同年龄段月经的规律性变化，是标志脏器组织盛衰的客观规律，一旦这一规律被打破，则是肾、任脉、冲脉或其他脏器功能紊乱的表现，要进行有针对性的治疗。

（一）月经先期

妇女正常情况下是每隔 30 天左右行经 1 次。若提前 7 天以上者,则称为月经先期。分别由阴虚血热、肝郁化热和气虚失摄等诸多因素所致。

1. 月经先期·阴虚血热临床经验

临床表现:月经先期量少,经色鲜红,潮热盗汗,手足心热,头晕心悸,面颧红,舌质红,舌苔少,脉细数。

病因病机:肝肾阴虚,虚热内炎。

治疗原则:滋阴凉血,退热调经。

经验方:龟甲 30g,生地黄、地骨皮、旱莲草、玄参、麦冬、当归、白芍各 20g,牡丹皮、知母各 15g,黄柏 10g。水煎 2 次,分 2 次内服,每天 1 剂。

加减法:潮热不明显则去地骨皮、知母、黄柏,眠差梦多则加茯神、炒酸枣仁,盗汗则加煅牡蛎、浮小麦,纳食欠佳则加山药、鸡内金,大便干结则增女贞子、火麻仁,月经色黯血块多则加海螵蛸、茜草之类。

体会:由于素体阴虚,或久病伤阴耗血,阴虚则生内热。阴虚多起于肝肾,肾主藏阴精,为阴之本,肝主藏血,阴与血关系密切,可互相转化。血虚者则阴不足,阴虚者则血必亏。治疗时必须阴血同治,滋阴养血同行。本方侧重补阴,故用龟甲、生地黄、旱莲草、玄参、麦冬之辈以滋补肝肾之阴,以当归、白芍养血调经,佐以地骨皮、牡丹皮、知柏以清虚热。从临床可见,本类病例多见于 30~40 岁的经产妇。《黄帝内经》所云:"年四十而阴气自半也。"较多出现肝肾阴血虚,以致月经先期。凡阴血虚者必有血瘀,故方中当归、白芍、牡丹皮有养血祛瘀之能。本方较全面地针对阴虚血热所致月经先期的复杂病理机制进行用药,每奏良效。

用本方治疗阴虚血热月经先期要治疗 4 个疗程,每月 20 天,月经后第 7 天开始服,连服 4 个月。中年妇女肾气已虚,阴血不足,只能缓图其效,不可速求其功,欲速则不达。多向患者宣传有关防治知识,利于患者治疗。

2. 月经先期·肝经血热临床经验

临床表现:月经先期,量多色深红,或血条血块,头眩心烦,多怒,善太息,胸胁胀满,面颧红赤,舌质红,舌苔黄,脉弦数。

病因病机:肝经热盛,血热内炽。

治疗原则:清泻肝热,凉血调经。

经验方:生地黄、牡丹皮各 20g,山栀子、黄芩、当归、赤芍各 15g,炙甘草 5g。水煎 2 次,分 2 次内服,每天 1 剂。经后第 7 天服,服 20 剂为 1 疗程,连服 4 疗程。

加减法:肝火旺而心烦易怒加夏枯草、杭菊花,肝阳上亢面颧红、口苦加石决明、龙骨、牡蛎,大便干结则加生大黄,大便正常后则去之。

体会:从临床观察肝经血热月经先期的患者,年龄多在 30 岁左右,平素心情急躁,主观武断,饮酒较频,喜食烧、炸、煎、烤之物。其属于肝气素盛,加之长期饮酒和喜食热燥动火之品,以致肝经热盛,肝血热炽,热炽则伤阴,阴伤则阳亢等病理更甚,而出现月经先期。

对本类患者的治疗,若只靠药物只能解燃眉之急。应调情移志,遵守健康饮食的原则,才是根本治法。例如尽量少饮酒,只能适度饮低浓度酒,饮食清淡,加强自身的心理修养和适量运动等,都有不小的益处。从心理学分析,心理的缺陷如抑郁焦虑、疑心重重可以导致多种疾病,并影响对疾病的治疗,对危重疾病如癌症等则可加剧病情恶化,要引起重视。

3. 月经先期·气虚失摄临床经验

临床表现:月经先期,量多清稀,头晕,心悸气短,动则汗出,倦怠乏力,四肢不温,脸色㿠白,唇淡,舌质淡,脉弱。

病因病机:气虚不摄,冲任失固。

治疗原则:补气养血,固摄冲任。

经验方:黄芪、党参各 30g,当归、白术、茯苓、龙眼肉、炒酸枣仁各 20g,炒香附 15g,升麻、炙甘草各 5g。水煎 2 次,分 2 次内服,每天 1 剂。

加减法:经量太多用高丽参 20g,炖服效佳,血虚经量多加阿胶、海螵蛸,纳呆则加鸡内金、炒稻芽,大便溏去当归,加干姜。

体会:本病证多见于中年妇女,由劳倦伤脾,脾虚失运,气血不足所致。人到中年,肾气渐虚,因此在健脾补气调经的同时,适当加入补益肾气暖宫的药物如:淫羊藿、枸杞子、杜仲、续断等,均有裨益。由于体质虚弱,在坚持药物调治的同时,应合理食疗、劳逸结合和保持充分的休息。

(二)月经后期

妇女月经推后 7 天以上为月经后期。分别由肾阳不足、气血虚寒、宫寒血凝、气血两虚、阴虚血弱和气滞血瘀等诸多因素所致。

1. 月经后期·肾阳不足,气血虚寒临床经验。

临床表现:月经后期,量少质稀,腹部隐痛,喜温喜按,四肢欠温,腰酸腿软,头晕乏力,面色晦黯,舌质淡,舌苔薄白,脉细弱。

病因病机:肾阳不足,气血虚寒。

治疗原则:补益肾阳,补血温经。

经验方:熟地黄、当归、枸杞子、杜仲、淫羊藿、怀牛膝各 20g,制附子(先煎)、香附各 15g,鹿角胶(烊化)10g,肉桂(焗服)、炙甘草各 5g。水煎 2 次,分 2 次内服,每天 1 剂。

加减法:血虚明显加黄芪,合当归为当归补血汤;经来血块多加海螵蛸、茜草;脾虚纳呆加党参、白术。

体会:禀赋不足,或后天失调,或生育过多,或人工流产过频等,均可致肾气不足,肾阳虚弱,寒自内生,气血虚寒,冲任因寒阻滞,则出现月经后期。不论未婚或婚后未孕,只要出现肾阳不足、气血虚寒的月经后期,都要积极治疗。因血虚易补而肾虚难复。若年过35岁,肾气逐年虚弱,补之也难有显效,会直接影响孕育。凡是服药避孕,或屡经人工流产,均会大伤肾气,严重则造成不孕症。

2. 月经后期·宫寒血凝临床经验。

临床表现:月经后期,经来涩少,经色紫黯,血块较多,经来腹痛,拒按喜温,舌质淡润,舌苔薄白,脉沉弦细。

病因病机:宫寒血凝,冲任不通。

治疗原则:温宫散寒,活血通经。

经验方:党参、当归、白芍、怀牛膝各20g,川芎、香附、乌药各15g,莪术、艾叶各10g,肉桂(焗服)、红花、炙甘草各5g。水煎2次,分2次内服,每天1剂。

体会:凡是气血不足之人,因过食寒凉食物,或居住寒冷,或天气寒冷衣着过少,寒自外袭或自内生,都会致血寒经脉阻滞、冲任不通,则出现月经后期。本方能暖宫而散内寒,活血调经。若外寒明显,其祛散外寒之力不足,应随外寒轻重灵活加减,如恶风头痛可加桂枝、细辛、独活之品。本类型月经后期常见于中年妇女经产后,与产后调摄、饮食嗜好等有密切关系。由此可见,对产后保健有待加强。

3. 月经后期·气血两虚临床经验。

临床表现:月经后期,量少,血色浅淡,头晕眼花,神疲心悸,面色萎黄少华,舌质淡,唇苍白,脉细弱。

病因病机:血生不足,血海空虚。

治疗原则:健脾生血,补血调经。

经验方:黄芪30g,党参、白术、茯苓、熟地黄、白芍、当归、龙眼肉各20g,陈皮、炙甘草各5g。水煎2次,分2次内服,每天1剂。

加减法:失眠心悸加炒酸枣仁,自汗加浮小麦、柏子仁,便溏加干姜,纳呆加鸡内金、炒稻芽,肝气不舒加香附。

体会:本病证月经后期责在脾虚,脾主生化气血,脾虚则气血生化不足,血海空虚则少血而下。本病证必须从脾肾论治,脾复运化,气血生化源源不断,则不调经而经自来,这是治本之法。方用芪、参、术、苓、草等以健脾生化气血,归、地、芍、龙眼肉又专擅补血,药精而效宏,堪称得心应手之方。

4. 月经后期·阴血亏虚临床经验

临床表现:月经后期,量少鲜红,潮热盗汗,头晕眼花,心悸梦多,腰痛腿软,面颧红赤,舌质干红无苔,脉细数。

病因病机:肝肾阴虚,虚热上炎。

治疗原则:滋补肝肾,补血调经。

经验方:生地黄、熟地黄、白芍、麦冬、丹参各 20g,怀牛膝、地骨皮、知母各 15g,银柴胡 10g,炙甘草 5g。水煎 2 次,分 2 次内服,每天 1 剂。

加减法:月经淋漓不断加阿胶,潮热盗汗甚加牡丹皮、旱莲草、牡蛎之属,失眠者加茯神、炒酸枣仁等品,头晕高血压加夏枯草、天麻之类。

体会:血虚与阴虚同中有别,血与阴虽同属阴,但有程度差异。血虚及阴则同阴血虚,较单纯血虚为甚。阴虚则生内热,可有潮热盗汗、面颧红赤、舌质红而无苔,可作为鉴别要点。阴血不足,或因平素阴血不足,或因久病损伤阴血。血虚可有出血史,如月经过多、月经先期、消化道出血或脾虚健运失职等,可资识别。

5. 月经后期·气滞血瘀临床经验

临床表现:月经后期,量少紫黯,经来腹痛,常有血块,胸闷气促,易怒心烦,面色黯晦,舌质淡黯,舌苔薄白,脉弦涩。

病因病机:肝郁气滞,血瘀阻络。

治疗原则:疏肝理气,祛瘀通络。

经验方:当归 20g,香附、川芎、延胡索、郁金、乌药各 15g,柴胡、艾叶、红花各 10g,炙甘草 5g。水煎 2 次,分 2 次内服,每天 1 剂。

体会:本证型月经后期多由平素肝气郁结、精神抑郁所致。因肝主藏血、主疏泄。女人以肝为先天、与月经正常与否密切相关。一旦出现肝气郁结,失于条达,直接影响肝血的调节。气为血之帅,当肝气郁结,气失条达,则血液运行乏力,久而久之则血液郁滞为血瘀,血瘀阻络,不通则痛。患者经来腹痛的根本原因就是血瘀阻络。要止其痛,必须祛瘀。要祛瘀则须先理气,气行则血运复常,血瘀自祛。香附、郁金、乌药、柴胡均是疏肝理气之品,其中香附为气中血药,既能疏肝理气,又具祛瘀通络之功,对血瘀所致痛经每有良效,而且妇人容易出现抑郁,多愁善虑,在治疗妇科多种疾病中每多选用香附,且无明显副作用。

本方主要是针对气滞血瘀所致痛经的权宜之计,痛经一止则应从肝肾气血论治,以调治月经周期。首用疏肝理气,祛瘀通络,使血瘀祛,而血脉畅通,有利于月经正常。继以滋肝肾补气血,使肝血盈满、肾气旺盛,月经后期自可复常,具体治法可参考有关医案。先后两种治法相得益彰,正好体现中医对疾病标本缓急的治疗原则。

(三) 月经先后无定期

妇女月经有时先期,有时后期,称为月经先后无定期。分别有因肝气郁结、瘀阻络脉,肾气虚弱,肾阳亏虚,统摄无权而致的月经先后无定期。

1. 月经先后无定期·肝气郁结,瘀血阻络临床经验

临床表现:月经先后无定期,量少难下,经色紫黯,或有血块,痛经,胸胁胀满,乳房胀闷,暴躁多怒,面色黯晦,舌质淡黯,舌苔薄白,脉弦。

病因病机:肝气郁结,失于条达,瘀血阻络。

治疗原则:疏肝理气,祛瘀通络。

经验方:当归、白芍、茯苓、白术各20g,香附、川芎各15g,柴胡10g,炙甘草5g。水煎2次,分2次内服,每天1剂。

加减法:有热者加牡丹皮、山栀子,乳房胀痛加荔枝核、橘核,抑郁难入寐加郁金、合欢皮。

体会:肝喜条达,忌郁结。肝气郁结,失于疏泄则气滞瘀阻,而月经先后无定期。肝气郁久而易化火,肝火旺则易伤肝阴,阴虚也易致瘀阻络脉。肝主藏血,肝血的盈亏,经脉是否通畅等都直接影响月经,故有称妇女以肝为先天。妇女易郁、多愁、善虑都会出现肝气郁结。临床中见月经紊乱,大都与肝有关,通过疏肝理气,养血补阴,结合心理治疗,每可获满意效果。

2. 月经先后无定期·肾气虚弱,冲任失调临床经验

临床表现:月经先后无定期,量少色稀,头晕健忘,耳鸣腰酸,便溏溲频,四肢不温,面色黯晦,舌质淡,脉沉弱。

病因病机:肾气虚弱,冲任失调。

治疗原则:温补肾阳,固冲任。

经验方:熟地黄、山萸肉、山药、菟丝子、淫羊藿、枸杞子各20g,巴戟天、补骨脂各15g,肉桂(焗服)、炙甘草各5g。水煎2次,分2次内服,每天1剂。

加减法:脾虚纳呆便溏加党参、白术,经来下腹隐痛加香附、乌药,月经甚少,神疲乏力则加鹿角胶。

体会:本病证多见于中年妇女,或因素体肾虚,加上生育和人工流产多次,重伤肾气;或因平时调养不足,操劳过度等。对本证的治疗,必须以温补肾阳为主,但要顾及健脾补气,因为肾阴、肾气要维持长盛不衰,主要依赖脾所生化的气血精微的不断补充。而且凡是补肾药多滞,每难吸收,影响脾胃的升清降浊,若加入白术、茯苓、党参更为机圆法活。

3. 月经先后无定期·肾阴虚弱,冲任不固临床经验

临床表现:月经量少,经色鲜红,头晕眼花,潮热盗汗,腰酸腿软,神疲乏力,面颧色红,手足心热,便秘,小便赤,舌质红苔少,脉细数。

病因病机:肾阴虚弱,冲任失固。

治疗原则:滋补肾阴,固摄冲任。

经验方:生地黄、女贞子各30g,山萸肉、山药、地骨皮、旱莲草、怀牛膝各20g,牡丹皮、白薇各15g。水煎2次,分2次内服,每天1剂。

加减法:潮热盗汗较明显者加牡蛎、浮小麦,大便秘结可适当加入火麻仁、瓜蒌子,失眠加入炒酸枣仁、茯神。

体会:月经量少,经色鲜红是肾阴虚弱的特征,阴虚则生内热,潮热盗汗、手足心热是外在表现。治之以滋补肾阴,肾阴恢复则虚热自息,阴阳平衡则百病不

生。若专用清热则重伤其阴,阴伤则虚热易炽。凡治病都必须求平衡阴阳,这是根本治法,越是复杂难愈之疴,越要从阴阳求治,这样才能拓展辨证思维。只有从大处着眼,才能从小处有突破,顺着小藤自然能摸到大瓜,根治疾病的症结。

本方滋补肾阴作用较强,若脾胃功能正常,用之是对症之方。若脾胃运化力不足,则生地黄、女贞子宜减量,并适当加入健脾助运之品,如莲肉、炒薏仁、炒扁豆之属。治病不忘护胃气是中医一大特色,有胃气则治病必灵,有胃气则难治疴疾有佳兆。

(四) 闭经

妇女月经如不应期来,3个月或以上不来者称为闭经。妊娠期和哺乳期停经则不属闭经。

闭经是妇女常见病,与脏腑功能失调有关。劳伤过度,思虑伤脾而气血虚弱可致闭经。肝气郁结,脉络不通,而气滞血瘀可致闭经。肺主气而朝百脉,如雾露之灌溉,内营脏腑,外充肌肤,若肺气虚弱,水精失布,血少则可致闭经。劳倦过度,饮食不节,损伤脾气而不能化生气血亦可致闭经。

肾为先天之本,藏五脏六腑之精,滋养诸经百骸。若因房室不慎,阴精暗耗,或久病耗伤精血,精虚血少可致经闭。同时,素体阳虚之人,月经临来而外感寒邪,血液寒凝亦可致闭经。现分别概述如下:

1. 闭经·气滞血瘀临床经验

临床表现:妇人月经数月未来,乳房胀痛,心烦易怒,头晕,胸胁胀闷,口苦咽干,大便秘结,叹气呃逆,面色黯晦,舌边有瘀斑,舌苔薄黄,脉弦有力。

病因病机:肝气郁结,气滞血瘀。

治疗原则:疏肝理气,祛瘀通络。

经验方:当归、生地黄、赤芍、怀牛膝各20g,川芎、香附各15g,桃仁、红花、柴胡、枳实各10g,炙甘草5g。水煎2次,分2次内服,每天1剂。

加减法:肝经热加黄芩、牡丹皮,乳房胀痛明显加橘核、荔枝核,大便秘结加火麻仁、瓜蒌子,呃逆频加旋覆花、代赭石,烦躁难入寐加合欢皮、炒酸枣仁等。

体会:肝主疏泄,性喜条达,而能调节全身血量平衡,使月经定时而来,并保持经量正常。当肝气郁结,脉络不畅则气滞血瘀。妇女多郁,日久则致经闭,治以疏肝理气,同时要引导她们陶冶情操,笑口常开,肝气条达则有助全身气血循环。用疏肝理气、祛瘀通络药物要适可而止。长期使用,或用药量过大则可耗气伤血。对祛瘀药可选用养血祛瘀药,如当归、川芎、白芍、生地黄等,适用于素体血虚又有血瘀阻络的病证。此无不体现中医用药以人为本、个体化治疗原则。

2. 闭经·肾阳虚弱临床经验

临床表现:月经久不通,腹痛喜温喜按,白带清稀,腰酸腿软,四肢不温,小便频,面色黯晦,舌质淡,脉沉弱。

病因病机:肾阳虚弱,精亏血少。

治疗原则:补益肾阳,益气通经。

经验方:熟地黄、山萸肉、菟丝子、淫羊藿、枸杞子、山药、党参、补骨脂各20g,炒香附15g,炙甘草5g。水煎2次,分2次内服,每天1剂。

加减法:四肢不温加鹿角胶,腰酸腿软加巴戟天,尿频、夜尿多加桑螵蛸、覆盆子,纳食不振加白术、茯苓等药。

体会:肾阳虚弱闭经多见于中年妇女中生育多胎,或人工流产较多者。肾阳虚弱则主精功能衰竭,不能布五脏六腑之精,则精亏血少而闭经。此类闭经不能盲目通经,屡用通经,则精愈亏,必须补以通之,补精气、益精血则精血盈满而经血自通。补益肾精,必须在补肾阴的诸药中加入补益肾阳之品,则肾精源源不竭,故本方用淫羊藿、鹿角胶补益肾阳。鹿角胶又是血肉有情之品,有较好的补益肾精之效。若无鹿角胶也可用鹿茸打粉,每剂中药加入3g,分2次冲服。雀蛋也有益精之功,作为食疗,每次进食10个,连续食1个月以上可显其功。

3. 闭经·血液寒凝临床经验

临床表现:妇人闭经,小腹冷痛,喜温拒按,四肢不温,面色青白,舌质淡黯,舌苔白滑,脉沉缓。

病因病机:寒邪外袭,血液寒凝。

治疗原则:温经散寒,活血通经。

经验方:当归、党参、怀牛膝各20g,赤芍、川芎、香附、淫羊藿、乌药各15g,桂枝10g,细辛3g,炙甘草5g。水煎2次,分2次内服,每天1剂。

加减法:明显外寒恶风寒加独活、羌活、防风之类。气血虚则加黄芪、白术之辈,失眠则加炒酸枣仁、合欢皮之属。

体会:本病证由于素体肾阳虚,“邪之所凑,其气必虚”,其既易受外寒侵袭,又可以由于阳虚而寒自内生,又或因食寒凉之品,寒凝于内,则血凝而致闭经。在诊治时必须辨明阳虚与寒邪孰重孰轻,寒邪一散,则固守补肾阳、活血通经之法,而活血又应偏重养血通络,因肾阳虚,其血亦亏。同时又要掺入补气生血之品,如黄芪、党参、白术等,都很常用。总之,要遵循脏腑学说和气血理论来选方用药,用方有准绳,选药有法规,布阵严密,方能取胜。

4. 闭经·心脾两虚临床经验

临床表现:闭经累月延年,头晕心悸,失眠纳呆,神疲乏力,自汗便溏,面色萎黄,唇色苍白,舌质淡,舌苔薄白,脉细数。

病因病机:心脾两虚,血虚闭经。

治疗原则:健脾生血,补血通经。

经验方:黄芪、党参各30g,白术、当归、茯神、龙眼肉、炒酸枣仁各20g,陈皮、炙甘草各 5g。水煎 2 次,分 2 次内服,每天 1 剂。

加减法:纳呆加鸡内金、炒稻芽,头晕腰膝酸软加枸杞子、怀牛膝,大便溏薄加干姜,自汗多加浮小麦。本病证食疗可用当归生姜羊肉汤加黄芪,补血暖宫,又能补气生血。

体会:心脾两虚所致血虚闭经,常见于中年妇女,多因劳倦过度而致脾胃虚弱,运化失健,生化气血匮乏,或因生育及人工流产过多,屡耗血伤气以致气血两虚而闭经。治疗心脾两虚的闭经,必须遵循治病求因,审因施治原则,从心脾论治,每奏良效。否则,一见闭经徒用活血通经,重伤心脾,必致闭经益甚。对于年近更年期,月经不规律,即使数月月经不来,也属正常,不需要过度治疗。

5. 闭经·肝郁血虚临床经验

临床表现:月经不来三月半载,既往月经血块多,痛经,情绪抑郁,闷闷不乐,舌质淡红,舌苔薄白,脉弦细。

病因病机:肝气郁结,血虚闭经。

治疗原则:疏肝解郁,补血通经。

经验方:当归、熟地黄、白芍、丹参、白术、益母草各 20g,川芎、茺蔚子、香附、怀牛膝各 15g,炙甘草 5g。水煎 2 次,分 2 次内服,每天 1 剂。

加减法:脾虚加黄芪,闷闷不乐加合欢皮,失眠加炒酸枣仁,纳呆加鸡内金、炒稻芽,血块多、痛经加海螵蛸、茜草,乳房胀加荔枝核、橘核,乳腺增生者加延胡索、莪术等,有热者加生地黄、牡丹皮,有寒者加桂枝。

体会:本方用当归、熟地、白芍、川芎四物养血和营,辅以丹参、益母草、茺蔚子活血调经,香附理气调经,李时珍推崇香附为“气病之总司,女科之主帅”。笔者临床经验表明,凡是有肝气郁结之病机者,无论是何病,用之皆有应手之效。方用怀牛膝以引血下行,为佐使之用。同时笔者在临床体会到,此类闭经多见于未婚女青年,每由肝气郁结所致。已婚女青年若产后调养不当,加之哺乳照料婴儿影响睡眠,每可致血虚肝郁。妇女以血为主,肝为藏血之脏,肝经郁结又有血虚则闭经。若只用一派理气破血之品,则徒劳无功,反会伤血耗气。

6. 闭经·瘀血凝滞临床经验

临床表现:闭经数月,面色黯晦,唇黯,舌质淡黯,舌苔薄白,脉弦。

病因病机:瘀血凝滞,经脉不通。

治疗原则:活血祛瘀,通络调经。

经验方:当归、生地黄、赤芍、丹参各 20g,川芎、延胡索各 15g,香附、乳香、桃仁各 10g,青皮、红花、炙甘草各 5g。水煎 2 次,分 2 次内服,每天 1 剂。

加减法:气虚加黄芪、党参,有热者加黄芩,偏寒加肉桂、艾叶。

体会:本方具有理气祛瘀,养血和营之功。其中生地、当归养血和营,桃仁、红花、赤芍、丹参活血化瘀。临床可见,凡是瘀血凝滞,日久则生热,故辛温之品不宜过用。同时应在活血剂中加入理气之品，如本方的香附、青皮，则气行而血不滞。补气可率血以行，理气可导气以行。这都是气血学说精微之处，用于临床堪称绝妙。

7. 闭经·脾虚血亏临床经验

临床表现：闭经累月，纳呆乏力，头晕眼花，面色萎黄，唇苍白，舌质淡，舌苔薄白，脉弱。

病因病机：脾不生血，血亏闭经。

治疗原则：健脾生血，补血调经。

经验方：黄芪、党参各30g，白术、山药、白芍、当归、枸杞子、龙眼肉各20g，怀牛膝15g，桃仁10g，红花、炙甘草各5g。水煎2次，分2次内服，每天1剂。

加减法：瘀血加川芎，肝气郁结加香附、郁金。

体会：血虚必有瘀，故用桃仁、红花活血化瘀。本方重在健脾益气，脾主生化气血，为血之源泉，故此乃补血的主法，求本之旨。桃仁、红花为祛瘀之药，适可而止，不宜长期服用。若需较长时间服用，红花用2g，桃仁用5g，有祛瘀消脂作用，对高脂血证疗效可靠。

（五）痛经

妇女每在月经前后小腹痛为痛经。有因肝气郁结，气滞血瘀而致痛经；有因素体阳气虚弱，或寒邪外袭，血寒凝滞而致痛经；有因素体气血虚弱，经后脉络空虚而致痛经；有因肝肾亏虚，精血俱虚而致痛经等。分别概述如下。

1. 经前期痛经·肝郁血瘀临床经验

临床表现：经前腹痛，月经多为紫黑血块，胸胁胀痛，性情急躁，心烦多怒，舌质紫色有瘀斑，舌苔黄燥，脉弦。

病因病机：肝气郁结，气滞血瘀。

治疗原则：疏肝理气，祛瘀清热。

经验方：当归、白芍各20g，牡丹皮、山栀子、香附、郁金各15g，柴胡、莪术、川芎各10g，炙甘草5g。水煎2次，分2次内服，每天1剂。

加减法：肝郁失眠加合欢皮，月经血块多加海螵蛸、茜草，乳房胀痛加荔枝核、橘核。

体会：大凡痛经，常与肝相关。妇女多愁郁，郁则气行不畅，血瘀内停，故用柴胡、香附、郁金疏肝解郁，用当归、白芍、川芎、牡丹皮、莪术，养血活血祛瘀。肝血得养，肝郁得解，瘀血祛除，脉络畅通，通则痛止。本病证多见于青年，妇女更为多见。除药治疗外，引导患者陶冶情志，保持快乐情绪也很重要。

2. 经后腹痛·肾阴不足临床经验

临床表现：月经后小腹隐痛，经色淡红，经量少，头晕健忘，腰痛腿软，潮热盗汗，手足心热，面颧红赤，舌质红无苔，脉弦细数。

病因病机:肾阴不足,肝木失养,木克脾土。

治疗原则:补肾养肝,柔肝止痛。

经验方:当归、白芍、山药、杜仲、怀牛膝、巴戟天各 20g,阿胶(烊化)、山萸肉各 15g,炙甘草 5g。水煎 2 次,分 2 次内服,每天 1 剂。

加减法:潮热盗汗加女贞子、旱莲草、浮小麦,乳房胀痛加柴胡、荔枝核。

体会:月经来源于肾,为天一真水,月经后肾水不足,肝木失养,肝少滋养则克脾土,而作腹痛。少阴为太阴之位,即肝脾不和,穷究其源是肾水不足。鉴于肝肾同源,本方补肾养肝,肾水足则肝木有所养,肝平则不克脾土,腹痛自止。总之,辨证根据理论,法治源于辨证,选方用药宗治法,理、法、方药严谨,治疗自有良效。特别是疑难重疴,要取得好疗效,就必须在理法方药下功夫。

3. 痛经·气血两虚临床经验

临床表现:妇女月经来小腹隐痛,月经量少,颜色浅淡,头晕心悸,气短汗出,声音低微,面色㿠白,舌质淡,脉弱。

病因病机:气血两虚,源枯断流。

治疗原则:气血双补。

经验方:黄芪、党参各 30g,熟地黄、当归、白术、茯苓、枸杞子、龙眼肉各 20g,川芎 10g,炙甘草 5g。水煎 2 次,分 2 次内服,每天 1 剂。

加减法:自汗多加浮小麦、柏子仁,头晕加阿胶。

体会:虚则补之,实则泻之,这是中医诊治疾病铁的纪律。血虚必须补血,若徒用破血耗气之药就是违法,必造成气血更虚,无法逆转病理。正如《景岳全书·妇人规·血枯经闭》所言:"枯竭者,因冲任之亏败,源断其流也……血枯者不可通也。血既枯矣,而复通之,则枯者愈枯,其与榨干汁者何异?为不知枯字之义耳,为害不小,无或不蹈此弊也。"概而言之,本方有二义,一是用当归、熟地、白芍等补其血虚,二是黄芪和四君子汤以补气生血,比纯补血术高一筹,治疗本病证,必须坚持调 1 月以上,源通水自流。自流则污浊除,通则不痛。

(六) 崩漏

妇女月经来淋漓不断,历 7 天以上,轻者量少为漏下,重者突然量多为崩中,合称崩漏。简言之,凡是月经来超过 7 天,不论或多或少即是崩漏症。其主要是由五脏功能紊乱,致阴阳气血失调,而产生崩漏,分别有阴虚、阳虚、气虚、血虚、气滞、血瘀和血热等,现概述如下。

1. 崩漏·阴虚临床经验

临床表现:月经淋漓不断,经血鲜红,腰痛耳鸣,头晕心悸,潮热盗汗,手足心热,舌质红无苔,面颧红赤,脉细数,此为漏下,有的突然量多而下,此为崩中,合称崩漏。

病因病机:肾阴虚弱,冲脉失固。

治疗原则:补肾养阴,固冲止血。

经验方:熟地黄、龟甲、牡蛎、炒地榆各 30g,山药、川断、山萸肉、桑寄生、白芍各 20g,阿胶(烊化)15g,炙甘草 5g。水煎 2 次,分 2 次内服。每天 1 剂。

加减法:潮热盗汗加黄柏、知母、地骨皮,腰痛加杜仲,大便干结加女贞子、火麻仁等。

体会:从临床可见,大凡阴虚,必有血不足,血虚也必有阴虚。因阴与血为同类,可互补以求平衡。对阴虚崩漏的血虚,只能用补血而不动血之药,如阿胶、熟地黄、白芍一类,而补血能行血之药如川芎则不宜用。补肾养阴药多滋腻,易影响脾胃运化,若脾胃虚弱者则应灵活加减,或减少其用量,或减少药物品种,或适当加入健脾助运之品,如党参、白术、鸡内金等。

2. 崩漏·阳虚临床经验

临床表现:月经来淋漓不断,继而量多而下,经色清稀,腹中冷痛,喜温喜按,头晕腰酸,尿频,白带多,大便溏烂,面色黧晦,舌质淡,脉沉弱。

病因病机:肾阳虚弱,冲脉失固。

治疗原则:补益肾阳,固冲止血。

经验方:熟地黄、炒地榆各 30g,山萸肉、淫羊藿、炒白术、巴戟天、杜仲各 20g,鹿角胶(烊化)15g,艾叶 10g,肉桂(焗服)5g。水煎 2 次,分 2 次内服,每天 1 剂。

加减法:血崩量多加赤石脂、续断、艾炭,纳呆加鸡内金、炒稻芽,头晕加枸杞子、天麻,失眠梦多加茯神、炒酸枣仁,白带多加芡实、车前子等。

体会:凡是阳虚必有气不足,气虚甚则有阳虚,临证必须审明阳虚与气虚孰轻孰重而灵活化裁。

3. 崩漏·气虚临床经验

临床表现:月经先来量少而淋漓不绝,继则突然量多而下,经色浅淡,气短懒言,神疲乏力,动则汗出,头晕心悸,四肢不温,面色淡白,舌质淡润,脉弱。

病因病机:中气虚弱,冲脉失固。

治疗原则:补益中气,固冲止血。

经验方:黄芪、红参、炒地榆各 30g,白术 20g,川断、白芍、海螵蛸各 15g,升麻、柴胡、陈皮、炙甘草各 5g。水煎 2 次,分 2 次内服,每天 1 剂。

加减法:血崩量多可用独参汤,用高丽参 30g 炖服,有较好效果,崩漏止后要服归脾汤调治 1 个月左右,待脾能健运,以助生化气血。

体会:本病证多系素体虚弱,脾虚健运失职,不能生化气血。从脾论治是治本之法,切忌用滋腻之品以免影响脾胃运化。其素体虚弱多由劳倦过度、生育或人工流产过多,或罹慢性病伤及五脏,以致阴阳气血失调而造成的,应穷原竟委,审因施治,方能愈恙。

4. 崩漏·气滞临床经验

临床表现:月经淋漓不断,有血块,经色紫黯,小腹痛而拒按,胁胀易怒,面色黯晦,舌质黯有瘀斑,脉弦有力。

病因病机:肝气郁结,气滞漏下。

治疗原则:疏肝解郁,理气止漏。

经验方:当归、白芍、茯苓、白术各 20g,郁金、香附各 15g,柴胡、青皮各 10g,炙甘草 5g。水煎 2 次,分 2 次内服,每天 1 剂。

加减法:经量多加炒地榆 30g,肝热者加牡丹皮 20g、山栀子 15g,小腹胀痛加川楝子 10g、延胡索 15g,月经血块多加海螵蛸 15g、茜草 10g,易怒则加合欢皮 30g 或合欢花 15g。

体会:疏肝解郁治疗肝郁气滞,乍看理法清晰,穷究其理甚有深旨,不能简单认为用几味疏肝理气药就能解决肝气郁结的问题,必须遵循脏腑学说,根据脏腑生克制化原理,驾驭平衡以达五脏之协调。肝主藏血、肝主疏泄等诸多功能必须在肝血充盈下维持,因此,要疏肝解郁,首在补养肝血,故用当归、白芍补肝血。而脾是生化气血之源,是肝血的源泉。方用白术、茯苓、炙甘草健脾益气以生血,以上均为君药,而郁金、柴胡、香附、青皮皆任佐使。概而言之,凡是运用脏腑辨证法论治的疾病,都要宗五脏功能及其生克制化原理进行协调平衡,以安五脏。五脏功能正常则痊。

5. 崩漏·血瘀临床经验

临床表现:月经淋漓不断,继之突然量多而下,血块较多,少腹刺痛拒按,面色黯晦,舌质黯有瘀斑,脉弦涩有力。

病因病机:血瘀阻络,冲脉失调。

治疗原则:活血化瘀,通络止崩。

经验方:当归、生地黄、赤芍、丹参各 20g,川芎、怀牛膝、香附各 15g,桃仁、红花各 10g,田七粉(冲服)、炙甘草各 5g。水煎 2 次,分 2 次内服,每天 1 剂。

加减法:月经量多加炒地榆 30g,血块多加海螵蛸、茜草。

体会:祛瘀通络法是中医的重要治法,凡久病、老年疾病、疑难重症以及五脏、脑、血管病变皆有瘀阻经络,都必须运化祛瘀通络法,此是祛邪治病的重器。但凡任何事物都有两面性,有利必有弊,祛瘀通络也是一样,必须严格辨证,根据病情选择对证方药,用量恰当,疗程合理才能达到如期疗效。

6. 漏下·血分虚热临床经验

临床表现:月经淋漓不断,量少色淡,头晕心悸,眼花健忘,面色潮红,舌红无苔,脉细弱。

病因病机:血虚阴弱,冲脉失调。

治疗原则:养血清热,固冲止血。

经验方:仙鹤草、制首乌各 30g,生地黄、地骨皮、牡丹皮、旱莲草、白芍、山药各 20g,阿胶(烊化)15g,炙甘草 5g。水煎 2 次,分 2 次内服,每天 1 剂。

加减法:潮热加银柴胡、白薇,气虚加太子参 30g,心悸自汗加柏子仁、浮小麦,失眠加茯神、炒酸枣仁。

体会:血虚者阴亦弱,养血同时应佐以滋阴,使阴血互长。血热在本病证属虚热,宜养阴退热,切忌苦寒重伤其阴。血止后仍需养血滋阴之品调治 1 月以上,如生地黄、白芍、制首乌、太子参、山药等。方中仙鹤草既具止血之效,又有益气之功。以上崩漏诸证,是临床经验的总结。由于人的体质差异,生活条件、精神状态等因素不同,疾病的发生千差万别,病因病机错综复杂,不能完全照上述诸证划分而治之。有的病因病机交错,总的病理机制发生变化,故论治要针对病理的变化而变化。

二、绝经期前后诸证

妇女月经将断的时间多数为 49 岁,称为绝经或经绝。但由于遗传因素,体质强弱不同,或因疾病因素,有的提前或退后绝经。在绝经前后,往往出现经期提前或退后,经量或多或少,无身体不适,为正常生理现象,不可妄用调经药。然而,在绝经前后,由于生理功能的变化而出现不适应的现象,如烘热、汗出、失眠、易怒等,称为绝经期综合征,西医学称为更年期综合征,有的程度较重,感到痛苦万分,有的彻夜难眠,严重影响生活,必须辨证施治。多由肾气虚弱、肝阴亏虚、疏泄失度、肝阳上亢、心脾气血虚弱所致,现概述如下。

(一)绝经期综合征·肝肾阴虚临床经验

临床表现:烘热汗出,心烦易怒,头晕眼花,颧红盗汗,舌质红苔少,脉弦细数。

病因病机:肝肾阴虚,阴阳失调。

治疗原则:补肾养肝,育阴潜阳。

经验方:生地黄、石决明、龟甲、牡蛎各 30g,山药、百合、茯苓、牡丹皮、旱莲草、白芍、山萸肉各 20g。水煎 2 次,分 2 次内服,每天 1 剂。

加减法:心烦易怒加合欢皮,失眠加炒酸枣仁,汗出加浮小麦。

体会:人到中年脏器组织功能逐渐衰退,特别突出的是肾精肝血的衰退、阴血的不足、阳气的相对上亢。上亢之阳气为虚阳,是阴虚不能潜阳。治疗必须补肾精养肝阴,阴气足则能和阳气,阳气自不上亢,达到阴平阳秘,则诸症自平。若用消阳气之药,重伤肾气,则阴阳共同受挫。肾为先天之本,生命之根,肾已受挫,则人体功能更加衰退,罹病难以恢复。

(二)绝经期综合征·肾虚肝郁临床经验

临床表现:胸胁胀闷,闷闷不乐,失眠梦多,头晕心悸,纳呆乏力,舌质淡红,舌苔薄白,脉弦。

病因病机:肾阴虚弱,肝气郁结。

治疗原则:补肾养肝,疏肝解郁。

经验方:合欢皮、炒酸枣仁各 30g,生地黄、山药、白芍、当归、枸杞子、山萸肉、茯苓、白术各 20g,柴胡 10g,炙甘草 5g。水煎 2 次,分 2 次内服,每天 1 剂。

加减法:心烦汗出加柏子仁、浮小麦,胸胁胀闷加素馨花,头晕加天麻,大便溏薄则去生地黄。

体会:凡辨证必须审明疾病的因果关系,本病证的因是妇人到绝经期,肾阴已虚。肾主水,肝为木,正常的生理功能下肾阴滋养肝木,则肝气条达,疏泄正常,气血和调。当肾阴虚弱,则失其养。肝失所养则条达疏泄失职,以致肝气郁结,此为果。故本方用生地黄、山药、山萸肉、枸杞子等补肾养阴,白术、茯苓健脾益气生血以养肝,以合欢皮、柴胡疏肝气解肝郁。本病证临床甚为多见,用上方屡用屡效。

(三) 绝经期综合征·心脾两虚临床经验

临床表现:头晕健忘,心悸气短,懒于言语,纳食减少,消瘦乏力,体倦便溏,四肢不温,面浮肢肿,面色㿠白,唇色苍白,舌质淡,脉缓弱。

病因病机:脾虚生化失职,血虚心失其养。

治疗原则:健脾益气,补血养心。

经验方:黄芪、党参各 30g,当归、白术、茯苓、龙眼肉、淫羊藿、鸡内金、炒稻芽 20g,炙甘草、陈皮各 5g。水煎 2 次,分 2 次内服,每天 1 剂。

加减法:失眠加炒酸枣仁,汗出加柏子仁、浮小麦。

体会:心脾两虚的主因在于脾气虚弱,运化失职,生化气血匮乏,而致气血虚弱,这是其患病根源。治病求本,必须以健脾益气为主,助脾运化,生化气血,才能从根本上改善对心脏的供血。若只图补血,则收效甚微,而且补血药多腻,有碍脾之运化。本方用淫羊藿补肾火以生脾土,况且本病证都有程度不同的肾气虚弱,用之又能振奋肾阳,肾气充足则生机盎然。

以上妇女绝经期综合征三证,只是我临床经验的概要总结,不能包罗绝经期综合征的所有病证,对其体验不深者,不敢乱笔误人。对医术严谨求真是医者德艺的表现。而且以上诸证病因病机每可相互交叉,导致病情更加复杂,必须慧眼洞察,求其水落石出,识别病证,才能制定治病决策。以法选方用药,则可捣毁病灶。

三、带下病

妇女带下分有生理性带下和病理性带下。生理性带下色白透明,津液常润,不多不少而无异味。病理性带下为阴道不断流出黄、白、青、黑、赤色等浊物,有异臭味。有的伴有阴部瘙痒、少腹胀痛、腰酸等。常见于西医学阴道炎、宫颈炎等疾病。与肝、脾、肾、湿、毒有关。概其病因病机分别有脾虚湿滞、肾虚寒湿、湿热下注和湿毒内阻,现概述如下。

(一) 带下病·脾虚湿滞临床经验

临床表现:带下量多黏稠,纳食不振,头晕神疲,大便溏烂,面色萎黄,舌质淡胖,舌苔微腻,脉滑而弱。

病因病机:脾虚失运,湿滞带下。

治疗原则:健脾助运,化湿摄带。

经验方:党参、白术、山药、车前子、茯苓各20g,苍术、芡实、白芍各15g,柴胡10g,陈皮、炙甘草各5g。水煎2次,分2次内服,每天1剂。

加减法:带下色黄、阴部瘙痒加黄柏,纳呆加鸡内金、炒稻芽等。

体会:《傅青主女科》指出:"带下俱是湿症。""白带乃湿盛而火衰,肝郁而气弱,则脾土受伤,湿土之气下陷,是以脾精不守,不能化荣血以为经水,反变为白滑之物。"傅青主所创完带汤治疗脾虚湿滞带下有良好效果,屡用屡效。其用人参、白术、山药、炙甘草等补益脾胃,用茯苓、芡实、苍术等以健脾燥湿止带,用柴胡疏肝,使肝木不闭塞于脾土,脾健运而湿自化,所谓风能胜湿,则无白带之症。

(二) 带下病·肝经湿热临床经验

临床表现:带下色黄,稠黏臭秽,阴道灼热,阴内外痛痒,心烦口苦,小便黄赤,大便秘结,面色红,舌质红,舌苔黄,脉弦滑数。

病因病机:肝经热盛,湿热下注。

治疗原则:清泻肝热,利湿止带。

经验方:鬼箭羽、车前子各20g,龙胆草、山栀子、黄芩、黄柏、泽泻、牡丹皮各15g,柴胡10g,炙甘草5g。水煎2次,分2次内服,每天1剂。

加减法:大便硬加大黄,便血加椿皮、小蓟,前阴肿痒加绵茵陈、白鲜皮。

体会:本病证多因性情急躁多怒,肝失条达化火,克犯脾土,运化失常,湿浊内聚,热与湿胶结难化,湿热下注,带脉失约,冲任不固,则生黄带而下。本方重在清泻肝经湿热,佐以疏肝化湿。湿热郁久,子病累母,必有肾火,故用黄柏清肾中之火,配合外洗方则效更佳。药用白鲜皮、地肤子、苦参、蛇床子各30g,黄柏、百部、生甘草各20g。水煎,熏洗阴部。

凡是阴道炎、宫颈炎等,常见上证。若黄带,带下有秽浊脓血,伴奇臭,必须进一步检查,以排除癌肿。医者诊病必须病证结合,既审明中医之病,又要明确西医诊断的疾病,则能对疾病的病位、性质、预后、传变等更清晰,以免误诊,影响对疾病的治疗。

(三) 带下病·肾气虚弱、带脉失约临床经验

临床表现:带下量多,清稀如水,身体羸瘦,夜尿频数,腰酸乏力,面色黯

晦,舌质淡、舌苔薄白,脉沉无力。

病因病机:肾气虚弱,带脉失约。

治疗原则:补益肾气,固肾束带。

经验方:熟地黄、山萸肉、淫羊藿、菟丝子、覆盆子、怀牛膝、杜仲各20g,白术、川断、芡实各15g,肉桂(焗服)5g,炙甘草5g。水煎2次,分2次内服,每天1剂。

加减法:肾阳虚弱、腰酸疲乏加鹿角胶,脾气虚弱加黄芪,夜尿多加桑螵蛸,血虚加当归、枸杞子,失眠加炒酸枣仁、五味子。

体会:素体肾气虚弱,或因先天遗传因素,或因劳倦所伤,或因生育太多,或因人工流产及失于调摄等。身体虚弱日久则肾气不足,命门火衰,脾失温煦,水精不化,湿浊内聚,带脉失约,冲任不固,则带下为病。治以补肾气,温肾阳,滋肾阴,阴阳互系,带脉得固,则带下病可治。若带下奇臭,身体羸瘦益甚,应及早做相关检查,以排除癌肿。

以上脾虚湿滞带下病、肝经湿热带下病和肾气虚弱带下病,临床上还是较常见,其中脾虚湿滞带下多见于中年妇女,多由平素脾胃运化失职加之劳倦过度所致。肝经湿热带下多见于青年妇女,常见于霉菌和滴虫感染的宫颈炎和阴道炎。该类患者必须坚持治疗和重视个人卫生,否则,病常反复发作,缠绵难愈。肾气虚弱带下多见于绝经前后,必须用补肾温阳法治之。最后,凡是恶性肿瘤之属,则不宜按带下病治疗。

四、妊娠病

妊娠是妇女的正常生理,然因体质强弱不同,在受孕期间若内伤脏腑,外感风寒热湿邪等,则发生疾病。其病因病机主要有肾气亏损,阴阳失调;脾胃虚弱,生化无力,气血两虚;抑郁焦虑,肝失条达等。

妊娠病治疗总则,宜辨证施治,应祛病和安胎并举。治疗上针对妊娠病的主要病因病机,主要以补肾安胎、健脾生血、调肝顺气为主。严禁汗、下、利小便之三戒。过汗则亡阳伤气,过下则损伤阴血,过利则伤其津。同时对于妊娠病的用药,既不能峻攻,也不能骤补,用药不宜过寒过热,以防耗气损血以及血运失常。总之,妊娠期间要维护体内阴阳平衡,脾胃运化正常,气血两旺,则胎孕平安。

(一) 妊娠反应·肝胃不和、胃失和降临床经验

临床表现:妊娠2月左右,呕吐时作,或呕吐清水,或呕吐出胃内容物,不思饮食,胸胁烦闷,体倦乏力,腹胀便溏,面色萎黄,舌质淡润,舌苔白腻,脉滑而缓。

病因病机:肝胃不和,胃失和降。

治疗原则:理气和胃止呕。

经验方:白术、茯苓各20g,姜半夏、苏梗、砂仁(后下)、藿香各10g,生姜、陈皮、炙甘草各5g。水煎2次,分2次内服,每天1剂。

加减法:呕吐频加竹茹、枇杷叶,大便干者加山药、石斛。

体会:本病证为轻证,用药量宜轻,以理气和胃为原则,呕止则停服。继用异功散轻剂,健脾益气助运化。

(二) 妊娠反应·脾气虚弱、升降紊乱临床经验

临床表现:妊娠 2 月间,饮食减少,食后即呕,呕出胃内容物,神疲倦怠,面色萎黄,舌质淡红,舌苔薄白,脉弱。

病因病机:脾气虚弱,升降紊乱。

治疗原则:健脾益气,升清降浊,

经验方:黄芪、党参、白术、茯苓各 20g,苏梗、砂仁(后下)各 10g,陈皮、炙甘草各 5g。水煎 2 次,分 2 次内服,每天 1 剂。

体会:素体脾气虚弱,妊娠后益虚,应以健脾助运调治,恢复脾的运化,生化气血,供应胎孕,才能使其正常生长。若不治疗有两个可能,一是由于气血供应不足,胎孕得不到正常充足营养,则产后婴儿营养不足而影响生长;二是由于气血不足,营养供应严重不足而停止发育,成了死胎。对这类妊妇应合理治疗。若只有泛恶或间有轻度呕吐,属暂时性功能失调反应,一般 3 个月可恢复正常,无明显影响妊妇的饮食消化吸收,可不用药物治疗,可用饮食调摄。

(三) 妊娠反应·肝经化热、胃阴不足临床经验

临床表现:妊娠 3 个月前后。呕吐苦水,头晕胸闷,心烦便秘,面红唇干,舌质红,舌苔黄干,脉弦滑数。

病因病机:肝经化热,胃阴不足。

治疗原则:滋补肝肾,清肝和胃。

经验方:芦根、麦冬、石斛、玄参各 20g,枇杷叶 15g,柴胡、黄芩、竹茹各 10g,甘草 5g。水煎 2 次,分 2 次内服,每天 1 剂。

加减法:大便秘结加火麻仁、瓜蒌子。

体会:平素肝胃阴虚者,每有肾阴亏虚。因为妊娠后需要供给胎儿足够的阴血养胎,往往可导致肝胃阴虚益甚。肾阴不足则肝木失以滋养,易致肝阴虚而生内热,肝失疏泄,肝气犯胃,出现妊娠反应,可见呕吐胸闷,心烦头晕诸症。治以滋补肝肾,和胃止呕。方中用麦冬、玄参滋而不腻,善于滋养肝肾之阴;麦冬、石斛、芦根以滋养胃液;用柴胡、黄芩清肝热,其中黄芩擅长清热安胎;佐以枇杷叶、竹茹和胃止呕。用以治疗此证型妊娠反应,每奏佳效。

治疗妊娠反应必须用药周全,忌用活血动胎之品。对妊娠反应明显,影响饮食生活时,可适当调治,病情控止后即停服。对妊娠早期,只出现泛泛欲吐,纳食稍有减少,而无腰腹疼痛,都是正常的,可不用治疗,定期到妇科例行检查。

五、先兆流产

先兆流产属中医的堕胎、胎漏、小产的范畴。屡次发生堕胎或小产者为滑

胎,即习惯性流产。

妊娠 3 个月以内,胎儿未成形者而有少量血液流出,而无其他明显不适,则称为胎漏;妊娠 3 个月以上,胎儿已成形,流血量较多,腰腹隐痛,为胎动不安;流血增多,腰痛腹坠,有血条血块流出为堕胎,或称流产、小产。

(一) 先兆流产·肾阳虚弱临床经验

临床表现:妊后头晕耳鸣、腰酸腿软,小便频数,四肢不温,阴道流血而胎有下坠感,面色黯晦,舌质淡润,脉沉弱。

病因病机:肾阳虚弱,冲任空虚,胎无所固。

治疗原则:补益肾阳而安胎。

经验方:菟丝子 30g,白术、杜仲、桑寄生、巴戟天各 20g,阿胶(烊化)、续断各 15g,高丽参(另炖)、艾叶各 10g,炙甘草 5g。水煎 2 次,分 2 次内服,每天 1 剂。

加减法:腰痛加补骨脂,纳食欠佳加山药、炒稻芽。

体会:本方用高丽参大补气,升提元气以安胎。临床观察用与不用高丽参,疗效悬殊。即使重用红参,其疗效亦不如高丽参。妊妇必须严格卧床,避免提重物和登高,此对防止流产亦很重要。注意调养,进食易消化和无刺激、不动血之品。笔者临床多次见到妊妇或其家人误认为益母草有益妊妇,而用之煲鸡,食之则流产,特录之,引以为鉴。笔者曾治多例,仅用高丽参、菟丝子各 30g,杜仲 20g,连服 5~7 天,未有流产;另有用熟地黄、菟丝子、枸杞子各 30g,淫羊藿 20g,连服 15 剂,亦未有流产,这与妊妇保持正常心态、无恐惧等亦大有关系。总之,中医药治法甚多,只要固守病理机制,不断创新,才能不断总结出有效良方,从医者必须深入研究,永在路上。

(二) 先兆流产·肾阴亏虚临床经验

临床表现:头晕耳鸣,腰酸乏力,潮热盗汗,手足心热,阴道流血,小腹隐痛,面色潮红,舌质红而无苔,脉弦细数。

病因病机:肾阴虚弱,冲失固摄。

治疗原则:滋补肾阴,固冲安胎。

经验方:龟甲、牡蛎、龙骨各 30g,生地黄、女贞子、旱莲草、桑寄生、杜仲各 20g,阿胶(烊化)、地骨皮、续断、白芍各 20g,炙甘草 5g。水煎 2 次,分 2 次内服,每天 1 剂。

加减法:阴道流血加花旗参、炒地榆、棕榈炭。忌用牛膝及动血之药。

体会:严格卧床休息。民间有用老鸭煲花旗参服,临床证明有一定效果,但只能做食疗,不能代替治疗。忌食烧烤、煎、炸。少食海参、虾、乳鸽、鹅、牛肉等温性食物。

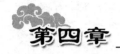

临床医案

历代医家都十分重视医案。医案是医疗实践经验的总结，是中医学伟大宝库的重要组成部分，对传承中医学术、推动中医临床疗效的提高，起着承前启后的重要作用。正如清初名医李延昰指出："医之有案，如奕者之谱，可按而覆也。"现把我在中医临床耕耘的体会，以临床医案列出，分别有脾胃消化病医案、老年病医案、妇科病医案及应用经方的医案，冀与同仁交流，以抛砖引玉，望高明斧正。

第一节　脾胃消化病临床医案

一、健脾益胃，祛湿化瘀法治疗慢性萎缩性胃炎合并肠上皮化生医案

病例：张某，女，46岁，工人。1991年6月15日初诊。胃脘痛病史15年，屡经中西药治疗，终未治愈。近3年胃痛发作较频，失去治疗信心，疑为癌变。分别于1987年3月和1990年5月在某市人民医院经胃镜和病理活检，诊断为慢性萎缩性胃炎（中度）合并肠上皮化生。刻诊：胃脘胀痛，嗳气频作，纳呆，神疲乏力，大便烂而量少，苔白腻，舌质淡红而黯，舌边有瘀斑，脉弦细。辨证为脾胃虚弱，湿瘀内蕴，胃络瘀阻，升降失职。治以健脾益胃，祛湿化瘀，升清降浊。处方：黄芪、白术、山楂各20g，茯苓30g，厚朴、法半夏、延胡索各15g，莪术10g，木香（后下）、陈皮各6g，炙甘草3g。每天1剂，水煎2次，分2次内服。

二诊：1991年7月4日。服上方15剂后胃脘胀痛诸症明显减轻，纳食增加。药已中病，宗上法增损，或增苍术燥湿醒胃，或益肉桂、良姜之属温中散寒，或加左金丸降逆化浊，或合香砂六君子汤、黄芪建中汤之辈调治半年，胃脘胀痛诸症悉除，体重由48kg增至54kg。1992年2月在某医院经纤维胃镜检查和病理活检，诊断为慢性浅表性胃炎，肠上皮化生已消失。继以上方增损研成细末，每次6g，用温开水调服，每天3次。服药3个月后，于1992年5月28日

在某医院再次行胃镜检查和病理活检,未见异常。随访年余,一切正常。

按语:慢性萎缩性胃炎(CAG)病情缠绵,反复发作,经久不愈,是难治性疾病之一。本病与胃癌的发生密切相关。有关报道CAG伴有肠上皮化生、不典型增生者,胃癌的发生率为9%~10%。而笔者以中医理论为基础,以辨证论治为核心,以西医学相关检查为依据,对CAG的病因病机及证治进行了深入探讨,并对CAG的治疗取得了可喜的临床疗效。从临床实践证明,中医治疗可以使CAG病情逆转。这充分体现了中医治疗CAG的优势,表明中医对CAG及癌前病变的治疗具有广阔的前景。

辨证论治是中医治病的核心。病因病机是制定治则的根据。治则是选方遣药的准绳。根据CAG的病因病机,其基本治则是:健脾益胃,祛湿化瘀,升清降浊。从而对CAG的辨证能执简驭繁、论治能切中病机,获得理想的疗效,并对CAG的研究具有指导意义。与分型论治比较,后者只是辨证的一种思维框架,难以抓住在疾病中起主导作用的病机,影响疗效的提高。前者从疾病的主要病机出发,使治疗切中疾病的本质,从而提高了疗效。

二、温肾扶脾,暖肝理气法治疗慢性萎缩性胃炎医案

病例:杨某,女,63岁,干部。1990年9月初诊。患者罹慢性肝炎多年,近几年又患慢性肾炎,虽然坚持治疗,但病情反复。因病程冗长,屡治不愈,而致精神抑郁,近1年又出现脘腹胀病难堪,经治乏效,特来余处求诊。刻诊:面色灰白少华,精神疲惫,脘腹胀痛连胁,纳少乏味,便溏而滞下,头晕腰酸,夜尿5~6次,苔白舌淡,经胃镜与病理检查均诊断为慢性萎缩性胃炎。辨证:胃脘痛,为脾肾阳虚,肝虚气郁,疏泄无力。治则:温肾扶脾,暖肝理气,温中散寒。处方:黄芪、白术各20g,附子、良姜、香附、菟丝子、破故纸各15g。吴茱萸、肉桂(焗)各5g。株守上方出入调治3个月,脘腹胀痛缓解,纳食增加,大便成形,夜尿1~2次,间有轻度头晕。再随证调治肝脾胃3个月,诸证均解。经胃镜和病理复查,诊断为慢性浅表性胃炎。嘱患者仍需坚持治疗,调摄精神,定期检查,以冀永步坦途。

按语:该病例诸恙缠身,多脏功能紊乱,病证丛生。治疗上切勿被"炎"所惑,必须辨证入微,施治从因,着重恢复和协调脏腑功能,才能使治疗左右逢源,化险为夷。缠绵难愈的疾病,往往出现多种病理变化,合并病丛生,病证错综复杂。医者既要抓住多种病理变化的特点,又要分清主次缓急而进行治疗,治疗方能有功,从对本病例的治疗上,可见一斑。

三、疏肝清胃,理气止痛法治疗胃痛医案

病例:刘某,男,35岁,职工。1989年7月12日初诊。胃脘痛病史5年,经

治疗后疼痛缓解，而反复发作，近半年来胃痛发作较频，经胃镜检查诊断为慢性浅表性胃炎伴糜烂。HP(+++)。刻诊：胃脘疼痛连及两胁，反酸嗳气，口干口苦，易怒心烦，大便硬，2~3 天方解大便，舌质淡红，舌苔黄，脉弦。辨证为肝失疏泄，胃中积热，降浊失常。治以疏肝清胃，降浊理气。处方：蒲公英 30g，枳实、白芍各 20g，柴胡、田七、木香（后下）各 10g，黄连 6g，炙甘草 5g，吴茱萸 1g。水煎 2 次，分 2 次内服，每天 1 剂。

二诊：1989 年 7 月 25 日，服上 15 剂后胃痛明显减轻，反酸嗳气减轻，大便畅通，每天 1 次，药已中病，不改弦易辙，上方稍为增损，以枳壳 20g 易枳实。嘱其连服 10 剂。

三诊：8 月 7 日，服后诸症如失，未见胃痛、反酸、嗳气等。因其胃黏膜糜烂，HP(+++)，而且有胃病史 5 年之久，应系统治疗 3~4 个月，方有可能痊愈。继治以理肝清热祛瘀通络。处方：蒲公英 30g，枳壳、芍药各 15g，柴胡、苏梗、蒲黄（包煎）、田七粉（冲服）、乌及粉（冲服）、炙甘草各 5g，连服 15 剂。

四诊：9 月 10 日，服上 15 剂后，无明显不适，舌质淡红，舌苔白，脉缓。药到症除，以上方再服 15 剂，以观后效，再作斟酌。

继服 15 剂自感良好，又再服 15 剂。因在省外工作，不方便来深就医；但是他自己认为每次就诊服药都很有效，而且每次就诊所用药物都无多大变化；加之若不继续服药，他又担心糜烂性胃炎发生意外；并且西医多次警示，幽门螺杆菌是致胃癌的凶手，但他曾多次经抗 HP "三联" 或 "四联" 治疗，副作用均较大，而 HP 仍阳性；于是他最后决定继续服上方。1989 年 11 月 28 日已服用上方共 4 个月零 15 天，在某三甲医院经胃镜检查，诊断为慢性浅表性胃炎，未见糜烂，HP(-)。

按语：本病例经胃镜等相关检查，诊断明确。中医辨证为肝失疏泄，胃中积热。其胃病 5 年之久，胃黏膜糜烂，乃痛久入络的明证。HP(+++)，是热毒之象。其大便硬，多天 1 次，热毒蕴聚而无出路，故在疏肝理气的同时，投入蒲公英和黄连清热解毒。蒲公英重用，清热解毒力强，又善于通大便，使热毒有出路。其在 4 个多月的治疗中共用蒲公英 4kg 多，而毫无不适，并且胃痛减轻，HP 转阴，说明该药清热消炎、抗 HP 作用可靠。长期临证研究表明，蒲公英抗 HP 疗效肯定，但用量宜大，疗程足够是关键。而脾胃虚寒，大便溏者忌用。蒲公英既有祛瘀止痛之效，又有抗 HP 作用。田七粉合乌及粉共奏祛瘀通络生肌之功。瘀去络通，则有利改善糜烂病灶的供血，促进病灶的修复。

四、清热养阴法治疗胃痛医案

病例：李某，男，38 岁，职员。1995 年 7 月 19 日初诊。胃脘痛史 8 年，分别经 B 超检查：肝胆胰未见明显异常，先后 2 次胃镜检查，均诊断为 "中度慢性浅表性胃炎",HP(+++),先后于1989年3月、1995年4月用抗幽门螺杆菌西药规范治疗,治疗1个月后检测HP(-),但3个月后检测HP(+++),胃痛反复发作,反酸恶心,口干,饥则隐痛,大便干结,2~3天大便1次,量少,舌质红,舌苔白而干,脉弦数。诊断为胃脘痛·胃热伤阴。治以清泄胃热,滋养胃阴。处方:蒲公英30g,太子参、麦冬、白芍各30g,丹参、玉竹、花粉各20g,枇杷叶、赤芍、乌药、厚朴各15g,炙甘草5g。水煎2次,分2天内服,每天1剂。

二诊:8月2日服上方12剂后大便通畅,每天1次,胃痛明显减轻,无明显反酸。效不更方,以上方蒲公英用20g,嘱其再服15剂。

三诊:8月20日,无胃痛,纳食正常,大便正常,舌质淡红,舌质薄黄,脉弦细,治以滋养胃阴、清余热之法。处方:太子参30g,麦冬、石斛、蒲公英、白芍、丹参各20g,苏梗10g,炙甘草5g。水煎2次,分两次内服,每天1剂。

患者服上方15剂后,曾复诊3次,大法主方未变,随证稍作加减。共服30余剂后,于10月8日在某市人民医院胃镜检查:轻度慢性浅表性胃炎,HP(-)。

按语:本病例胃炎迁延8年之久,值得深思。屡治未愈的原因在于中医辨证不明,方不对证,药不中病,药量不当等。其大便干结,而且3天1次,舌质红,舌苔干,脉数,辨证为胃热无疑。若临证疏忽舌诊脉象,完全不可能确诊。诊断有失,效从何来?本方重用蒲公英,既有清胃热之效,又具通便之功,大便一通则热毒之邪从大便而出。有如排水沟中污垢堆积,污水停积则臭气熏人,蚊虫滋生。把污垢铲除,沟水畅流则不再滋生蚊虫。幽门螺杆菌是微生物,生长期满则消亡,若胃内环境适合HP生存,则其后代不断滋生,如割韭菜,割后再生。中医治疗是立足整体观念,通过辨证,明确病因病机,其施治既审因用药、祛除致病因素,又重视恢复脾胃的运化功能,有利于杜绝HP的滋生。同时不少中药如蒲公英、金银花、黄连、黄芩、薏苡仁等都具有抗HP的作用,选方用药时要选对药、用足饱和量才能达到疗效。方中用丹参、赤芍、厚朴和苏梗等都是根据辨证而定。病久必有瘀则用丹参、赤芍祛瘀通络,活血先理气则用厚朴与苏梗。总之,只要辨证无误,用药周密,量达其效则可药到病除。

五、健脾益气,疏肝解郁法治疗胃痛医案

病例:张某,男,45岁,职员。2010年10月12日初诊。胃痛史8年,抑郁症6年。现胃脘隐痛,每在情绪变化发作,嗳气反酸,闷闷不乐,纳呆乏力,失眠多梦,大便软,面色少华,舌质淡红,舌苔淡白,脉弦细。曾经B超检查肝胆胰脾,未发现异常。诊断为胃脘痛·脾虚肝郁。治以健脾益气、疏肝解郁。处方:合欢皮、茯神各30g,当归、白芍、白术、海螵蛸、党参各20g,炒香附15g,柴胡、姜半夏各10g,炙甘草5g。水煎2次,分2次内服,每天1剂。

二诊:10月24日,服上方15剂后,胃痛、反酸减轻,心情闷闷不乐明显改

善,能入睡 4 小时,仍梦多,纳食稍有增加。嘱其继续服上方 15 剂,以观后效,再作调治。

三诊:11 月 26 日,服后效良,近周来胃痛缓解,心情开朗,睡眠基本正常,纳食尚少,以上稍有出入,再服 15 剂。并吩咐其要做到生活规律,纳食与睡眠要定时,形成生物钟,进食适量,食八成饱,宜清淡为主,切忌暴饮暴食,坚持每天适度运动。

四诊:2011 年 2 月 17 日,因发热咳嗽就诊。其高兴地告知,近 2 个月未再出现胃痛,睡眠正常,精神奕奕,心情开朗。

按语:我提倡诊病模式为辨病、辨证、辨体质三结合,是长期临证的经验总结。通过明确疾病的中、西医诊断,可避免误诊。因上腹部疼痛可分别由胃、肝、胆和胰的疾病引起,经 B 超检查已排除了肝胆胰的疾病,从而诊断为胃脘病。且病延 6 年,未见消瘦等恶性肿瘤的征象,故诊断是明确的。关于如何进行施治,首先必须通过辨证,找出病因,辨明病理机制,从而为治疗指明治疗原则,其次根据病证结合的原则,应用方证对应的思维选方用药。因而本例选用逍遥散合陈夏六君子汤加减,共奏健脾益气、疏肝解郁之功。其中逍遥散体现了张仲景"见肝之病,知肝传脾,当先实脾"的教诲,用白术、茯苓、炙甘草补益脾气。肝为藏血之脏,以当归、白芍补肝血,肝得血则疏泄正常,郁症则解,则肝木不再克犯脾胃,而达到治疗目的。陈夏六君子汤是健脾和胃的常用方,健脾以升清,和胃而降浊,则脾胃运化正常。

六、健脾补气法治疗老年胃痛医案

病例:陈某,男,76 岁。1991 年 7 月 18 日初诊。胃痛史 30 余年,屡次经胃镜检查均诊断为慢性浅表性胃炎。1991 年 7 月 10 日病理诊断:(胃窦)黏膜慢性炎。除高血压、动脉硬化外未发现其他病变。每在餐前则胃脘隐痛,稍进食则胃脘胀,恶心嗳气,纳呆便溏,神疲乏力,体重 46kg,身高 175cm,体重指数(BMI)13.388,舌质淡,舌苔薄白,脉弱。诊断为胃脘痛·脾气虚弱,运化失职。治以健脾补气。处方:黄芪 30g,党参、白术各 20g,炒香附、姜半夏、延胡索 15g,陈皮、炙甘草各 5g。水煎 2 次。分 2 次内服,每天 1 剂。

二诊:8 月 25 日,因家住广西来深诊病不便,上方共服 30 剂,近旬未再见胃痛,纳食增加,胃脘胀减,体重增加 1kg,见患者老恙已入坦途,余为庆贺,以上方稍为增损,嘱其服 30 剂,可用电话联系后决定调治策略。

患者于 10 月 8 日来电喜报胃痛未作,纳食正常,有时仍有神疲乏力。嘱其用高丽参 10g 炖服,每周 1 次。于 1992 年春节前电话拜年,听其声音嘹亮,中气十足,获悉其痛一直未作,体重增加共 5kg。我高兴地祝贺他老病得愈。他诚恳请求我提供有关保健知识。我欣然把清代著名医家程国彭在《医学心悟》中所教诲"凡人起居有常,饮食有节,和平恬淡,气血周流……病安从来"诠释告知。他听后高兴万分地说:"得此一教,胜过千金"。

按语: 医者要有菩提普救之念,以拯救苍生为天职,渔于保健防疾之良法,益于一方,胜于治愈其病。不少患者都感言,从中意外得到的保健知识,可靠易行,是用钱买不到的护命之宝,我深感其勉励之言是对医者提出的更高要求,要尽力而为,这是"医者,父母心"的内涵。本病例获效有赖于参芪等健脾补气之功,其中高丽参大补元气不仅能拯救重病,又能治疗迁延难愈之症。

七、清肝利胆法治疗胃痛医案

病例:张某,男,45岁,职员。2016年12月初诊。胃痛史3年余,现胃脘隐痛,恶心反酸,吐苦水,口干,纳食正常,大便偏干,舌边尖红,舌苔黄干,脉弦数。平素嗜酒吸烟。2015年7月在某市人民医院胃镜检查诊断为慢性浅表性胃炎合并胆汁反流,HP(++)。辨证为胃病·胆热犯胃。治以清热利胆。处方:蒲公英30g,金钱草、预知子各20g,黄芩、党参各15g,柴胡、法半夏各10g,炙甘草5g。水煎2次,分2次内服,每天1剂。

二诊:7月2日,服15剂胃脘隐痛减轻,泛吐苦水明显减少,仍有反酸,以上方加蛤壳、煅瓦楞各30g,嘱其服20剂,观其后效再议方药。

三诊:7月28日,服上剂20剂,胃脘胀痛诸症悉解,大便正常。再三向患者详细阐述,其所患胆汁反流性胃炎与嗜酒吸烟有直接关系,应戒烟限酒,饮食有节等才能把病治愈。他连连点头说:"保证做到。"议以下配方再继续善后调治。处方:瓦楞子30g,太子参、白术、茯苓、金钱草、预知子各20g,枳壳、白芍各15g,炙甘草5g,共奏健脾益气、疏肝利胆之功,用以善后。

于9月28日陪其父亲来余处就诊,告知服上方30剂,一直胃痛未作。

按语:《灵枢·四时气》指出:"邪在胆,逆在胃,胆液泄则口苦,胃气逆则呕苦。"切中了本病例的病因病机。长期暴饮暴食,饮酒无度,烟不离手,日久酿成胆热而肝之疏泄失职,以致胆热犯胃。故首诊用小柴胡汤清泄少阳肝胆郁热,以金钱草、预知子清热消炎利胆,并重用蒲公英速清胃热,故胃痛诸症得到较快控制。三诊用四君子汤合四逆散以健脾益气、疏肝利胆,并继续守用金钱草、预知子促胆利则不再犯胃。正气复,邪气却,委曲疏泄之法而护胃。

对胃痛的治疗,不能见痛止痛,必须寻根究源,审因施治。本胃痛因胆热犯胃,用利胆清热则痛自止。其中胃镜检查诊断为胆汁反流性胃炎,对中医诊断大有助益。我提倡中医诊断必须病证结合,即在分别明确中西医所诊断的病后,就必须用中医的辨证思维,用中医治疗。又如胃脘部有胃、肝、胆、胰等,若一见胃脘疼痛就概诊为胃痛,则容易出现诊断错误,从而耽误治疗。若能遵循病证结合的原则,分别明确中西医诊断的病名,则对中医辨证有指导意义。

我虽然临证施治概用纯中药治疗,而在诊断上坚持中西医双重诊断,这有利于补中医的短板。

八、活血化瘀,祛瘀通络法治胃痛医案

病例:徐某,男性,53岁,1999年10月15日初诊。胃痛史15年,反复发作,痛则较剧如锥刺,通过相关检查排除肝、胆、胰、心的病变,前后经过6次胃镜检查均诊断为糜烂性胃炎,屡经中西医治疗后虽有疼痛缓解,但易复发,每因饮食不当则疼痛,纳食与二便均正常,舌质淡红舌边有瘀斑,舌苔薄白,唇紫黯,脉弦。诊断为胃痛·气滞血瘀。治以活血化瘀,祛瘀通络。处方:当归、丹参、生地、赤芍各20g,玄胡索、川芎、香附、乌药各15g,桃仁10g,红花、炙甘草各5g。水煎2次,分2次内服,每天1剂。

二诊:11月7日,服上方15剂胃痛减轻,未出现刺痛,舌边瘀斑变淡,但服后大便烂,日1次,上方去生地、赤芍,加茯苓20g,嘱其服15剂。

三诊:11月28日,服后近周未见胃痛,但有不适,以上稍作加减,再服15剂。

患者家住佛山市来深就诊有点不便,于12月底来电云胃痛月余未作,咨询是否继续治疗,遂拟下方调治,药用当归、生地、白芍、川芎、香附、苏梗。

患者于2000年5月初带其姑母来诊,高兴地告知,半年来未有胃痛。

按语: 本病例只要四诊合参,详其病史、疼痛性质和胃镜诊断,辨证不难。根据病因病机而辨证施治,方证对应,量效恰当则能应手取效。若把舌诊置之高阁,问诊不周密,辨证缺失,则论治大相径庭,而难以获效。对本病例的辨证有三个重点:一是胃病15年之久,久病则入络,入络即有瘀;二是舌边有瘀斑,唇色紫黯是瘀血之明征;三是胃镜诊断为胃黏膜糜烂充血,此乃是中医望诊的延伸。根据方证对应原则,选用桃红四物汤合延胡索散,后者是祛瘀通络的名方。中医传统的方剂都是历代医家经验的总结,疗效可靠,只要熟练掌握方剂的适应证和用量,先选用就能易如反掌。方中用香附和乌药是遵循气血相关论,要活血必须先理气,气为血之帅,气行则血行,血行方能祛瘀。凡是用方选药都要有理遵法,才能中的。

九、调升降治疗胃痛医案

病例:文某,女,45岁,职工。1997年3月16日就诊。胃痛史3年,经胃镜检查诊断为慢性浅表性胃炎,余未发现其他病史。现胃脘隐痛,无明显嗳气反酸,纳食尚可,大便质软而难排,2天1次,大便量少,便后胃痛减轻,舌质淡红,舌苔薄白,脉缓。诊断为胃痛·升降失职。治以升清降浊法。处方:黄芪、党参各30g,白术、茯苓各20g,枳壳15g,槟榔10g,升麻、柴胡、陈皮、炙甘草各5g。

水煎 2 次,分 2 次内服,每天 1 剂。

二诊:4 月 6 日,服上方 15 剂胃痛若失,其高度评价中医治病神奇,观其精气神正常,询其纳食正常,大便畅通后胃痛旋即缓解,诊其脉缓而有力。嘱其按原方再服 15 剂,以观后效,再作考虑。

7 月 14 日来院例行 1 年 1 次的健康体检,前来余诊室告知,胃痛未作。

按语:中医治病,一是靠辨证,审其致病之因,究其病理机制是治病的前提;二是遵循中医理法,逆转其病理机制,恢复脾升胃降的正常功能是治病的保证;三是选对方,根据量效关系而合理用量是达到疗效的根本措施。对本病例的辨证着眼点在于患者虽大便烂而难排,2 天大便 1 次而量少,大便后而胃痛减轻的特征便可判断其为浊气下降失职,而浊气不能下降的根本在于脾气不能升清,若能恢复脾之升清,则胃能降浊。浊降则大便畅通,通则不痛,不用止痛而胃痛自止。所选用之方补中益气汤,是健脾升清之名方,因其药理机制,恰能逆转本病例的病理机制而获效。用本方的升提清气之功,用于治疗男性疝气、女性子宫下垂和脱肛等往往应手取效。升与降是自然界万事万物的客观规律,例如地气上升则为云,云气下降则为雨,若升降正常则既无天旱又无水涝,异常则发生自然灾害。人之五脏六腑都依赖正常升降功能来维持平衡,适其平衡则身体健康。而脾升胃降是脏腑升降的枢纽中心,若升降紊乱则变证蜂起。平衡升降贯穿在中医治法的始终。本病例既用升麻、柴胡助其升,又用枳壳、槟榔导胃浊下降,且一味枳壳同具升降之功,毋轻视之。正如清代周学海《读医随笔》指出:"升降出入者,天地之体用,万物之橐籥,百病之纲领,生死之枢机也。"

十、平调寒热治疗胃痛医案

病例:郑某,男,49 岁。2000 年 7 月 28 日初诊。胃痛史 3 年,胸中烦闷,恶心嗳气,时有反酸,舌质淡红,苔薄白,脉弦。曾经 2 次胃镜检查均诊断慢性浅表性胃炎。中医诊断为胃痛·胸中有热,胃中有寒。治以平调寒热。处方:党参、白术各 20g,干姜、黄连、黄芩、半夏各 10g,炙甘草 5g。水煎 2 次,分 2 次内服,每天 1 剂。患者拿着处方后,左观右看,喃喃自语,仅 7 味药不到 90g,疑虑地询问:"这么少药行吗?我平时服的药都是 20 多味,有 300~400g。"我耐心向他解释说:"这是经方,相信会有效。"他着急补充说:"我胃痛 3 年了。"怀着疑心离开诊室又回来,并把处方交给我说:"不要开 10 剂,先服 3 剂看看。"

二诊:7 月 31 日,一进诊室门就高兴地说:"真是神方,服 3 剂胃痛好多了,那天说错了,请不要见怪……"他坐下后向他解释说:"这是张仲景在《伤寒论》的名方,称为经方……"经询问其胃痛明显减轻,恶心嗳气十去其七,胸闷好转,完成脉诊后开原方 7 剂交给他,说:"再开上次未服的 7 剂。"患者胸有成竹地说:"我相信服了一定会好",并连声感谢着走出诊室。

三诊:8月16日,他服了7剂后自感良好,又配7剂,胃痛全解,现无明显不适,仍效不更方,把黄连用量减少至5g。嘱其再服15剂后再做定夺。

2001年上旬患者陪朋友就诊告知,胃痛一直未作,并连声说"妙手回春"。

按语:本方系张仲景《伤寒论》的黄连汤化裁而成,因其胃痛由胸中有热,胃中有寒,寒热错杂,胃失和降所致,治宜平调寒热,和胃降逆。方中黄连、黄芩苦寒,泄胸中之热;干姜辛温,暖胃中之寒;三药合用,辛开苦降,平调寒热。半夏和胃降逆;党参、白术益气和中,又可制黄连苦寒败胃之弊。黄连汤中有桂枝、大枣,因患者有慢性咽炎,去桂枝以防其燥热。因患者有反酸,不宜用大枣,故2味均去之。加白术助党参益气之力。我临床喜用张仲景《伤寒论》和《金匮要略》的经方,药简效宏。经长期探索研究发现,经方的奥秘是方证对应,以及量达其效的量效关系。由此形成了我临证用药精简、量中其效的学术特色。

十一、健脾益气法治疗胃痞·脾胃气虚医案

病例:陈某,男,62岁。2007年11月8日初诊。胃脘痞满6年,进食则胀,纳食乏味,恶心暖气,大便软,日2次,脸色萎黄少华,舌质淡红,舌苔白润,脉弱。体重50.5kg,身高175cm,体重指数(BMI)16.49。诊断为胃痞·脾胃气虚。治以健脾益气。处方:黄芪30g,党参、白术各20g,炒香附、苏梗、鸡内金、姜半夏各15g,陈皮、炙甘草各5g。水煎2次,分2次内服,每天1剂。

二诊:11月29日,服15剂后胃脘痞满十减其八,纳食增加,观其脸色转佳,精神好转,以上方加木香10g,嘱其服20剂后再议调治。

经2008年春追踪,一切正常,体重增至56kg。

按语:我临证十分重视观察患者的肥瘦,把体重指数(BMI)纳入辨证因素。凡是严重消瘦的,应排除恶性肿瘤等消耗性疾病,以及糖尿病和甲状腺功能减退等病。采用中西医两种诊断,为正确辨证奠定了基础。这既是对病人的诊断负责,又是避免误诊和防范医患纠纷的客观要求。

本病例辨证为脾胃气虚的依据是:纳食不振,脸色萎黄,神疲气短,脉弱和体重不足。方用陈夏六君汤合香苏饮,共奏健脾益气、理气消痞之功,突出用药精、简、效的特点,缓图起效,不求急功,重在恢复脾胃的运化功能。若用药繁多,不仅难求寸功,又会重伤脾胃,增加患者的思想负担,而出现肝气郁结等,此种情况屡见不鲜。作为医者,提高学术水平永远在路上。只要坚持不懈地探索研究,认真总结,激发创造性的辨证思维,必能达到彼岸。若贪图享乐,怕苦怕累,不求上进,做一天和尚敲一天钟,若要治病求效,只能是望梅止渴而已。

十二、疏肝理气法治疗胃痞·肝气犯胃医案

病例:曾某,男,52 岁,职员。2007 年 1 月 30 日初诊。胃脘痞满 5 年,胃脘连双胁下满闷不适,频频嗳气恶心,情绪不好时加重,舌质淡红,舌苔薄白,脉弦。诊断为胃痞·肝气犯胃。治以疏肝理气。处方:代赭石、白芍、佛手各20g,旋覆花(包煎)、枳壳、姜半夏、厚朴各 15g,木香(后下)、陈皮、柴胡各 10g,炙甘草 5g。共 7 剂,每天 1 剂,水煎 2 次,分 2 次内服。

二诊:2 月 3 日,服后脘连胁之痞闷减轻,但仍胃脘痞满,近日在家因发生口角,痞满、嗳气、恶心有增无减,脉弦。药已中病,守法不变,以上方加香附、苏梗各 15g,15 剂。并开导他要调节好情志,若心态不好对治病影响较大。

三诊:2 月 22 日,服后痞满、嗳气恶心明显减轻,仍有余波未平,纳食欠佳,大便软,日 2 次,治以健脾益气、疏肝和胃。处方:党参、白术、茯苓、鸡内金各20g,香附、苏梗、姜半夏各 15g,陈皮、炙甘草各 5g。

四诊:3 月 7 日,服上方 10 剂,已未见痞满,偶有嗳气恶心,纳食增加,大便正常。嘱其服 10 剂后再作调治。

五诊:4 月 7 日,因痛风发作前来就诊,告知上方服 20 剂,近月来胃无明显不适。

按语:肝与胃类似兄弟,和睦则各尽其责,协作有序,肝气疏泄正常则胃气和降、脾气升清正常。若肝气失于疏泄,肝气易犯胃腑。胃脘痞满连及胁下、频频嗳气恶心,是辨为肝气犯胃的主要表现。所用之方是张仲景《伤寒论》中的四逆散合旋覆代赭汤,以合力疏肝平逆气,有利恢复肝气疏泄,故痞满逐步减轻。根据"邪之所凑,其气必虚"的经典格言,肝气之所以能犯胃,主要还是脾胃气虚,故三诊用陈夏六君子汤合香苏饮,正气得扶,则肝气不再犯胃而获愈。慢性病日久必须在临床症状得到完全控制的情况下,进行康复期调治 1~2 个月,待其脾胃运化功能旺盛,才可停药,从而能减少其复发。一言以蔽之,正气足则邪不可干。虽然祛邪则正安,但宜适可而止,若无邪再用祛邪之法则重伤正气,导致新的邪正对立的局面。总之,医者在临证时要做到辨证入微、一丝不苟,则能药到病除。

十三、以风胜湿法治疗胃痞·脾虚湿困医案

病例:孙某,女,41 岁。2015 年 6 月 20 日初诊。胃脘痞满 2 年多,身体倦乏,纳食不振,大便溏薄,脸色少华,舌质淡红,舌苔白厚腻,脉缓。诊断为胃痞·脾虚湿困。治以健脾益气,以风胜湿。处方:黄芪、党参、白术、茯苓各20g,苍术、柴胡、羌活、防风各 10g,黄连、陈皮、炙甘草各 5g。水煎 2 次,分 2 次

内服,每天1剂。

二诊:6月30日,服上方7剂后,困倦减轻,纳食不振好转,仍大便烂,日2次。以上方加薏苡仁30g,泽泻20g,藿香10g,10剂。

三诊:7月15日,服后胃脘痞满明显减轻,稍有倦怠,纳食好转但仍欠佳,大便软,日1次,舌苔白微腻,脉缓较前有力。现湿邪渐化,脾运失健,治以健脾助运化,佐以化湿和胃。处方:党参、白术、茯苓、鸡内金、薏苡仁、炒稻芽各20g,法半夏、藿香各10g,陈皮、炙甘草各5g。可服15~30剂。

2个月后跟踪查询,胃脘痞满诸症悉解。

按语: 本病例以脾虚失运为内因,夏季气温高而湿重的诱发因素为外因。外因要通过内因才能起作用,因此治疗上必须健脾与化湿双管齐下。化湿既用淡渗利湿、芳香化湿,又用柴胡、羌活、防风以风胜湿,这是中医治病特色,即根据"天人合一"理论,用自然的客观规律以指导治疗,这也是中医的创举。例如天气潮湿出现返潮时墙壁都流水,大风一吹则湿气全消。这也是中医不可或缺的辨证思维。辨证既要从人身上查内因,又要从地理环境与病发季节找诱发因素。本病例起病在潮湿的夏季,又出现体倦、便溏、舌苔白厚腻的湿困特点,从整体出发而辨证为脾虚湿困,治以健脾益气,以风胜湿。对湿浊缠绵难解时,用防风、羌活等风药,对如油入面难分难离而缠绵难解的湿浊有独特效验。

十四、用疏肝调经法治疗胃痛·肝气郁结医案

病例:苏某,女,38岁。2012年3月17日初诊。胃脘疼痛10年,每在月经前2天开始胃脘疼痛,乳房胀痛,心烦易怒,大便干结,舌质边尖红,舌苔薄黄,脉弦。曾先后两次经胃镜检查,均诊断为慢性浅表性胃炎并糜烂。平素月经周期正常,月经来第1~5天均经量少,艰涩难来。辨证为胃痛·肝气郁结。治以疏肝调经。方用丹栀逍遥散加减,处方:当归、白芍、白术、茯苓各20g,益母草、牛膝、栀子、丹皮、香附各15g,柴胡、玫瑰花各10g,炙甘草5g。水煎2次,分2次内服,每天1剂,连服10天。

患者末次月经2月25日。3月25日月经如期来,经量正常,经来畅顺无不适,亦未见胃痛。嘱其每次月经前服上方7剂,连服半年。

患者于2015年夏季陪家人就诊,主动告知,经上方治疗后胃痛一直未作。

按语: 用疏肝调经法治疗胃痛在临床屡见不鲜,且患者多为中年妇女,年龄在35~45岁者居多。调经法能治胃痛属中医异病同治。以上数例中西医诊断都是相同的病,而治法方药却迥然有别,彰显了中医辨证论治的特色和核心价值。概而言之,凡是病因病机相同的不同疾病都可用相同的治法方药;相反,尽管都是相同的疾病,但其致病的病因不同,表现的病理变化也是不同,根

据辨证求因、审因施治原则,都要用不同治法方药施治,显示了中医治疗的灵活性和原则性。

本病例原有糜烂性胃炎,月经来前由于肝的疏泄功能障碍,以致肝气犯胃而诱发胃痛发作。本病例的胃痛与痛经的鉴别在于疼痛的部位不同。痛经疼痛部位在腹部,而胃痛却在胃脘部。丹栀逍遥散是治疗肝气郁结、气滞血瘀所致痛经的有效方。经治疗后肝郁得舒,瘀祛气和则逆转了肝气郁结的病理机制,故可一箭双雕,胃病与月经失调均获佳效。

十五、用滋阴补肾法治疗胃痞·脾肾阴虚医案

病例:赵某,男,54 岁。2011 年 6 月 21 日初诊。胃脘痞满 10 余年,纳食不振,神疲乏力,腰酸腿软,大便干结如羊屎,难排,数天 1 次,舌质黯红而苔少,脉细。辨证为胃痞·脾肾阴虚。治以补肾阴,滋脾阴,润肠通便。处方:生地、麦冬、白芍、女贞子、火麻仁、瓜蒌子各 30g,山药、牛膝、枳实各 20g,炙甘草 5g。水煎 2 次,分 2 次内服,每天 1 剂。

二诊:7 月 4 日,服上方 10 剂,胃脘痞满减轻,纳食增加,大便好转,仍大便硬,每日 1 次,偏少,观其气色转佳,药已中病,效不更方,吩咐其守方再服 15剂,观其后效,再作化裁。

三诊:7 月 23 日,服后胃脘痞满基本缓解,多食后仍有微胀,大便正常,每天 1 次,腰酸腿软明显改善,稍为劳作后仍有疲乏,舌质淡红,舌苔薄白,脉细重按较前有力。病趋康复,仍固守滋补脾肾之法。处方:党参、白术、生地、玄参、麦冬、山药、牛膝、鸡内金各 20g,苏梗、陈皮各 10g,炙甘草 5g。

四诊:8 月 2 日,服上方 15 剂,现胃无明显不适,纳食尚可,体力逐步恢复。身高 170cm,体重由初诊时的 53.5kg 增加至 60kg。嘱其继用上方,每剂煎 2次,每天服 1 次,1 剂分 2 天服,连服 1 月。

于 10 月上旬追踪,胃无不适。

按语:《医宗金鉴·删补名医方论》中引张璐之言:"凡病久虚不愈,诸药不效者,惟有益胃、补肾两途。"乃因肾为先天之本,脾胃为后天生化之源。本病例既出现胃脘痞满、纳食不振等脾胃虚弱之症,又有大便干结、腰酸腿软等肾阴亏损之候。肾主水,司五脏阴液的调节。肾阴正亏而不能上滋于脾,则脾阴随之以竭。故应脾肾同治,滋补脾肾阴液,先后天同疗。肾阴盈足,水能滋木,肝木则荣,木气升发,有利脾气之升,清升则胃浊下降,肠腑畅通则大便如常。从而维持肝肾之气上升,心肺之气下降,脾胃斡旋中焦,则五脏六腑功能如常。这是五脏生克制化之理。只要熟练运用脏腑辨证,则辨证思过半矣。本病立足滋补脾肾,并遵《黄帝内经》"谨守病机"的教诲,此乃取效的关键。凡是慢性及疑难病,首要明辨病机,次要固守病机,待脏器组织功能逐渐恢复,

正气复则邪气却,疾病必然有望回春。否则,频频更医,治法无规范,用药杂乱无章,诛伐无果,则难觅坦途,只能是徒劳无功。

十六、用清热化湿法治疗急性泄泻·大肠湿热医案

病例:何某,男,26岁。2016年5月10初诊。泄水样便3天,每天6~8次,呕吐胃内容物,每天2~3次,发热,口干,口渴,舌质边尖红,舌苔黄腻。脉浮数。辨证为急性泄泻·大肠湿热。治以清热化湿。处方:柴胡、葛根、芡实、黄芩、藿香各15g,黄连、木香(后下)、姜半夏各10g,炙甘草5g。水煎2次,分2次内服,每天1剂。

二诊:5月13日,服上方3剂后发热退,大便正常,舌质淡红,舌苔薄黄,脉缓。湿热之邪已挫,不用再服苦寒清热燥湿之剂,宜用饮食调理,清淡为主,忌食肥腻,恢复脾胃运化功能则自然康复。

按语:本病为西医学的急性胃肠炎。中医辨证为大肠湿热,多因暴饮暴食肥甘厚味、或饮食不洁、或肉食未全煮熟、或食物污染变质等,刺激了胃肠道,出现胃肠应激反应,加速蠕动,从而把有害食物尽快排出,此为正气奋起祛邪的表现。急则治其标,用葛根黄芩黄连汤苦寒清热化湿,佐以藿香、木香、姜半夏芳香化湿、理气和胃。热清湿化则泄泻必止。黄芩、黄连为苦寒清热燥湿之药,中病则止,过剂反而苦寒重伤胃气,有害而无益。用葛根升脾阳,护津液,一般用10~15g。若葛根重用30g以上,则有明显的扩张大肠平滑肌而通利大便的作用,如老年性便秘症常重用葛根30~50g。中医对本病证每奏良效,而且药价便宜又无明显副作用,很有推广价值。

十七、用健脾益胃,升提脾阳法治疗急性泄泻·脾胃气弱,脾阳不升医案

病例:傅某,男,52岁。2015年6月21日初诊。泄水样便2天,每天大便5~6次,伴有呕吐、腹痛,低热37.5℃,口干,纳食欠佳,舌质淡红,舌苔薄黄,脉浮弦细。辨证为急性泄泻·脾胃虚弱·脾阳不升。治以健脾益肾,升提脾阳。处方:党参、白术、茯苓各20g,藿香、葛根各15g,木香(后下)10g,炙甘草、升麻、柴胡各5g。水煎2次,分2次内服,每天1剂。

服上方5剂则吐泻均止,继续服用陈夏六君子汤数剂则康复。

按语:本病例以脾胃虚弱,健运失职为根本因素,稍有饮食不当则易致脾胃升降紊乱而致泄泻。当脾气亏虚,失于散精,则清阳不升,水湿浊邪内聚胃肠而泄泻。方用七味白术散加味。用参、术、苓、草健脾益胃治其本。藿香芳香化湿,葛根、升麻、柴胡升脾阳,木香行气止痛,共为治标。标本兼治,脾胃运化复常,脾能升清,胃降如常,则泄泻获愈。

本病例类似西医学的功能性消化不良,发病率高,凡是脾胃素虚之体易中招。中医治疗本病证有很好的疗效,明显优于西医,值得传承发扬。同时,重视饮食卫生,饮食有节,平调饮食,可大大预防泄泻的发生。

十八、止泻神丹治疗急性泄泻·胃肠湿热医案

病例:陈某,男,35岁。广东省丰顺县汤西区南际乡福宁村人。1956年7月中旬,因进食不洁食物,全家5人均出现腹泻,拉水样便,日4次,呕吐胃内容物,腹痛,舌质淡红,舌苔黄白。辨证为胃肠湿热。我先父陈生云(1900—1983年)处方:止泻神丹,每次服6g,用生姜水冲服,每天服3次。止泻神丹由黄芩、藿香等量共研成末而成。

陈某全家5人服止泻神丹2天后,腹泻、呕吐均愈。

按语:我先父是中医的信徒和爱好者,他勤奋学习中医,积累了不少有效良方,例如治疗急性黄疸的退黄汤(另文介绍)、止泻神丹等,治愈了众多病人,并且不收分文。童年的我目睹了父亲精心研制的各种中成药治疗各种病证都具有很好的疗效,深受乡亲们的信赖。而在当时,父亲的一举一动都引发了我深深的思考。那时我家还是很贫穷的,家中无分文,连买盐都用鸡蛋去换,父亲却把买回的中药制成药末为广大乡亲治病,并从来不收分文。父亲教诲我,我们宗族村名是"积善居",就是先祖对后代制定的家规,要世世代代坚持以善为根,以慈善待人,以善举关爱社会。我父亲的高尚道德是不熄灭的航灯,指引着后代,并鞭策着后代要尽己之能为社会多做贡献,这才是积善居合格的人才。

十九、燥湿运脾,祛风散寒治疗急性泄泻·风寒客表,脾虚湿困医案

病例:朱某,男,42岁。2013年5月15日初诊。泄泻3天,水样便,日3~4次,恶心,有时呕吐出胃内容物,腹部隐痛,恶风头痛,倦怠纳呆,舌质淡红,舌苔白微腻润,脉浮缓。辨证为风寒客表,脾虚湿困所致急性泄泻。治以燥湿运脾,祛风散寒之法。处方:藿香、防风、苍术各15g,姜半夏、草豆蔻、苏叶、木香(后下)、神曲(包煎)各10g,茯苓30g,炙甘草5g,黄连3g。水煎2次,分2次内服,每天1剂。

患者服5剂后,诸症悉除。

按语:本病例以脾胃素虚,脾运失司,湿邪困脾为主因。每因饮食不慎或外感风寒而诱发。此型泄泻发病率很高,但中医治疗效果显著。方用苍术、茯苓、藿香以健脾化湿;姜半夏、苏叶以和胃止呕;草豆蔻、木香以理气醒脾止痛;防风祛风胜湿;佐以少量黄连以苦坚阴,和半夏以辛开苦降,有助脾胃升降。

黄连虽寒,但用量少却能反制苍术、草豆蔻之温燥,既充分发挥药物的专长,又避免了药物的副作用。正如用药如用兵,不能有半点的疏忽。

本病例与以上何某病例均为急性泄泻,何某为大肠湿热证,症见发热,口干口渴,舌质边尖红,舌苔黄腻,脉浮数;而朱某症见恶风头痛,舌质淡红,舌苔白微腻润,脉浮缓。其寒热虚实悬殊,则其治法方药迥然不同,这体现了中医辨证论治的特色。辨证中必须遵循四诊合参的原则,全面掌握病情,才能做出正确诊断。其中舌诊在脾胃消化病的诊治中有重要意义,例如舌质红与否,是判断病性寒热的关键;舌苔的厚薄是诊断湿邪轻重的客观依据。除个别染苔现象外,舌象是体内疾病的外在表现,即"有其内必形于外"。因此,凡是临床经验丰富的中医师都十分重视舌诊。

二十、健脾益胃治疗慢性泄泻·脾胃虚弱医案

病例:张某,女,62岁。2014年8月16日初诊。泄泻10余年,大便溏烂,每天3~4次,纳呆、嗳腐,食则胃腹胀,脸色萎黄,舌质淡胖,舌苔薄白润,脉弱。辨证为慢性泄泻·脾胃虚弱,治以健脾益胃。处方:黄芪30g,党参、炒白术、茯苓、鸡内金、炒扁豆各20g,炒香附、焦山楂各15g,陈皮、炙甘草各5g。水煎2次,分2次内服,每天1剂。

服上方14剂后,大便好转,有时成形,日2次,纳食略有增加,仍有神疲乏力,以上方加减,多次复诊。于11月下旬因咳嗽就诊,告知大便已正常,食欲改善,体重增加2kg,体重指数(BMI)变为18。

按语:该病例泄泻10余年,纳呆乏力,舌质淡胖,舌苔薄白润,脉弱,皆为脾胃虚弱的表现。脾胃同居中焦,胃主受纳,脾主运化,脾气升则胃浊降,共同维持升降平衡,健运不息,则人能身强力壮。若脾胃失于运化,不能生化气血,气虚血弱则神疲乏力,脸色萎黄。病情属轻,但必须重视调治。否则,病延日久,必影响到心、肺、肝、肾的正常功能。因为,心所主之血、肝所藏的血皆由脾所生化的血来源源不断地补充,如此才能保持其正常功能。同样,肺所主之气和肾所藏的精,全靠脾所化生的血转化而成,此所谓精血同源。总之,人之脏器组织功能全赖脾胃化生的气血等保障,因此把脾胃称为后天之本,即是维护生命的根本之意。脾胃的强弱不但影响健康和生活质量,而且与全身脏器组织功能的正常与否有直接关系,其结果必然影响到寿命。笔者曾对年龄在80岁以上的老人作调查发现,长寿又健康者都是纳食正常、大便通畅者。能食则生命泉源不竭,大便通畅则能把代谢废物及时排出,杜绝产生新的致病因素,从而保护老人健康长寿。因此,我提出的"慢性病、老年病从脾胃论治的学术思想",是长期从事临床后得出的经验的结晶。我撰写这一医案的另一目的,就是要医者在临床处方用药过程中,既要避免药物对脾胃的伤害,以防胃肠功

能紊乱而变症丛生,又要重视保护好脾胃的消化功能。

二十一、温中散寒治疗慢性泄泻·脾胃虚寒医案

病例:曾某,男,65岁。2009年10月12日初诊。慢性泄泻12年,大便溏烂,日3~4次,肠鸣辘辘,四肢凉,纳食少,凡食水果蔬菜则泄泻加甚,舌质淡胖,舌苔白多津,脉弱。辨证为慢性泄泻·脾胃虚寒。治以健脾益气,温中散寒。处方:黄芪30g,党参、炒白术各20g,干姜、桂枝各10g,肉桂(焗服)、炙甘草各5g。水煎2次,分2次内服,每天1剂。

用上方增损调治2月,继用高丽参(炖服)10g,每周服1次,共服10次。后泄泻痊愈。

按语: 本病例为中焦阳气式微,釜底无火则不能腐熟水谷,必大便溏烂。用理中汤合黄芪建中汤加减以健脾温中散寒。脾阳虚日久,必及肾阳不足,故用肉桂补肾阳以暖脾土,脾阳振、中寒散则脾能健运,何有泄泻不愈之理。高丽参大补元气又善补心肾,对年过六旬之老人脾肾两虚者用之,既能治病,又能强身益寿;对于身体强壮、肝火旺之人却忌服。若服之,犹如火中加油,有害无益。对于其他补品,如鹿茸之类,都要通过辨识体质后选用,属虚者则可补之,并适可而止。我主张在康复期用食补,其胜于药补,合理饮食调养是最佳方法。若乱补,则高丽参也与砒霜无异。

二十二、温补肾阳治疗慢性泄泻·肾阳虚弱医案

病例:古某,男,75岁。2011年10月20日初诊。慢性泄泻18年,每在凌晨4点许则大便,溏便,每天4~5次,小便频数,夜尿4~5次,四肢冷,腰酸腿软,神疲乏力,坐则欲寐,舌质淡胖,舌苔白多津,脉微细。辨证为肾阳虚弱,火不暖土之慢性泄泻。治以温补肾阳,暖脾止泻。处方:制附子(先煎)、炒白术、鹿角霜各20g,干姜、破故纸各15g,炒肉豆蔻、五味子各10g,肉桂(焗服)、吴茱萸、炙甘草各5g。水煎2次,分2次内服,每天1剂。

服15剂后,其泄泻诸症均有不同程度的改善。复诊多次,谨守病机,治法不离其宗,随症增减,治疗近2月,泄泻告愈。

按语: 神疲、不寐、肢冷、尿频、脉微细是肾阳虚弱的典型表现,故治以温补肾阳。附子、肉桂、补骨脂、鹿角霜皆擅长温补肾阳,且鹿角霜具有收涩止泻之功;吴茱萸温肝肾,是治阳明寒呕少阴利的主药,如经方吴茱萸汤便是常用之方。肾阳复振,下焦阴寒已散,釜底有火,脾胃健运,泄泻则止。同时佐用白术、干姜、肉豆蔻、炙甘草,此亦能温中散寒。补肾阳、暖脾土,相得益彰。对此类病证,若纯用健脾益气则难以取效,关键在于脾阳既虚、又得不到肾阳的补充,釜底无薪,何能腐熟水谷? 中医治疗此类病证独具特色,应传承发扬。

二十三、疏肝醒脾,清化湿热治疗慢性泄泻·大肠湿热滞留医案

病例:魏某,男,49岁。2007年8月16日初诊。慢性泄泻10余年,腹痛旋即大便,黏稠便,排便不畅,有后重感,便后则舒。经肠镜和多次大便检查未见病变,排除痢疾等病,诊断为肠易激综合征,多方治疗,收效甚微。舌质边尖红,舌苔黄白微腻,脉弦细滑。平素嗜酒及厚味。辨证为肝脾不和,大肠湿热滞留。治以疏肝醒脾,清化湿热。处方:柴胡、防风、黄连、陈皮各10g,白芍、黄芩各15g,白术、红藤各20g,木香(后下)、槟榔、炙甘草各5g。水煎2次,分2次内服,每天1剂。

患者复诊多次,均遵原治法,随症加减,治疗月余,泄泻告愈。

按语:众所周知,凡是暴饮暴食、嗜酒及厚味等易导致脾胃消化病。而因情志异常产生消化道疾病却未引起足够重视,导致其发病有增无减。由于当今都市生活肉食偏多,杂粮偏少,饮酒成风,蔬菜农药超标,饮食污染等比比皆是;加上生活节奏快,竞争激烈,相互攀比等致情志异常极为多见;内外因交加,每可致肝气郁结,肝失疏泄,酿成脾的清气不升,胃浊失降。肝强脾弱,肝木克犯脾土,可见腹痛则大便、大便不畅等升降紊乱、湿热之邪滞留之表现。治疗上必须抑肝扶脾和清化肠道滞留的湿热双管齐下,方能逆转其病理变化。故用痛泻要方抑肝扶脾,用香连丸合木香槟榔丸加减,清热化浊导滞。致病的肝贼和湿热浊邪得到清除,使脾胃功能可如常运筹,则病可康复。

本病例的病位在大肠,不能一叶障目,只看肠而忽视其他脏腑的影响。必须从整体观出发,运用脏腑辨证思维,审究病机,辨明病因症结,才有可能消除病因,逆转病理,拨乱反正,这体现了中医辨证的丰富内涵。否则,不是捕风捉影,就是遇见诊断难题,草率地乱下或风、或湿、或虚、或实等诊断,敷衍应付,要想治愈疾病,只能是望洋兴叹!

凡是病久则有瘀,瘀阻病灶络脉必造成微循环障碍,治疗药物和必需的营养均难到病位,致疾病迁延难愈。而红藤是肠道祛瘀通络的主要药物,用之常奏佳效。故在治疗本病例时,从始至终都在用红藤,以祛瘀且不伤正。

二十四、清阳明热结治便秘·大肠积热医案

病例:杨某,男,35岁。2012年7月10日就诊。因大便秘结5天未解,发热2天前来就诊。腹部按诊未扪及包块,舌质红,舌苔黄燥,脉弦数。平素暴饮暴食,饮酒无度,逢酒必醉,嗜食烧、烤、炙等肉食。辨证为便秘·大肠积热。治以清阳明热结。处方:金银花30g,厚朴、枳实各10g,大黄(后下)10g。水煎2次,分2次内服。服2剂后大便通畅。

按语:本方由小承气汤加金银花而成。临床观察发现,若纯用以上用量的

小承气汤,通便作用差,需把大黄用量增至20g方能通便,但常出现腹痛,其大便虽通,但常有后重,频频欲便。而用上方,虽然大黄只用10g,却有很好的通便功能。笔者临证治疗小承气汤证时,用金银花30~40g代大黄,既能通大便,又无明显副作用。金银花甘寒,寒能清热,甘能养阴润肠,对热盛伤津之大肠燥结是对证之品。对儿童便秘单用金银花亦有佳效。而用量是取效的关键,宜采用递增方法决定治疗量。例如10岁儿童开始用量为15g,根据排便情况增减用量。大便畅通后可用马蹄、芦根煎水代茶服,连服3天左右,以养津润肠,甚有裨益。

二十五、疏肝理气法治疗便秘·大肠气秘医案

病例:魏某,男,62岁。2014年7月18日初诊。便秘2年,大便不硬而难解,量少,里急后重,1天数次或数天1次大便,腹胀,舌质淡红,舌苔薄白,脉弦。平素性格内向,多愁善感,高血压3年,余无特殊。辨证为便秘·肝气郁结,大肠气秘。治以疏肝理气,导浊通便。处方:柴胡、青皮、木香(后下)各10g,枳壳、厚朴、大腹皮、白芍、槟榔各15g,炙甘草5g。水煎2次,分2次内服,每天1剂。

二诊:7月25日,服上方7剂,大便每天1次,大便软,偏少,仍有难解,时有便意,腹胀有所减轻。效不更方,上方中槟榔增至20g,再服7剂,以观后效。

三诊:8月2日,服后大便畅通,偏烂,日1次,大便量正常,但纳食欠佳,多食则腹胀,神疲乏力。大肠腑气已通,但脾气虚弱,健运匮乏。治以健脾益气,待脾能健运,浊气则排,腹胀将之以解。处方用异功散合香苏饮。

四诊:8月18日,服上方14剂,纳食明显增加,精神尚可,但大便烂,日1次。询问其饮食情况,怕营养不足,维生素缺乏,每餐进食菠菜较多。嘱咐其菠菜偏凉,可食而需适量,继用上方调治。

经追踪,服上方15剂后一切如常。

按语:中医倡导"天人合一","天"即是指自然界,"合一"是指人与自然界是一个整体,人要很好适应自然界复杂的变化。而人又是一个小天地,人体的五脏六腑、组织器官也是一个整体,它们的功能是互相配合的,通过生克制化,维持各自的正常功能。任何脏腑器官功能的失常,都是与其他脏腑器官密切相关的。临证时应通过辨证,审明其平衡失控的症结。本病例的便秘就是由于肝气郁结而出现肝的疏泄功能失职,造成胃肠道的降浊功能障碍,而致便秘。治以疏肝解郁,则能恢复其疏泄功能,方能使浊气下降。所以用柴胡疏肝散加减,佐用腹皮、槟榔导浊下行,有利于大便排出。肝的疏泄能影响到脾胃的升清降浊功能,但其根本还在于脾胃虚弱,即所谓"邪之所凑,其气必虚",故三诊用异功散健脾益气以治其本,并用香苏饮行滞气而醒脾胃,以补异功散理

气助动的不足，从而达到动静结合。脾胃消化系统的核心功能就是健运不息，气行畅通则为补。若纯用补益之药，易出现胃肠壅滞，所以在归脾汤中用木香、异功散中用陈皮。临证用药若能丝丝入扣，就能发挥药物的合力功能，还能矫正其副作用，从而实现中医治法的平衡宗旨。

二十六、用健脾补气，升清降浊法治疗便秘·气虚医案

病例：徐某，男，72岁，2012年11月12日初诊。便秘6年，大便不硬而难排，量少，1天数次，或数天1次，纳呆，神疲乏力，面色萎黄少华，舌质淡红，舌苔薄白润，脉弱。辨证为便秘·脾气虚弱。治以健脾补气、升清降浊。处方：黄芪、白术各50g，党参30g，枳壳20g，木香（后下）、槟榔各10g，升麻、柴胡、炙甘草各5g。水煎2次，分2次内服，每天1剂。

二诊：11月28日，服上方14剂，便秘好转，每天大便1次，仍大便量偏少，有时难排，纳食增加，精神转佳。既效则应谨守病机，待脾气旺则清气升，胃气足则浊自降。守上方，白术增至60g。

三诊：12月15日，服上方15剂，大便正常，纳食虽改善，仍觉乏味，继以健脾益胃调治。处方：黄芪、党参、白术各30g，茯苓20g，鸡内金、炒稻芽各20g，法半夏10g，陈皮、炙甘草各5g。

经追踪，服上方30剂后一切如常。

按语：中医临证的疗效取决于以下几点：①扎实的中医理论基础；②能全面熟练运用辨证论治的技能；③精准地掌握方、药的性能、主治疾病和副作用；④要有丰富的用药经验，能胸有成竹地运用达到最高疗效的用药量，即我所称饱和量。这是我长期刻苦研究后所提出的中药用量决定疗效的量效关系的学术思想。从本病例因脾气虚弱以致升降紊乱而出现便秘的治验可见一斑。方中重用黄芪、白术，若其用量不能满足脾气升清的力度，则胃之降浊乏力，这是物极则变的原理。概而言之，处方用药一定要明确君、臣、佐、使。君、臣药用足饱和量，突出其治疗的核心地位。佐使药为从属协同作用或用于治疗兼症，用量宜轻，否则会喧宾夺主，难得其效。

二十七、补血润肠治疗便秘·血虚医案

病例：高某，女，42岁。2012年6月25日初诊。便秘3年，大便数天1次，难排，头晕眼花，心悸失眠，贫血，面色萎黄无华，舌质淡，舌苔薄白，脉细弱。辨证为便秘·血虚。治以补血润肠通便。处方：当归、熟地、黄芪各30g，白芍、枸杞子、龙眼肉、柏子仁各20g，桃仁10g，红花5g。水煎2次，分2次内服，每天1剂。

二诊：7月12日，服上方14剂，便秘改善，仍2天方大便，难排，头晕眼花

减轻,仍失眠。既往月经先期7~10天,已有4年,经量多,经色鲜红,宜先调经为要。治以清热凉血养阴。处方:生地黄、地骨皮、玄参、白芍、旱莲草、山药各20g,牡丹皮、麦冬各15g,阿胶(烊化)10g。水煎2次,分2次内服,每天1剂。

三诊:7月25日,服10剂后月经适来,先期4天,经量有所减少。经期后5天未解大便,继以首诊处方再服7剂后继服二诊处方10剂。

四诊:9月15日,以首诊处方与二诊处方按以上方式交替服用月余,月经基本正常,只先期2天,大便已正常,未见头晕心悸,每晚能入寐6小时左右。继服归脾汤以善后调理。

2013年2月上旬,携儿子就诊,询后知其近半年大便正常。

按语:本病例为血虚以致便秘,必须探明导致血虚的病因,审因施治,此是治本之策。由于月经先期、经量多已达4年之久,其病因了如指掌,为治疗指明了方向。根据"急则治其标,缓则治其本"的原则,首诊应先治其燃眉之急的便秘。便秘好转则能舒缓患者情绪,也有利于肝气疏泄。便秘好转后二诊处方调治月经,治其因,堵其流,以使月经恢复正常。月经过多与便秘互为因果,顺应月经周期,交替服用调月经与治疗便秘两方,实有相得益彰之效。辨治过程既审因施治,又谨守病机,才是获得良效的真谛。从医者在临床中必须做到机圆法活,才能从容应对错综复杂的疾病。

月经正常与否与肝、肾、冲任密切相关:肝藏血,调节血液,所以有称妇女以肝为先天,乃调节月经的阀门;肾为先天之本,藏精,主生育与月经;冲任是月经的通路。若肾气充足,肾精盈满,肝气疏泄,正常调节血液,则冲任咸通。三者功能相辅相成,则月经正常。根据便秘与月经的因果关系,灵活地适时进行调经与治疗便秘,逆转其病理变化,则可一箭双雕,月经失调及便秘皆获愈。

二十八、滋肝补肾治疗便秘·肝肾阴虚,大肠燥结医案

病例:赖某,男,72岁,2013年9月2日初诊。便秘4年余,大便干结如羊粪,难排,数天甚至半月或更长时间方大便,常依赖灌肠排便,咽干,舌质红而苔少,脉弦细。辨证为便秘·肝肾阴虚,大便燥结。治以增水行舟,滋肾养肝,润肠通便。处方:生地黄、麦冬、玄参、白芍、当归、决明子、火麻仁、女贞子各30g,枳实、郁李仁各20g,玄明粉(兑服)3~5g,炙甘草5g。水煎2次,分2次内服,每天1剂。

二诊:9月20日,服上方15剂,便秘明显好转,大便成条状,每2天大便1次。效不更方,以上方半量调治1月。

12月上旬,因咳嗽就诊,告知大便已正常。

按语:老年性便秘颇为常见,其原因较为复杂。由于人至老年脏腑精液逐趋虚弱,胃肠蠕动锐减,总摄入量减少,蔬菜等纤维食物进食过少,水分补充不

足或缺少运动等,每可导致便秘,这是显而易见的。这类便秘只要饮食调理就比较容易治愈。而对于肝肾阴虚所致便秘,延年累月,治疗颇为棘手。造成肝肾阴虚的原因复杂,有因房劳过度,精液耗竭,水不容木;有劳心过度,阴血暗伤;有罹慢性难治性疾病,不断消耗肝肾之阴,有谓"穷则及肾";又有药物伤肝肾等。治疗上要针对病因,立足滋肾养肝,肾水盈满,才能主司二便,大肠濡润则能大便畅通。

上方用增液汤加女贞子滋肾养肝,当归、白芍补血养肝,佐以决明子、火麻仁、郁李仁润肠通便,且决明子能祛血脂,血脂即血瘀。老年阴血虚,血流缓慢而必有血瘀,用决明子深有此意。

二十九、补益肾阳治疗便秘·肾阳虚衰医案

病例:傅某,男,74岁,2012年10月20日初诊。便秘5～6年,大便不硬,难排量少,数天1次,神疲欲寐,腰膝乏力,小便清长,舌质淡红,舌苔薄白润,脉微细。辨证为便秘·肾阳虚衰。治以补益肾阳。处方:熟地黄、肉苁蓉、锁阳各30g,淫羊藿、怀牛膝各20g,桑螵蛸、益智仁、乌药各15g。水煎2次,分2次内服,每天1剂。

二诊:11月15日,服上方15剂,便秘好转,2天大便1次,仍有难排感,精神转佳,小便明显减少。

服上方15剂,患者曾复诊3次,均以上方稍作增损。于2013年2月中旬因胃痛就诊,获悉大便正常。

按语:对于便秘的治疗必须辨证施治,若对本病例草率用苦寒泻下之法,则易重伤胃阳,雪上加霜。而用补益肾阳之法治之,肾阳得振,阳以化气,有助加强大肠蠕动,以补助通。且补益肾阳则能促膀胱气化,使糟粕与水液分别从二便排出。若膀胱气化正常,就可把水液中之清者从小便排出,浊者则归大肠,保持大肠的正常蠕动,则大便畅通。同时,寒性收敛,热性弛张。肾阳虚衰则寒自内生,大肠收敛,则大便秘而不通。通过补益肾阳,内寒得散,大肠伸缩有利,则大便畅通。犹如冰天雪地,水沟之水结冰断流,而一到大地回暖,冰雪融化则水自流。方中用熟地黄以补肾阴,从阴中补阳,则化生阳气源源不断。方中用乌药意在加强膀胱收缩力,减少膀胱的尿液残留,则小便次数可减,用至30g则疗效更明显。若前列腺良性肿大中等以上者,则加桃仁15g,红花10g,既有利祛瘀消肿,又有利于通便。

三十、疏肝利胆,清利湿热治疗胁痛·肝胆湿热医案

病例:陈某,男,52岁,1971年7月20日初诊。突发右胁下剧痛3天,发热、口苦,双眼巩膜黄疸,大便硬且难排,舌质红,舌苔黄腻,脉弦数。曾在某人

民医院经生化检查与 B 超等检查确诊为胆结石、胆绞痛合并胆囊感染。辨证为肝胆湿热,治以疏肝利胆,清利湿热。处方:金钱草 50g,海金沙(包煎)、路路通、白芍各 30g,柴胡 20g,大黄(后下)、川楝子各 15g,枳实、八月札各 20g,延胡索 15g,鱼脑石(打粉、兑服)、炙甘草各 5g。水煎 2 次,分 2 次内服,每天 1 剂。

复诊:7 月 23 日,服上方 3 剂,右胁痛锐减,大便畅通,黄疸明显消退。以上方去大黄、枳实,其他药物均用半量,服 7 剂后,再视病情辨治。

三诊:7 月 30 日,服上方 7 剂后诸症全悉。

按语:本病例患者系观澜马力老围村人,当时我任观澜中心卫生院业务院长。我所用处方是先父陈老先生的经验方,在家乡救治了不少病人。我用本方治疗此病证甚多,屡用屡效。为了传承,普惠病者,特录该医案。方中重用金钱草、海金沙以清胆热,二者化胆石有奇功;八月札清胆消炎;延胡索、鱼脑石祛瘀化石;大黄苦寒泻下,大便畅通,胆热则解;重用白芍合炙甘草为芍药甘草汤,以缓胆囊之挛急而止痛,扩张胆管,以利胆石排出。预防此类病证的根本在于科学饮食,切忌膏粱厚味,戒烟限酒,陶冶情志。

三十一、健脾益气,疏肝祛瘀治疗胁痛·脾虚肝郁瘀阻医案

病例:刘某,男,45 岁,1987 年 10 月 17 日首诊。右胁隐痛 7 年,神疲乏力,纳食不振,梦多,舌质淡黯,舌苔薄白,脉弦细。曾在某人民医院传染病科住院,诊断为慢性迁延性肝炎。辨证为胁痛·脾虚肝郁瘀阻。治以健脾益气,疏肝祛瘀。处方:黄芪 30g,党参、白术、茯神、当归、白芍、丹参各 20g,香附、郁金各 15g,炙甘草 5g。水煎 2 次,分 2 次内服,每天 1 剂。

二诊:11 月 5 日,服上方 15 剂,右胁隐痛减轻,纳食增加,精神好转,时有难入寐,易醒。以上方加炒酸枣仁、合欢皮各 30g。嘱其服 15 剂后复诊。

三诊:11 月 25 日。服后右胁隐痛未作,纳食尚可,无明显神疲乏力,每晚能入睡 6 小时左右。继用上方出入调治。用上方加减调治半年后复查肝功能基本正常,临床无明显不适,宛如常人。

按语:"见肝之病,知肝传脾,当先实脾。"是张仲景在《金匮要略》中的精辟论述,是治疗肝病的根本原则。故用四君子汤加黄芪以健脾益气,以治其本。方中用当归、白芍养肝血,用当归、丹参、香附以养血理气祛瘀,用郁金解肝郁,矢无虚发,药药中的,其恙当愈。虚证血瘀,只宜养血祛瘀,缓图其功。若破血逐瘀则毙其命。

三十二、抑肝扶脾治腹痛·肝强脾弱,肝火克脾医案

病例:胡某,男,49 岁。2014 年 8 月 22 日初诊。腹痛间歇性发作 10 余年。

腹痛旋即大便,排便不畅,未见黏液脓血便。其发作与情志变化及饮食因素密切相关。因其是私营企业老总,腹痛每在应酬招待客人饮酒后即发作,或在公司工作遇到难题而思虑过度则可发生。其多次经肠镜检查未发现病变,诊断为肠易激综合征。辨证为腹痛·肝木克脾。治以抑肝扶脾。处方:柴胡、枳壳、防风、木香(后下)、陈皮各10g,炒白芍、香附各15g,白术、茯苓各20g,炙甘草5g。水煎2次,分2次内服,每天1剂。

二诊:9月4日,服上方10剂,腹痛明显减轻,纳食欠佳,易醒,大便成形,日2次,量偏少,有后重感,以上方加党参20g,合欢皮30g,槟榔5g。共14剂。

三诊:9月20日,腹痛缓解,纳食好转,心情尚可。用陈夏六君子汤加香附、炒麦芽等,为康复期调治。

12月6日因咳嗽就诊。服上方30剂,腹痛未作,纳食正常。

按语:肝木克脾所致腹痛必备两个因素,首先是脾气虚弱,健运失常,即所谓"邪之所凑,其气必虚";其次是肝强持强欺脾。而肝会持强欺脾,乃由肝气失于疏泄所致。在正常功能状况下,肝与脾似两兄弟,亲密无间,互相合作,共同完成消化吸收排泄功能。若脾胃升降与肝气疏泄处于平衡状态,则中下焦安定无扰,既纳食正常,也无腹痛。因此,首诊用白术、茯苓、炙甘草健脾益气;四逆散合痛泻要方以疏泄肝气,抑制肝气横逆;香附为气中血药,既疏肝气又利肝血。故服后腹痛悉止。康复期以陈夏六君子汤健脾和胃,加强其健运功能,防患于未然。

三十三、用化湿降浊法治疗腹痛·大肠湿困医案

病例:邱某,女,54岁。2011年6月18日初诊。腹痛2年,加重月余,纳食不振,身体困倦,舌质淡红,舌苔白腻,脉弦细。曾多次在某市人民医院内科就诊,诊断为肠易激综合征。辨证为腹痛·大肠湿困。治以化湿降浊,理气导滞。处方:茯苓30g,白术20g,藿香、苍术、乌药、厚朴各15g,枳壳、木香(后下)、法半夏各10g,陈皮、炙甘草各5g。水煎2次,分2次内服,每天1剂。

二诊:6月30日,服上方10剂,诸症俱减,舌苔白微腻,湿浊渐化,效不更方,继续服上方15剂,观其后效,再作定夺。

三诊:7月20日,服后腹痛已止,纳食基本正常,困倦悉除,舌苔薄白,脉缓。继服陈夏六君子汤加味以善后。

9月上旬陪家人就诊,获悉其腹痛未作。

按语:湿邪是致病因素,有内湿与外湿之分。内湿责之于脾,当脾之健运失职,升清匮乏,化湿不力,蕴聚为湿。外湿是人体受外湿侵袭,停于肌腠出现身体困倦、头重如裹等症,其往往由于卫外之阳气不足,容易受外界空气中湿浊侵袭,或直接雨淋水浸所致。由于湿浊内困,阳气被困,则出现困倦、头重诸

症。而舌苔白腻是诊断湿、痰、浊的客观标准。苔腻之厚薄分辨湿邪之重轻，苔腻之变化如增厚或减少等均表明湿邪的加重或减轻，在临床辨证中有重要意义。除染苔外，舌质舌苔的变化是真实的"有其内，必形于外"的客观反映。因此，我临床把舌诊放在四诊中的重要位置。

三十四、用补肾温阳法治疗腹痛·脾肾阳虚医案

病例：缪某，男，71岁。2012年12月8日初诊。腹痛6年，腹部绵绵隐痛，纳食乏味，神疲乏力，腰酸腿软，四肢冷，大便溏薄，或五更泄泻，小便清长，夜尿3~4次，面色黧黯，舌质淡胖，舌苔白润多津，脉微细。辨证为腹痛·脾肾阳虚。治以补肾温阳，补火暖土。处方：制附子（先煎）、补骨脂、覆盆子、炒白术各20g，桑螵蛸、乌药、益智仁、干姜各15g，小茴香10g，肉桂（焗服）、炙甘草各5g。水煎2次，分2次内服，每天1剂。

二诊：12月25日，服上方15剂后，腹痛明显减轻，纳食好转，大便成形，日1次，腰酸肢冷等减轻，药已切中病机，谨守病机，依法治之，乃服上方，候肾阳日振，其病则愈。

尔后曾多次复诊，均以上方稍作损益，共调治3月余，腹痛诸症全除。

按语：肾阳是阳气之根，脾阳要依赖肾阳源源不断地补充，才能保持充足，而健运不息。肾阳充足才能温暖脾土。因此，对于本病例，补益肾阳乃是治本之法。肾阳如天之太阳，若无太阳则一切生命完全消亡。若人之肾阳不足，则抗病能力锐减，并随着肾阳的衰竭而危及生命。一旦到了肾阳消亡之日，乃是灯油燃尽之时，而仙逝矣。因此，凡是肾气虚弱之人，要从全方位进行调理：要坚持健康生活理念，劳逸结合，坚持适度劳作才有益健康；同时要避免劳力、劳心、房劳过度等；要做到科学饮食，营养平衡，以助维护脏腑组织的正常生理功能；要适度运动，持之以恒，保证足够睡眠，促进功能生生不息；要戒烟限酒，去除恶劣习惯；要加强合理食疗和中药调理等。这些均有效验。还要重视精神因素对健康的影响，它对疾病的发生、发展及转归有着重要影响。人长期精神抑郁、忧愁多虑、焦虑，将加重病情，成为病情恶化的催化剂。相反，即使有病，若能正确对待生、长、壮、老的客观规律，保持笑口常开，豁达乐观，就有益疾病的康复，以颐度晚年。

第二节　老年病临床医案

一、痴呆医案

随着老龄化社会进程加快，老年痴呆症不断增多。老年痴呆症的诊断必

须与老年健忘症作鉴别。老年痴呆症又称为阿尔茨海默病,属脑器质性疾病引起的病理性改变。其属恶性遗忘或称全部遗忘,乃完全丧失了认知能力,分不出时间,外出不认识回家路,完全丧失治疗要求。并且老年性痴呆症是进行性加重的,思维活动会越来越迟钝,思维内容会越来越贫乏,整个脑功能全部减退。而老年健忘症为良性遗忘,是生理上退行性改变,是衰老的表现,属记忆减退。其认知能力健全,能分辨时间、地方以及人与人之间的关系,并往往对其健忘担忧、焦虑,积极要求治疗等。临床必须明确诊断,才有助治疗。老年痴呆症中医辨证的核心病机多为髓海空虚、络脉萎缩瘀阻,玄府出入失常。

(一) 痴呆·肝郁痰瘀阻络医案

病例:吴某,女性,76 岁,住宝安。2015 年 5 月中旬就诊。刻诊:痴呆 3 年多,表情淡漠,郁闷不乐,常在住宅社区散步,而不知回家,有时记不清住宅楼层房号,纳食欠佳,舌质淡红而黯,舌苔白腻,脉细滑。既往有抑郁症 10 年,长期失眠。辨其病因病机为抑郁日久,肝气郁结,痰迷心窍,瘀阻脑络。治以疏肝解郁,祛痰开窍,祛瘀通络,补脑养心。处方:合欢皮、炒酸枣仁、核桃肉各 30g,郁金、当归、枸杞子各 20g,姜半夏、石菖蒲、川芎各 15g,远志 10g,炙甘草 5g。水煎 2 次,分 2 次内服,10 剂,每天 1 剂。

二诊:2015 年 6 月中旬。患者脸泛笑容,热情问候,主动告知病情,服后虽然没有明显效果,但总感觉舒服一点,并情不自禁地说:"病了这么多年,现有起色就有了信心。"并说:"胃不好,给我开开胃。""我感到有效,又重买了 10 剂。"从病人言语之间可知,她服了多少剂中药自己都记得清楚,思维有了改善。效不更方。上方加鸡内金、炒麦芽、白术。10 剂,每天 1 剂。嘱咐她每天要适度散步。

三诊:2015 年 6 月下旬。患者服完 10 剂后又自配 10 剂。服后心情比较开朗,其家属都说心情比较好了,胃口也有进步,记忆有改善,但有时在社区散步,仍不能回家。上方加地龙 10g,水蛭 5g。共研细制成颗粒,每次服 5g,每天服 3 次,连服 2 个月,以观后效。

四诊:2015 年 9 月上旬。服上方 2 月。因咳嗽、痰多前来就诊。服以上方药后病情逐步趋缓和,特别是精神好转、抑郁改善,思维记忆能力恢复比较好,基本离家回来不迷路,每天与邻居乡亲打麻将,其乐无穷。近周因感冒咳嗽故前来就诊。诊毕,患者拿着处方恭敬地说:"感谢把我多年顽病治疗好……"

按语:本病例患者曾在心脑病科诊治,经脑 CT 等有关检查诊断为重症脑萎缩、脑动脉硬化、重度痴呆等。其诊断是明确无疑的,但治疗见效微,并且逐年加重。这对重度脑萎缩、重度痴呆症来说也是不出奇的。中医对该病证的辨证要点,其一是罹抑郁症10余年,足以证明其肝气郁结;其二是神情呆滞,情志失常;其三是大脑思维记忆能力锐减;其四是舌苔白腻,舌质黯,脉滑。结合其年高病久,足以辨证为肝气郁结、痰迷心窍、瘀阻脑络以致的痴呆症。治疗上必须中药治疗、心理治疗双管齐下。解除患者的抑郁状况,舒缓情志,树立信心是治疗的上策,祛除引起疾病的根本症结,治疗才能获效。痰瘀内停是与其年事已高、脏器组织以及脉络的功能衰弱有关,所谓年老必有痰,必有瘀;同时与其病情迁延10余年也有密切关系,即久病多痰,久病多瘀。这种病理产物痰瘀,随着疾病的发展,又成了新的致病因素,促进疾病缠绵难愈。这时除痰祛瘀是关键,也是扭转病理机制的重要手段。以上合欢皮、郁金、法半夏、石菖蒲、川芎、地龙、水蛭等是针对解郁、化痰、祛瘀的原则选用的。值得一提的是地龙与水蛭通脑络、化瘀的作用显著。地龙擅于通脑络,水蛭长于化脑中瘀血。如补阳还五汤治脑中风的半身不遂等症,用与不用地龙有显著差异,用地龙则改善半身不遂的疗效较明显。又如水蛭治疗高脂血症,有明显化脂和降低血黏稠度的作用。这里指的血脂,实质就是血瘀。总之,在辨证的指导下选用治疗上针对性强的药物,也是提高疗效的保证。因此,对药物治病专长及其毒副作用要有全面了解。如地龙、水蛭有明显的通络化瘀作用,但对血小板低,有溶血性疾病、出血倾向的患者则不能用,以免发生意外。

(二)痴呆·心脾两虚,瘀阻脑络医案

杨某,男,81岁,家住深圳。2013年10月上旬初诊。刻诊:痴呆6年,加重2年余。初起表情淡漠,神志痴呆,健忘多梦,纳呆,体重头晕。曾多次在医院就诊,经CT检查、生化肝肾功能及血脂等检查,诊断为老年痴呆症、脑萎缩、高脂血症。一直坚持治疗而鲜有效果。近2年来离家外出后,常忘记住家地址,不能回家,给家里造成不少麻烦。其脸色淡黄黯晦,舌质淡黯,舌苔薄白,脉细弱。辨证为痴呆·心脾两虚,瘀阻脑络。治以补益心脾,祛瘀通络。处方:黄芪、丹参各30g,党参、白术、茯苓、当归、天麻各20g,川芎15g,地龙10g,炙甘草5g。每天1剂,水煎2次,分2次内服。

二诊:10月下旬,服上方15剂后,头晕减轻,精神好转,能主动与家人和邻居交谈,为2年来罕见现象。药已见效,上方加水蛭5g。

三诊:11月中旬,服上方20剂后,头晕基本缓解,既往血压收缩压在145~160mmHg,现稳定在140mmHg左右。记忆力有所改善,到社区散步后迷路不能回家的概率减少,精神气色有明显改观。

四诊:2014年2月上旬,服上方30余剂后,精神基本正常,每天走路时间虽增多却无明显倦意,与同龄人有说有笑,离家外出或在社区活动后都能正常回家。药已中痼,嘱咐其按上方,每剂分2天服,可服2~3个月,有特殊情况及时复诊。

经追踪,其思维记忆已基本正常。

按语:对本证的辨证要点是:痴呆、纳呆、头晕与健忘。结合神色、舌象和脉象,痴呆健忘是瘀阻心脑络脉、心脑失养所致;头晕纳呆为脾胃虚弱,健运失职,气血不足。脾胃为生化气血之源,必须健脾益气以生化气血。改善心脑供血的前提是血脉必须畅通,现瘀阻心脑之络,祛除心脑络脉之瘀血是关键一环,脉络得通则气血能源源不断供养心脑。总之辨证用药要环环相扣,一有缺失则难以获效。故治疗本证以芪、参、术、苓、草健脾益气,以达"补血必须补气为先"之用,以补气之源流,而不断生化气血。否则徒用熟地黄、当归、白芍补血,而适得其反。因老人脾胃虚弱、运化乏力,用归、地、芍等皆滋腻之品,难以消化吸收,更制约了脾胃之运化。所以补血名方当归补血汤,不以当归为君,而重用黄芪为君即是此意。以丹参、川芎、地龙、水蛭直通心脑之络而化其瘀。临证所见,地龙、水蛭擅通心脑络脉,化瘀力强,堪称名将。丹参有"一味丹参饮,功同四物汤"之誉称,既具行血、祛瘀之功,又有补血之能,乃临证常用之品。凡是药物都既具有治病之利,又有某些副作用,若用之不当,则可出现意外。如地龙、水蛭祛瘀通络是其长,而对血小板低、有溶血性疾病、有出血倾向者,则应禁用。同时,老人脾虚必有痰湿内停,以致清阳不升,往往可出现头晕。此与瘀阻脑络之头晕的不同在于其头晕以头重为主,故用茯苓、天麻化痰湿而息上旋之虚风,每有奇效。从本证得到的启迪是,辨证是根本,用药是关键,药能中的,方能愈病。

(三) 痴呆·肝肾阴虚医案

陈某,男性,78 岁,家住东莞,2012 年 3 月 2 日初诊。刻诊:痴呆 6 年,神情呆板,反应迟钝,对人冷淡,头晕神疲,坐则欲寐,腰膝酸软,下肢常冷,大便干结,夜尿 4~6 次,舌质黯红少苔,脉细微。患高血压、高脂血症近 20 年,餐前血糖、糖化血红蛋白略偏高。多次在医院住院,并经相关检查诊断为老年痴呆症、脑萎缩、高脂血症、心脑动脉硬化、颈动脉斑块形成等。辨证为痴呆·肝肾阴虚、心脑失养。治以补肾益肝,益精养心,祛瘀通络。处方:熟地黄、女贞子各 30g,枸杞子、肉苁蓉、旱莲草、怀牛膝、山萸肉、葛根、丹参各 20g,鹿角胶(烊化)15g,田七 5g。水煎 2 次,分 2 次内服,每天 1 剂。

二诊:4 月 5 日,服上方 30 剂后精神转佳,头晕明显减轻,大便不硬,腰腿较有力,效不更方,继服上方药。

三诊:5 月 10 日,服上方 30 剂后头晕基本缓解,待人接物有所改善,有时能与邻居聊家常,每天都到社区公园活动。朋友见到都说他的精神面貌大有改观。就诊期间,与他交谈来看,其举止言行接近正常,有时会有讲话欠理,或词不达意。继以上方稍增损,其中加入地龙 10g,水蛭 5g。

患者服上方30剂后分别于6月16日、7月20日、8月28日前来就诊,痴呆诸症逐有好转。

10月中旬因失眠就诊,痴呆诸症已好十之八九,鼓励他继续善后调治,他愉快表示感谢。

按语:本病证的欲寐、脉微细乃是心脑失养的辨证要点,脑髓依赖肾精源源不断地供养,才能脑聪心灵。中医所说之心皆函脑,共主精神思维活动。一切精神思维活动,无不与心脑有关,故概从心脑论治。本病证始动因素是肾阴亏损,日久必母病及子,肾阴不能涵养肝木,随之致肝阴亏虚。母子同病往往病情缠绵难愈。而老人处于衰退的进行时,要恢复其肝肾阴虚只能缓图其效。稍有好转即为佳兆。诊治此类病症必须要求:辨证要有理,施治要有道,理明则病明,道高则疾却。若魔高一尺,必须道高一丈,才能全歼病邪。这对医者提出了提高医术永远都在进行时的要求。

本病证肾阴亏虚、肝阴不足是本。而肾阴虚极已损其阳,出现肾阳虚弱的表现。治疗上必须遵循"阴中求阳""阳中求阴"之训。这就是以上所说的"理"与"道"的内涵。故方中在用熟地黄、山萸肉、女贞子、旱莲草、怀牛膝等一派滋补肝肾之阴之品中,加入鹿角胶、肉苁蓉、枸杞子以补益肾阳。而且肉苁蓉补肾的同时亦能温通大便,一箭双雕;枸杞子补肾阴的同时亦能益肾阳,身兼两职。鹿角胶为补肾益肾精的佳品,是血肉有情之品,是治疗本证的良将。《读医随笔》中指出"阴虚血必滞",张从正在《儒门亲事》中强调气血"贵流不贵滞"。故重用丹参、田七祛瘀滞,地龙配水蛭擅通心脑血络。葛根能舒张血管、缓解血管痉挛,对治本证能助一臂之力。这都是施治之道。

二、眩晕症医案

(一)眩晕·气血两虚,瘀阻脑络医案

郑某,男性,87岁,离休干部,家住深圳市福田区新沙路。2018年3月14日初诊。刻诊:头晕半年多,不能行走,需坐轮椅。神疲乏力,贫血貌,脸部轻度浮肿,舌质淡,舌苔薄白,脉细弱。既往病史有冠心病、急性胆囊炎、腺囊腺肌症。复查血红蛋白93g/L。辨证为气血两虚,瘀浊阻络。治以益气补血,祛瘀通络。药用黄芪、茯苓、党参各30g,白术、枸杞子、丹参各20g,当归、柴胡各10g,香附15g,炙甘草6g。水煎2次,分2次内服。

二诊:3月21日,服上方7剂头晕减轻,神疲乏力改善。舌质淡黯,舌苔白微腻,脉细。上方稍有加减,药用黄芪、党参、茯苓、牛大力各30g,鹿角霜、枸杞子、白术、天麻各20g,川芎15g,鹿角胶(烊化,兑服)、陈皮各10g,炙甘草5g。水煎2次,分2次内服,每天1剂。

三诊：4月26日服上方，头胀缓解，精神尚可，睡眠欠佳，早醒。效不更方，上方加炒酸枣仁30g，丹参20g。水煎2次，分2次内服，每天1剂。

四诊：5月10日，服上方14剂后，睡眠改善，梦多、耳鸣、尿频，每1.5小时1次，夜尿5次。以上方加桑螵蛸15g，益智仁20g，乌药30g。水煎2次，分2次内服，每天1剂。

五诊：5月24日，服上方14剂后，精神奕奕，头晕未作，每晚能入睡6小时，尿频减少，大便正常。以上方14剂，继续调养。郑老连声道谢说："感谢你们的精心治疗。"我接着说："祝你长寿百岁，到时给我们每人送个红鸡蛋就行。"老人立即高兴得哈哈大笑。跟我师承的研究生易医师等3人站起来，满面笑容地向老人祝福。而我情不自禁地感到：营造融洽的医患关系，医者责无旁贷。

按语：年近九十老人出现眩晕，可大可小。小是由于老年体弱，精、气、神、血皆虚，每使心脑等脏器供血不足，大脑缺氧，每在稍微劳碌或体位改变时出现头晕，但其头晕轻，经休息可缓解。大是头晕频发，头晕较重，伴有神志模糊、呕吐出汗，脸色苍白，脉微欲绝，属病情危重，若四肢厥冷，是心脑严重衰竭的表现，虽属难以救治，亦要全力以赴救治。

对老人头晕，应进行全面检查，并定期对心脑血管系统做必要检查，以及时发现病变。定期做一些生化检查，了解血脂、血糖、肝肾功能以及各种癌症检测标志物、前列腺抗原抗体等的变化，一旦发现蛛丝马迹，即要进一步深入检查。即使有病，早检查，早治疗，也能及时控制疾病发展和恶化。同时，凡是老年人出现精神情志不同程度的变化、忧愁思虑时，既要对老人关心体贴，又要适时进行开导启发，助其消除后顾之忧，充满信心，理性地面对晚年生活。

（二）眩晕·肝阳上亢医案

周某，男性，68岁，已退休，家住深圳宝安。2014年10月19日初诊。刻诊：头晕目眩，脸红耳赤，声高气粗，讲话不休，大便干结，舌质红黯，舌苔黄厚腻，脉弦滑。患高血压、高脂血症10余年，体重指数（BMI）35.2，血尿酸724μmol/L，患痛风。辨证为肝经热盛，肝阳上亢眩晕症。治以清肝泻火，平肝潜阳。药用柴胡、田七各10g，夏枯草、牡丹皮、赤芍各20g，大黄（后下）、黄芩、杭菊花、牛膝、龙胆草、山栀子各15g，丹参、钩藤（后下）、牡蛎、龙骨各30g，甘草5g。水煎2次，分2次内服，每天1剂。

二诊：10月27日，服上方7剂后，头晕目眩大减，大便畅通，暴躁易怒得到控制，但仍常在酒后大发雷霆。疏导他要限酒戒烟，否则容易出现严重后果。药用生地黄、牡蛎、龙骨、丹参、钩藤（后下）各30g，夏枯草、牡丹皮、赤芍各20g，杭菊花、牛膝、黄芩各15g，地龙10g，炙甘草5g。水煎2次，分2次内服，每天1剂。

三诊:11月14日,服上方10剂后,头晕目眩未有发作,急躁情绪也大有改观,舌质边尖略红,舌苔黄白微腻,脉弦微有滑象。疾病得到较好控制。忠告其应限酒戒烟,饮食应清淡,锻炼要坚持,才是维持健康的王道。

按语:治病求因是中医诊治疾病的根本,是中医理论核心内涵。本患者嗜酒无度,暴饮暴食,以酒为浆,以肉为粮,此是致病的根本原因,是高血压、高脂血症、高尿酸血症的发病根源。酒与烧烤煎炸后的肉类皆为高热能食品,长期饱食、嗜饮则内热灼津耗液,以酿成肝阴亏虚。肝阴虚不能潜阳,肝热上炎,肝阳上亢,轻则眩晕,重则脑中风,危则呜呼! 脸红耳赤,舌质红,舌苔黄等是辨证为肝热阳亢的确凿证据。望诊是中医辨证不可或缺的诊断手断,本患者已是68岁高龄,其脸色红赤就是病色,对健康人来说年龄与脸部神色应相适应,过之或不及都是病色。

本方是清泻肝火之重剂,速拆其炎上之火,以免发生脑中风。用黄芩、龙胆草、山栀子、夏枯草等清肝热泻肝火,大黄泻热通便,以上诸药皆为苦寒之品,清热泻火力强;赤芍、牡丹皮凉肝血清肝热,柴胡、菊花亦具清肝热之功;重用钩藤清肝热、平肝阳,配合牛膝有明显降血压作用;龙骨、牡蛎则育肝阴,潜肝阳。本方主次分明,面面俱到,临证用于治本病证效果显著。

对本患者仅依赖药物治疗显然不足,更重要的是患者要有健康理念,必须做到戒酒、平调饮食和坚持适度运动,把体重逐渐降到标准体重,才是治本之策。他现体重指数(BMI)35.2,已不是超重这么简单,可诊断为肥胖病,是"定时炸弹",随时都有可能发生严重意外。而我在临证中已把体重指数(BMI)列为辨证中的重要因素,特别对老年病及慢性危重疾病,是评估其传变和预后的重要标准。

(三)眩晕·痰浊内停医案

何某,女性,65岁,家住深圳龙华。2015年2月16日初诊。刻诊:眩晕反复发作3年,头重胸闷,时有泛恶,纳食乏味,脸部虚浮,体型肥胖,动则汗多,神疲乏力,舌质淡胖,舌苔白腻,脉缓。曾在医院多次住院,经脑CT检查有腔隙性脑梗,生化等检查示肝、肾功能正常,血压在145~156/60~70mmHg,除此未发现特殊。辨证为痰浊内阻,清阳不升,脑失血养。治以化痰浊,升清降浊。药用黄芪、茯苓、泽泻各30g,天麻、白术、当归、熟地黄各20g,姜半夏15g,吴茱萸、陈皮各10g,红花、升麻、柴胡、炙甘草各5g。水煎2次,分2次内服,每天1剂。

二诊:2月28日,服上方15剂后,头晕明显减轻,胸闷泛恶时有发生。效不更方,上方加白芥子20g,水煎2次,分2次内服。

三诊:3月20日,服上方20剂后头晕十去七八,神疲乏力改善,仍纳食欠佳,睡眠质量差,易醒梦多,自汗较多。以上方减熟地黄,加合欢皮、浮小麦、炒稻芽各30g。水煎2次,分2次内服。

四诊:4月15日,服上方15剂后,头晕胸闷泛恶均没有发作,纳食明显增加,走路较以前轻快得多,每晚能睡6小时左右,舌质淡红,舌苔白微腻,脉细。以上方增损,继续服15剂,以观后效。

经追踪,半年来眩晕未作。

按语:我国著名医家朱丹溪以他极其丰富的临床经验在《丹溪心法·痰》中指出:"诸病多因痰而生""百病中多有兼痰者"。我在半个世纪的临床中,感悟与之雷同。痰与饮均为病理产物,浓者为痰,稀者为饮,统称痰饮。随着痰饮积聚在脏器组织日久,必影响脏器组织的生理功能,出现气机升降宣通紊乱,血液循环障碍,停以为瘀。瘀阻脉络则产生诸多疾病,如痰饮眩晕即是。老年眩晕症发病率极高,每位老人在一生中都出现过眩晕。其中老年女性眩晕症发病比老年男性多。据我临床调查统计,发生眩晕症患者中男女比例为3∶4,而且随着年龄的增高,眩晕症发病率明显升高。因此,积极防治老年眩晕症、维护老人健康是医者的责任。痰饮属阴邪,治疗总原则是温化法,药用性温,温通运化,宣通气机,则痰饮自化。根据肺为贮痰之器,脾为生痰之源,肾为痰之本,应分辨肺、脾、肾之虚实及虚实之多少,何脏属实、何脏为虚等。对这些均应了如指掌,方能针对病情选用药物。上方从我国著名医家张景岳的金水六君煎(熟地黄、当归、半夏、茯苓、陈皮、炙甘草)化裁而成。张景岳宗肾为痰之本,用金水六君煎温补肾气,肾气强则气化正常,代谢过程产生的废水污液能从二便排出体外。此立足于恢复脏器组织功能,正体现了张景岳的精湛医术。总之,只有厚积才能薄发,启迪良多。

(四)眩晕·血瘀阻络医案

范某,男性,72岁,家住深圳龙岗。2014年3月12日初诊。刻诊:头晕反复发作10余年,伴有头痛如刺,头部前俯后仰或突然起床则发眩晕,严重时出现呕吐,纳食正常,大便干结,2天1行,舌质黯淡,舌苔薄白,脉弦滑。经CT检查诊断:颈椎间盘膨大突出。生化检查提示高脂血症,尿酸647μmol/L。辨证为瘀血阻络,脑供血不足。治以祛瘀通络,改善大脑供血。药用丹参、葛根、生地黄、决明子各30g,当归、赤芍各20g,川芎、桃仁各15g,田七粉(冲服)、红花、炙甘草各5g。水煎2次,分2次内服,每天1剂。

二诊:3月25日,服上方10剂,眩晕明显减轻,头痛如失,大便畅通,每天1剂。其体重85kg,身高1.68m,体重指数(BMI)30.12。引导其要采取有效措施逐渐把体重降到正常。继用上方略有出入。

三诊:4月15日,服用上方15剂后,眩晕基本缓解,但间有轻度眩晕。嘱其用如下处方:药用丹参、葛根、决明子各300g,泽泻200g,田三七、花旗参各

50g,红花30g,研成细末,制成颗粒剂,每次服5g,每天服3次。三个月后复查血脂、尿酸等指标后再决定今后的调治方案。

四诊:8月7日,血脂、尿酸已接近正常。头晕偶有发作,1个月发作2~3次,程度较轻,很快恢复。以上颗粒再服3个月。

于12月中旬追踪,眩晕有2个月未发,体重降至74.5kg。

按语:高脂血症、高尿酸血症所超标的血脂和尿酸都属血瘀,要按照血瘀的调控原则进行调治。其中合理饮食,营养平衡,严格限制高脂肪的摄入,适量多食果菜;严禁吸烟;适度运动,持之以恒;调节情志,心态正常;规律生活,保障睡眠等,都是用之有效的,值得提倡。对老人的肥胖症要重视,这是发生心脑血管意外的危险因素,是导致糖尿病始动因素。一旦出现糖尿病,治疗不规范,甚至过度治疗,则易引起糖尿病肾病,严重威胁健康和寿命。用西药降血脂虽然用之有效,但产生的副作用较多,例如易出现消化功能紊乱以及疲乏等。中药治疗虽然起效慢,但副作用甚少。同时中医的降脂疗法是综合治疗,特别重视运动和合理饮食,此既有降脂作用,又能减肥。我用中药汤剂的同时常配合使用降脂的中成药,如血脂康、脂必泰等,均有满意疗效。我研制的降脂茶,坚持服用疗效不错。药用油柑叶、石榴叶、焦山楂各10g,水煎沸10分钟即可,每天多次服,服时每天冲入田七粉3g,可口并有效,仅供参考。我常向大众普及,评价身体健康的通俗易懂的标准是:胃口好、睡得香、二便畅通,体重标准,心态好,这几项缺一不可。此外,老年人应严格掌握食盐的量,每天总量控制在3~5g。如果血糖超标则应少食含糖高的食物,如蜜糖食后70%左右可转化为葡萄糖,不宜长时间进食太多。又例如龙眼肉为南方果实佳品,血糖高者应尽量少食。

三、哮喘医案

(一)哮喘·肾虚医案

张某,男性,85岁,家住深圳笋岗。2007年12月26日初诊。刻诊:哮喘史50余年,每在冬春发作。痰鸣辘辘,呼多吸少,难以接续,声低息微,脸浮色黯晦,神疲懒言,下肢浮肿,走路蹒跚,夜尿6~7次,舌质淡黯,舌苔白滑,脉微细。既往有慢性支气管炎合并肺气肿,慢性肾炎,高血压病史。青年时期曾患肺结核,已治愈。辨证为肾虚哮喘,痰浊内阻,气道不利。治以补肾纳气,蠲痰化饮。药用熟地黄、茯苓各30g,当归、补骨脂各20g,姜半夏15g,五味子、陈皮、干姜各10g,肉桂(焗服)、细辛、炙甘草各5g。水煎2次,分2次内服,每天1剂。

二诊:2008年1月13日,服上方15剂后,哮喘、痰哮音减轻,气短懒言有改善,仍不能平卧,约45°半卧位。搬动其身体则汗出、气短、呼吸难以接续。

治疗已有起色,则不能改弦易张。以上方加黄芪30g,蛤蚧粉(冲服)5g。

三诊:2008年2月6日,服上方20剂后,哮喘明显减轻,发作频率减少。仍下肢浮肿,纳食欠佳。以上方加减,其中熟地黄减半量,加炒白术、淫羊藿、怀牛膝各20g。水煎2次,分2次内服,每天1剂。

四诊:3月28日。服上方20剂,哮喘基本得到控制,纳食改善,下肢浮肿减轻,精神好转,能漫步行走。治以补肾健脾,益肺化痰。药用:黄芪、白术、补骨脂、淫羊藿、茯苓各20g,干姜10g,肉桂(焗服)、高丽参(另炖)、蛤蚧粉(冲服)、细辛、炙甘草各5g。水煎2次,分2次内服。嘱咐患者应保暖避寒,忌饮食生冷,防跌倒等。

2008年6月中旬,经追踪询查,服上方30余剂后,有2个月哮喘未作。

按语:老年哮喘年长日久实为顽疾。只有患者树立信心坚持治疗、医师深思熟虑精心治疗,才能得到满意疗效。对于老年哮喘病证的治疗要立足改善体质,提高抗病能力,减少其发作。虽然不少病人经系统治疗后多年未有发作,但不是治愈,更难说根治,其关键在于预防。

哮喘病,其病位在肺系,根源在肾,关键在脾。哮喘病的发生是与遗传密切相关的,不少哮喘病患者,其父亲或母亲都罹该病。肾是先天之本,在疾病遗传中肾起关键作用的。能否把哮喘病控制好,其决定也在肾。虽然水液代谢与肺、脾、肾有关,但肾的气化作用在水液代谢中起主导作用。否则,肾虚气化匮乏,代谢过程中产生的废水污液不能排出体外,而成为新的致病因素,使诱发哮喘发作的顽痰更胶结难解,故根源在肾。而脾乃气血生化之源,包括对体内水液输布转运在内都是依赖脾的枢纽作用,其在治疗哮喘中起着关键作用。肺为贮痰之器,若痰饮积在肺系,呼吸道被阻,肺的宣发肃降功能失职,则发生咳嗽、哮喘等病证。故哮喘病责之肺脾肾三脏,应从肺脾肾论治,并根据患者肺脾肾功能的实际情况,决定对三脏调治的主次以及治疗不同阶段的轻重缓急。

以中医理论指导辨证,通过辨证明确病理机制,从而确立治疗原则,此是选方用药的准绳。要选好确能逆转病理的方剂,且用药要专精。"专"是对逆转病理有专长、疗效高的药物。"精"是指药味宜精简,药味少则可以减少其他药物的制约作用,能单刀直入病灶。我临床用药多数是10味以内,不少处方仅是5~6味药,都是纯中医治疗。用药如用兵,滥用无能之卒,不但无助,反受拖累,何能取胜于敌。这是对张仲景用药典范的感悟。从对本病证的治疗可见一斑。

(二)哮喘·风寒引动内饮医案

马某,男性,76岁,家住惠州市。2005年11月29日初诊。刻诊:哮喘发作半个月。因在秋天天气转冷,早晚气温变化大,没有及时增减衣服而致,初起恶寒、头痛,按感冒治疗后,恶寒头痛减轻,三天后哮喘发作,气喘痰鸣,痰声辘辘,不能平卧,胸闷心悸,微微汗出,舌质淡红,舌苔白腻滑,脉浮滑。既往哮喘病史20余年,高血压病史15年,冠心病病史10余年。2009年冬因一冠状动脉梗死85%,做冠脉支架植入术。其是老烟民,现已戒烟。辨证为风寒引动内停哮喘。治以散风寒,温化痰饮,降气平喘。处方:麻黄、桂枝、干姜、五味子、白芍、陈皮各10g,姜半夏、紫苏子各15g,款冬花20g,细辛、炙甘草各5g。水煎2次,分2次内服。

二诊:12月6日,服上方7剂后,恶寒、头痛全解,哮喘明显减轻,仍痰多,咳嗽有哮鸣音,纳食不振,心悸,大便烂,日1次。治以补肺健脾,温通心阳,蠲痰化饮之法。药用黄芪、茯苓各30g,白术、鸡内金各20g,姜半夏、石菖蒲各15g,桂枝、川芎、陈皮、炙甘草各10g,肉桂(焗服)5g。水煎2次,分2次内服。

三诊:12月19日,服上方10剂后,哮喘未再发作,纳食增加,精神好转,心悸减轻,仍有胸闷气短,脉细滑结代。治以温化痰饮,温通心阳。药用茯苓30g,当归、川芎、白术各20g,桂枝、远志、炙甘草各10g,水煎2次,分2次内服。

四诊:2006年2月17日,因急性腹泻来诊,并高兴地告知,经以上治疗后哮喘未再发作。

按语:本患者哮喘20余年,宿痰胶痼难解,凡遇风吹草动则诱发哮喘,每在秋冬季节防范有失则易发作。其体质是本,宿痰停饮是根,诱发因素是标。要最大限度控制其发作,最主要的是要做到调摄饮食、营养平衡,坚持适度运动,保障充足睡眠休息,戒烟限酒,从而提高体质。治疗上要通过温化痰饮宿根,则可风平浪静。否则,痰饮积久则易影响血脉功能,而产生血瘀。痰饮与血瘀狼狈为奸,每可酿成肺源性心脏病。这些都是哮喘防治原则,但同时要注意防其传变。在治疗本病例时,首诊除了兼以散寒、坚持温化痰饮以蠲除顽痰之外,其中通过培土生金法,用芪、术、苓、草健脾以补肺气,即是固本之法。用桂枝甘草汤合归、芎以温通心阳、补心血、祛血瘀,协调心肺血脉功能,在哮喘等肺系疾病中为常用之品,但若用之不当流弊也不少。麻黄辛温力强,为缓其性,我常用炙麻黄。根据我的量效关系的学术思想,想要获高效又避免副作用,就要根据患者体质而坚持个体化用量,特别是对老人患多种疾病者,其人必虚,确需斟酌药量。若汗多者禁用麻黄,多用可导致汗出亡阳,严重则致心肺衰竭。对咳嗽汗多,我喜用麻黄根20~30g,既有止汗之功,又具宣肺止咳之效。同时每加入淮小麦30g与炙甘草为伍,即是中医名方甘麦大枣汤,有养心安神止汗的作用。通过临床研究发现,麻黄尚有不同程度的收缩血管作用,对重度高血压要慎之又慎!

四、不寐医案

（一）不寐·心脾两虚医案

梁某,女性,69岁,家住南山。2018年1月23日初诊。刻诊:失眠15年,近3个月经常彻夜难眠,开始服舒乐安定片1mg,2片,可入睡2~3小时,现服3片仍难入寐,头晕,心悸,纳呆,便溏,脸色萎黄无华,舌质淡黯,舌苔白微腻润,脉细弱。既往有高血压病史15年,在治疗中,血压平稳;慢性浅表性胃炎伴糜烂病史10年,余无特殊。辨证为心脾两虚不寐。治以健脾益气,养心安神。药用黄芪、炒酸枣仁、合欢皮各30g,党参、白术、茯神各20g,柴胡10g,陈皮、炙甘草各5g。

二诊:1月30日,服上方7剂后,失眠改善,每晚能入寐3小时左右,仍纳呆乏力,药已中病,以上方稍为出入,去柴胡,加炒麦芽30g,鸡内金20g,炒酸枣仁增至50g,茯神增至30g。水煎2次,分2次内服。

三诊:2月15日,服上方15剂后,每晚能入睡6小时,纳食增加。嘱其用上方再服14剂,并要适度运动,晚上定时睡觉,忌饮茶和咖啡。

5月初因感冒来诊,经询查近2个月来睡眠正常。

按语:失眠症在老年人中发病率较高,经临床调查统计,其发病人数占老人1/3左右。常见于心脾两虚、肝肾阴虚、肝郁血瘀等。用中医药治疗效果是满意的。同时中医从整体观出发,重在调治脏腑,协调脏腑关系,且副作用少,不但能明显改善失眠,而且能提高身体体质,真是一箭双雕。与此同时,中医十分重视综合调理,如饮食保健、运动保健、精神调摄等,对健体强身、延年益寿的作用被充分肯定。例如在坚持适度运动的同时每晚定时睡觉,形成生物钟,能明显改善睡眠,胜过良药。

（二）不寐·肝肾阴虚医案

赵某,男性,67岁,家住广东省东莞市凤岗。2017年7月20日初诊。刻诊:失眠12年,难入寐,易醒梦多,有时彻夜不眠,腰腿酸软,头晕心烦,大便干结,2~3天1行,纳食正常,舌质红苔少,脉弦细。既往有高血压病史9年,嗜酒吸烟。辨证为肝肾阴虚,阴阳失衡。治以滋补肾阴,养肝潜阳。药用生地黄、麦冬、女贞子、牡蛎、龙骨、炒酸枣仁、丹参、玄参、茯神各30g,白芍、牛膝各20g。水煎2次,分2次内服,每天1剂。

二诊:8月7日,服上方15剂后,每晚能入睡4小时左右。精神好转,大便硬,2天1行。药已取效,照服上方。嘱其禁烟限酒。

三诊:8月26日,服上方15剂,近周来每晚能入睡6小时。仍坚持服上方,每剂中药水煎4次,分2天内服。

于11月初携其妻前来诊治咳嗽,告知其睡眠正常。

按语: 肾为先天之本,藏精主水,不但主导生殖,而且对维持人体阴阳平衡起着根本作用,正如《黄帝内经·素问》指出:"阴平阳秘,精神乃治。"一旦阴阳失衡则疾病丛生。肝肾为母子关系,当肾阴盈盛则能涵养肝木,肾阴肝阳互系。肝木茂盛则肾水受荫,而肾阳不亢。肾水充足则水能济心火,心火不旺则心神安宁,自能入睡乡。治疗本病证重用大队滋阴补肝肾之品,如:生地黄、女贞子、玄参、白芍之辈。又伍入龙骨、牡蛎育阴潜阳。老人病久必有瘀,冠心病乃冠脉瘀阻,配丹参祛瘀通络。用药面面俱到,机圆法活,弹不虚发,恰中要害,自趋康复。同时,要嘱患者养成良好健康的生活习惯。否则,烟毒日积月累,酒之燥烈熏劫其阴,酒烟同流合污其害无穷。从临床长期研究调查可知,凡是长期大量吸烟、饮酒无度者,凶多吉少。例如肺癌发病率居高不下,半数以上与长期吸烟密切相关。又如肝癌患者绝大多数为酒客。随着生活水平的提高,食物结构的改变,高脂肪摄入过多,"三高症"发病率一直攀高,极大地危害着健康,富贵病与年俱增,值得引起全社会的重视。就患者赵某而言,要知烟酒之害,并应立即戒烟、不饮高浓度白酒,在高兴之余,可饮少量低浓度红酒。无数事实证明,树立健康生活方式,是保障健康的根本。

(三)不寐·肝郁化火医案

曾某,男性,69岁,家住广州海珠。2010年10月12日初诊。刻诊:失眠8年,民营企业老总,操劳过度,经常通夜不眠,凡不顺心则大量饮酒,有时酒醉则暴跳如雷,舌质红,舌苔黄干,脉弦滑。曾在某精神病医院诊断为抑郁症,经服抗抑郁药效果欠佳。同时患有高血压、高脂血症10余年。诊前1周检查血糖:空腹血糖6.5mmol/L,餐后2小时血糖8.2 mmol/L,糖化血红蛋白为6.6%。辨证为肝阴化火。治以疏肝解郁,清肝泻火。药用合欢皮50g,夏枯草、牡丹皮、郁金各20g,黄芩、龙胆草、山栀子各15g,柴胡、黄连各10g,炙甘草5g。水煎2次,分2次内服,每天1剂。

二诊:10月25日,服上方10剂后心情好转,抑郁心烦、口十、口苦俱减,每晚能入睡3小时。治以疏肝解郁、养血潜阳,佐以安神。药用珍珠母50g,合欢花(包煎)、牡蛎、炒酸枣仁各30g,牡丹皮、郁金、代赭石、白芍各20g,柴胡10g,炙甘草5g。水煎2次,分2次内服。

三诊:12月4日,服上方30剂后能入睡5小时左右,精神开朗,但梦多。以上方加黄连5g,阿胶(烊化,兑服)15g。嘱其要尽早启用接班人,尽量减少对企业的管理决策,合理安排运动,严格限酒,做到每晚按时睡觉。

四诊:2011年3月10日,坚持服上方2月余,现每晚能入睡6小时左右,余无明显不适。以上方增损,其中去代赭石,加丹参30g,田三七粉(冲服)5g。水煎2次,每天服1次,分2天服。

于7月中旬跟踪,睡眠正常,无明显不适,已退休,安享晚年。

按语:首诊肝郁化火,肝火炎上,为防其肝火冲脑而出现脑中风,故速投苦寒直折之品清泻肝火,服后其炎上之火平息。治以疏、清、养、和之法,使肝之郁开、热清、阴复,则精神自治。三诊用疏导心理治疗,患者已近七十,应尽量解脱对管理企业的操劳,从根本上消除抑郁,配以少量黄连清心余热,伍阿胶以养血安神,冀建全功。

对于老年人的睡眠时间应有正确的认识,进入老年,其睡眠时间逐有减少。这是因为随着年龄的增高,脏器组织功能随之减弱,对大脑的供血亦有变化,因此睡眠时间随之减少。我的临床经验表明,凡是70岁以上老人,每天晚上应保证7小时睡眠时间,有时睡5小时而第二天精神正常,亦属正常。若每晚虽然能入睡5~6小时,但睡眠质量差,易醒,梦多纷纭,是属病态,应辨证调治。老人每多愁善感,则要辅以心理治疗。养心与疏导双管齐下,使其感到对其的关心爱护,能有种满足感,往往可消除其忧虑。同时应根据其身体状况合理用药,如老人有高血压,则适当配入如丹参、当归、川芎、红花等祛瘀通络之属,恢复心脑供血;又如老年人多夜尿多,老人肾气虚膀胱收缩无力,则可适当加入如淫羊藿、五味子、桑螵蛸、益智仁、牛膝等补益肾气之味;男性老人则多前列腺增生肥大,适当用刘寄奴、田三七、桃仁等之品,对改善夜尿多有裨益。

五、胸痹医案

(一) 胸痹·气滞血瘀医案

范某,男性,76岁,家住深圳市宝安沙井。2009年12月8日首诊。刻诊:胸闷气短,行走稍快或上楼梯则气短加重,自感气不能接续,胸部隐痛,时有放射至左背隐痛,纳食与二便正常,舌质淡红,边有瘀斑,舌质薄白,唇黯,脸色淡黯,脉弦细,偶有结代。因心肌梗死于2006年春行冠状动脉支架植入术,有偶发性房室期前收缩,高血压、高脂血症病史19年。辨证为气滞血瘀胸痹。治以行气活血,祛瘀通络。药用丹参30g,当归、川芎、赤芍、生地黄各20g,柴胡、枳壳、桃仁、红花、檀香(后下)各10g,炙甘草5g。水煎2次,第1次加入米酒2两,同煎,分2次内服,每天1剂。

二诊:12月16日,服上方7剂后,胸部闷痛减轻,效不更方,以上方加入瓜蒌皮20g,地龙10g。

三诊:12月28日,服上方10剂后,胸痛续减,仍走路则气短,纳食欠佳,大便软。治以健脾益气,化瘀通络。药用黄芪、炒稻芽各30g,党参、丹参、茯苓、鸡内金各20g,川芎15g,红花、炙甘草各5g。

四诊:2010年3月6日,服上方30余剂后,近1个月胸闷痛缓解,行走亦无明显气短气促,纳食恢复正常。2月底化验血脂四项,低密度脂蛋白胆固醇、甘油三酯仍中度增高。拟下方,名为降脂灵,用黄芪、丹参、川芎、花旗参、田三七,以此顺序比例为3∶3∶2∶1.5∶1,共研细末制成颗粒,每次服5g,每天早晚各服1次。

2011年1月上旬前来咨询,近1年胸痛未作,近期报告血脂正常。嘱咐其要平调饮食,适度运动,体重指数(BMI)保持在21~23内。

按语:高血脂是致胸痹发生的始动因素。超高的血脂就是血瘀,阻塞络脉,必致血流缓慢或不通,不通则痛。治疗胸痹心绞痛,首先必须祛除脉络内的瘀血,如此才能维持血液循环。而要祛瘀应以理气为先,理气药有促进血管扩张的作用。血管畅通而无瘀阻,则冠脉得以气血平和,而循环不息。故首诊以柴胡、枳壳、檀香诸味率血运行,丹参、归、芎、地、芍、桃、红以祛瘀通络。其药切中病机,故获佳效。三诊用芪、参、苓、草健脾益气以生化气血,气充血盈则血液循环正常,体现治本原则。降脂灵乃笔者经验方,是笔者深谙胸痹的病机后,通过长期对临床大量病人的治疗实践研究,从大样本中不断筛选药物,以疗效为绝对标准而研制成的。降脂灵组方用药体现扶正为本的原则,重用黄芪、花旗参补气强心以为血帅;用丹参、川芎、田三七祛瘀通络以降酯,标本同治,实为治疗老年病的良方。

胸痹症中不少是冠心病以及心肌梗死经支架植入和冠脉支架再植入术后的病例,要把预防再次发生心梗、心绞痛作为要务,必须让患者坚持服用降脂药。中医药降脂作用虽然缓慢,但其药性平和,标本同治,并以改善脏器功能为原则,副作用少,适合长期服用。在临床症状缓解1年以上后,可用降脂灵的维持量,即每次服2.5g,每天服2次,亦可每次服5g,每天服1次,进行维持治疗,其疗效未有明显差异。

(二)胸痹·水气凌心医案

杨某,男性,69岁,家住惠州市。1998年6月15日首诊。刻诊:胸痹胸闷30余年,心悸气短,纳呆便溏,眼睑轻度浮肿,贫血貌,下肢浮肿,舌质淡胖,舌苔白腻滑,脉缓而滑,偶有结代脉。既往因胸痛常住院治疗,已确诊的疾病有风湿性心脏病、慢性支气管炎合并肺气肿、高血压、中度贫血等。否认有肝肾疾病。辨证为心阳不振,水气凌心。治以温振心阳,蠲水化饮。处方:白术、茯苓、猪苓、泽泻各30g,制附子(先煎)、淫羊藿、川芎各20g,桂枝10g,炙甘草5g。水煎2次,分2次内服,每天1剂。

二诊:6月27日,服后胸闷痛略有减轻,眼睑与下肢浮肿见消,时有头晕,纳呆气短,以上方加黄芪50g,鸡内金、当归各20g。

三诊:7月15日,服上方10剂后,头晕明显减轻,胸部闷痛逐减,眼睑和下肢无明显浮肿。治以温养心阳,健脾益气,佐以补肾气。处方:黄芪、党参各

20g,白术、茯苓、淫羊藿各 20g,石菖蒲 15g,桂枝、炙甘草各 10g,肉桂(焗服)5g。

四诊:8 月 6 日,服后上方 15 剂后,胸痹闷痛缓解,脉缓,未现结代脉。继以上方加当归 20g、川芎 15g。

五诊:9 月 7 日,服上方 20 剂后,未有明显不适,观其气色、言语、行动如若常人。药已建功,续以上方以维持量,即每剂水煎 2 次,每天服 1 次,分 2 天服。

按语:心为君主之官,邪常不可干。若有所干,所干之邪不是瘀便是饮。心属火,水饮属阴,水火不相容。若为健康体壮之人,其心火充足,则无水饮泛滥的时候。当在内外诸多因素作用下,心血日耗,血耗日久则心气必衰,气衰日久则气伤及阳,终致心阳衰弱,水饮乘虚而入,乃至胸痹。水饮久遏则影响血流,加上气、血、阳俱虚,血管收缩舒张失常,血液停滞为血瘀,必将加重病情,使胸痹缠绵难愈,这就是水饮胸痹难愈的始末。只有审察辨明疾病的病因、病理机制,才能溯流穷源,从根本上根治病源,截源则断流,其恙必趋康复。对本病证的治疗始末,都要秉承这一原则,始终把振奋心阳作为治病总策略。首诊水饮强涛凌心,则以蠲除水饮为主,重挫饮邪,令心阳伺机振作。同时把补心阳益心气作为治本之法,标邪水饮受到遏制,本之心阳则可振作。这种扶本祛邪之法,乃中医治病宗旨。故用制附子、淫羊藿、桂枝、炙甘草之属以温补心阳、温通心气。肾中阳气是阳气之根本,心阳能保持不衰,必须依赖肾阳源源不断地补充。制附子温补心肾阳气乃效速;淫羊藿既能温补心肾阳气,又能温化水气,一药多能。水饮日久必有瘀,瘀阻心络则病变难测,所以终用当归、川芎以补心血、通心络而祛瘀。且重用黄芪配当归乃中医名方当归补血汤,重用黄芪补气以生血,使血源不断,当归乃是冠名。

(三) 胸痛·心阳衰竭医案

陈某,男性,82 岁,家住广东东莞天堂围。2001 年 12 月 9 日首诊,刻诊:因心绞痛频作,多次住院治疗,病情控制出院后仍胸痛,少许出汗,含服硝酸甘油可缓解,但反复发作,故求助中医治疗。诊见患者头晕气短,肢冷神疲,舌质淡黯,舌苔白滑,脉微欲绝。辨证为心阳衰竭。治以扶阳救脱。处方:制附子(先煎 1 小时)50g,高丽参(另炖,兑服)、当归各 30g,檀香(后下)5g。水煎 2 次,分 2 次内服,隔 3 小时服 1 次。

二诊:12 月 17 日,服上方剂后,胸痛减,发作频率减少。以上方加川芎 15g,桂枝、炙甘草各 10g。

三诊:12 月 29 日,服上方 10 剂后,胸痛间作,2~3 天发作 1 次,头晕气短改善,摸之肢温,继用上法。处方:制附子(先煎)20g,高丽参(另炖,兑服)、川芎各 10g,当归 20g,檀香(后下)5g。

四诊:2002年3月10日,服上方30剂后,胸痛未作,前来觅药巩固之。药用当归、川芎、制附子、高丽参、桂枝、炙甘草,以顺比例2:1.5:1:1:1:1,制成颗粒,每次服3g,每天服2次。

于2003年1月追踪,其胸痛缓解。

按语:制附子合高丽参是中医名方参附汤,是扶阳救脱、强心止痛的良方。对缓发性心绞痛,或对经西医治疗后稳定的急性期心绞痛而间歇性发作者,疗效确切。若心绞痛较剧,汗出,肢冷,唇紫等,应中西医合参进行救治。总之,要以人命为天,乃医者之责。

六、便秘医案

(一) 便秘·肾阴亏虚医案

黄某,男性,80岁,家住宝安福永。2012年4月10日首诊。刻诊:大便秘结10余年,大便硬如粒状,难解,每2~4天大便1次,量少,有时依赖开塞露灌肠才能通便,痛楚万分,晚上咽干口燥,腰膝酸软,夜尿5~6次,影响睡眠,纳食尚可,舌红少苔,脉细。既往高血压并、糖尿病、高脂血症病史20余年,目前"三高症"控制尚可。辨证为肾阴亏虚,大肠燥结。治以补肾养阴,润肠通便。药用生地黄、玄参、麦冬、女贞子、决明子、火麻仁各30g,当归、白芍、枳实各20g,炙甘草5g,玄明粉(冲服)3g,大便通畅则去玄明粉。水煎2次,分2次内服,1天1剂。嘱咐其多食果菜等,如火龙果、核桃肉、菠菜等。

二诊:4月22日,服上方10剂后,大便2天1次,成长条形,偏硬,量偏少。大便一通,患者十分高兴。以上方去玄明粉,加天花粉、瓜蒌子各30g。

三诊:5月15日,服上方15剂后,近周来大便基本正常,治法同上,略有出入,药用:生地黄、玄参、女贞子、火麻仁各30g,当归、白芍、天花粉各20g。

四诊:6月7日,服上方20剂,大便正常,但夜尿仍4~5次。以上方加桑螵蛸15g,乌药30g。水煎2次,上下午各服1次。嘱其上下午可适饮水,晚上8点后则少饮水。

于9月上旬追踪,其大便正常,夜尿2次。咽干口燥不明显,腰也较有力,间有酸痛。

按语:肾主水,在维持身体水液平衡上起着主导作用,肾与肺脾协同作用,促进水液代谢,既能源源不断地供给机体必需的水液,又把水液代谢过程中产生的废水及时排出体外。肾主二便是指肾把胃肠道对食物腐熟吸收后的糟粕如二便等,大便从肛门排出,尿液从尿道排出。其中肾对使肠道保持适量水分以润化大肠,以及对膀胱的气化起着重要作用。肾阴虚则不能滋润肠道,肾气虚则不能通过气化而生成足够的、可补充大肠所需量的水液,从而致大便秘结。肾阴虚所致大肠秘结的特点是大便硬如粒状,俗称羊粪状。舌质红少苔,咽干口燥等也是阴虚的特点。治疗常有增水行舟法，通过滋补肾阴来润滑大肠，从而把大便排出。治疗本病例所用的生地黄、玄参、麦冬、女贞子等，均是补肾阴佳品，并且用量重，故润肠和软化硬便的作用明显。血液与体液互相渗透，从而保持血液与水的恒定，例如：失血过多时出现脱水，应立即通过输液及时补充。当阴虚时血液随之而虚，故用当归、白芍补血润肠。决明子、火麻仁同具润肠通便作用，且决明子有明显降脂作用，对治疗患者高脂血症有裨益。本病例的便秘与其有糖尿病密切相关。糖尿病日久灼耗阴液，传变在肾，即糖尿病肾病，加重了便秘，使治疗更棘手。花粉对糖尿病阴虚证治疗作用明显，同时与女贞子共用有协同降糖之效。老年便秘日久，治疗也应缓图其效。若不坚持治疗，就难以康复。

（二）便秘·肾阳衰微医案

何某，男性，71岁，家住深圳市龙岗布吉。1998年7月6日首诊。刻诊：大便秘结10余年，大便或硬或烂，皆难排出，3~5天大便1次，量少，腰膝酸软，下肢常冷，小便清长，夜尿4~6次，神疲乏力，舌质淡胖，舌苔白滑，脉微细。辨证为肾阳衰微，肠失温润。治以补益肾阳，温运通便。药用熟地黄、肉苁蓉、锁阳各30g，淫羊藿、怀牛膝、当归各20g，白芍、补骨脂、菟丝子各15g，鹿角胶（烊化）10g，炙甘草5g。水煎2次，分2次内服，1天1剂。

二诊：7月21日，服上方14剂后，大便每2天1次，但便量偏少，下肢冷减轻，以上方稍有加减，连服15剂。

三诊：8月10日，服后大便基本正常，四肢温，精神明显好转，夜尿2~3次，效不更方，嘱其再服15剂。

于9月初陪其老伴前来诊病，获知其大便正常。

按语：肾阳充足则肾的气化如常，可蒸化水液供脏器组织所用。一旦肾阳虚衰，肾的气化失常，则大肠润燥失衡，随之肠蠕动减弱，则易出现便秘。本病例的治则遵从阴中求阳之训，在用淫羊藿、肉苁蓉、锁阳、鹿角胶等补益肾阳之品的同时，伍入熟地黄、当归、白芍以滋阴补血，则肾气生化不竭。同时肉苁蓉、菟丝子等既能壮肾阳，又能益肾阴，对治阳虚便秘甚为合拍。补肾之品对脾虚失运者用之，会出现腹胀，纳食不振等。宜脾肾同治，适当加入健脾助消化之味，总之立足辨证，随证灵活加减。

（三）便秘·脾气虚弱医案

卢某，男性，69岁，家住东莞市雁田。2013年7月10日首诊。刻诊：便秘8年余，大便虽不硬，但排便费力，总是频频登厕，却难以解出，有时解出少量大便，有似里急后重，脸色萎黄，纳食欠佳，神疲乏力，舌质淡红，舌苔薄白润，脉弱。既往无特殊器质性疾病，亦无"三高症"。辨证为中气匮乏，升降紊乱。药用黄芪、白术各50g，党参、炒莱菔子各30g，枳壳20g，木香（后下）、槟榔各 10g,柴胡、升麻、陈皮、炙甘草各 5g。水煎 2 次,分 2 次内服,每天 1 剂。

二诊:7 月 19 日,服上方 7 剂后,每天大便比较易排,但大便量偏少,精神转佳,但纳食未见明显改善。以上方加鸡内金 20g、炒稻芽 30g,槟榔增加至 15g。

三诊:8 月 6 日,服上方 10 剂后,大便正常,纳食增加。仍以上方,槟榔用 10g。嘱咐其大便正常半个月后,槟榔只用维持量 5g。患者询问说平时常用蜜糖冲水服,通便较好,能否长期服食蜜糖,并说于 7 月底检查空腹血糖为 6.56mmol/L。嘱其不能长期服食蜜糖。可适量食果菜,要保持正常的饮水量,坚持适度运动,尽量少食辣椒和烧烤类食品等。仍用上方继续 15 剂,以视情况,再作加减。

四诊:8 月 20 日,服后大便正常,纳食正常,精神气色明显改观。用上方半量为维持量再服 15 剂。

于 10 月中旬追踪大便一切正常,停服中药,依靠规律的生活方式,包括定时大便、饮食保健和运动保健,来维持大便正常。这既能提高体质,又能维持肠道的正常蠕动,可谓一举两得。

按语:对食物的消化吸收和废物包括大小便的正常排出,脾胃的升降功能起着重要作用。正如《素问·经脉别论》指出:"饮入于胃,游溢精气,上输于脾。脾气散精,上归于肺。通调水道,下输膀胱。水精四布,五经并行。"脾气散精实是指脾主升清,只是文字表达的不同。当脾气虚弱时,脾气散精功能减弱,即出现脾胃升降紊乱,清不能升则浊难以降。本病例正是由脾气虚弱不能升清而使精微营养不能疏布所致。上不升则下不降,乃自然界物理现象,故脾不升清,则胃不降浊,从而致便秘。总之,人体内脏器组织功能与物理原理雷同,绝不是巧合,而是中医天人合一的奥理。故治疗本病例重用黄芪、白术、党参,以补脾益气,脾强则能升清;少用柴胡、升麻佐参、芪、术之升清,清升则浊降;更配枳壳、槟榔和莱菔子导浊下行,使便秘得浊降而愈。总之,源清流洁,肠道自然畅通。

凡是老人便秘,往往延年累月,不能求一时之效,而要耐心调治一定时间,才能缓图其功。同时应辅以规律生活、养生保健和运动保健等,这是行之有效的方法。而饮食保健中又要结合人体实际情况,权衡利弊而择之。如蜜糖确能润肠通便,但蜜糖经吸收后,75%左右转化为葡萄糖,故对糖尿病者要忌用,血糖超标者亦要慎用,以免后患。

(四) 便秘·气血两虚医案

李某,女性,70 岁,家住深圳市大鹏。2006 年 4 月 12 日首诊。刻诊:便秘 15 年,大便硬难解,2~3 天 1 次。脸色㿠白少华,头晕神疲,梦多乏力,心悸自汗,唇白,舌质淡,舌苔薄白,脉细弱。中年时期月经先期 7 天,经量多,经期 10 天,每次经来则头晕,以后则出现便秘,自服当归补血汤后头晕减轻。辨证为气血两虚。治以益气补血,润肠通便。药用黄芪、当归、熟地黄、制首乌、白芍各 30g,鸡血藤、柏子仁、枳壳各 20g,炙甘草 5g。水煎 2 次,分 2 次内服。

二诊:4 月 25 日,服上方 10 剂后,便秘好转,大便已不硬,排便虽好转,仍有难解,每天 1 次,便量偏少,仍有自汗,以上方加淮小麦 30g。

三诊:5 月 13 日,服上方 15 剂后,大便基本正常,头晕心悸、出汗乏力大有改善,但有时难入寐,易醒,一晚能睡 3~4 小时。以上方去鸡血藤、枳壳,加炒酸枣仁、茯神各 30g。

四诊:6 月 7 日,服上方 15 剂后,大便、睡眠均正常。嘱其继用上方半量为维持量服 1 个月,根据情况再斟酌。

于 10 月上旬跟踪调查,便秘未作,经血常规检查,贫血明显改善,但仍有轻度缺铁性贫血。拟一小方作药膳服食。方用黄芪 30g,当归 15g,枸杞子 10g,红枣 5 颗,猪大骨适量,炖汤服食,2~3 天服食 1 次即可。

2007 年 5 月因急性腹泻来就诊,视之神色如常人,大便正常,无明显贫血。

按语:对本病例前因后果进行分析,病因是由月经过多所致失血性贫血。血虚日久则大肠失去血的滋养,出现枯燥而便秘。治之以补气血双。气血两虚逐步得到改善,肠道润燥也能日趋正常,则大便自然能排出。故君臣用芪、归、地、芍等以益气补血,佐使用枳壳等降浊以促大肠蠕动,共奏润肠通便之功。

以上数则便秘医案,其病证既可单独出现,又可多种因素共同作用产生,例如便秘既可由肾阳亏虚或气血两虚所致,又可以肾阴亏虚与气血两虚同时存在而产生便秘。因此,在临证中要辨证入微,若被一叶障目,而不见全局,则治疗效果迥然有别。若辨证无误,又有丰富临床经验,便能药到病除。便秘似为小病,但老年人发病率高,常缠绵难愈,这对老年人造成不小的精神压力,而且长期便秘,废物内积日久,易出现新的病变,如肠癌一类。因此,防治便秘要给予重视。对长期便秘患者,应认真辨明导致便秘的因素,必要时进行肠镜检查,以明确是否有如肠癌等梗阻因素,对治疗决策将大有帮助。

七、心悸医案

(一) 心悸·气阴两虚医案

郑某,男性,68 岁,家住深圳龙华。2011 年 7 月 15 日首诊。刻诊:心悸怔忡 10 余年,凡在睡眠欠佳或操劳过度时则发作,心烦梦多,自汗盗汗,口干,大便干燥,2~3天1次大便,舌质红,舌苔少,脉细数间有结代。6月中旬因心悸频作,在某医院住院治疗,经相关检查,诊断为:①冠心病;②频发性室性期前收缩;③高脂血症。经治疗好转出院。7月8日心悸胸闷,继续服西药,如琥珀酸美托洛尔缓释片等未有明显效果,故求中医治疗。辨证为气阴两虚,瘀阻络脉。治以益气养阴,祛瘀通络。药用太子参、生地黄、丹参、决明子、茯神各30g,麦冬、玄参各20g,阿胶(烊化)、五味子、炙甘草各15g,甘松10g。水煎2次,分2次内服,每天1剂。

二诊:7月15日,服上方7剂后,心悸减轻,首诊时心率每分钟126次,复诊时心率92次/分,大便好转,出汗减少。脉细数间有结代,以上方加淮小麦30g,桂枝10g,田七粉(冲服)5g。

三诊:8月10日,服上方20剂后,偶有心悸,间有失眠后出现心悸,自汗盗汗减少,大便正常。以上半量的维持量加炒酸枣仁、合欢皮各20g。水煎2次,分2次内服。心悸未发作连续半个月后,每剂药分2天服,于12月11日做24小时动态心电图,检查示:偶发性室性期前收缩。

按语: 心悸的发生与心脏、心血管和血液密切相关。中医认为心主血脉,心主神明。心脏、血管发生的病变,与血液的盈亏、黏稠度及精神情绪的异常等有关。概而言之,心血管系统的器质性病变和功能性病变都会出现心悸,后者易治,前者难疗;后者的发病率高,前者的发病率低。中医药治疗功能性心悸有优势,疗效满意。西医在对心脏、血管的器质性病变的手术等治疗上有优势,而中医对治疗有不可或缺的协同作用。例如西医治心肌梗死起效快,当冠状动脉狭窄或梗死时,支架植入术后,立刻能使病人转危为安。但术后5年内其再发生心梗的概率还是比较高。术后服抗凝、抗血脂药物后虽有一定作用,但药物的副作用较多,往往影响病人治疗,而中医独具优势。对心肌梗死的认识不能局限于梗死,它与血液质量、血管功能、心脏功能密切相关外,与肺脾肝肾都息息相关,不能把其关系割裂开。而中医是立足了整体,不是只见树叶,而更重视树木。中医诊治疾病是在整体观的指导下,十分重视溯流穷源,针对病因协同治疗。中医治疗心梗采用祛瘀通络法,取得了很好的疗效。中医把血脂、尿酸及附于血管壁的斑块皆视为血瘀,通过祛瘀把其清除。同时中药又能改善心脏功能,加强血管的收缩与舒张功能,消除其他脏器组织对心脏的病理影响。这些正好能补齐西医的短板,二者取长补短,为病人带来福音,这是十分可喜的。中医要自强,不断提升自我,就能无往不胜。

(二) 心悸·心脾两虚医案

卢某,女性,70岁,家住广东中山市。2008年4月10日首诊。刻诊:心悸20余年,气短神疲,纳呆便溏,自汗乏力,脸色萎黄,舌质淡,舌苔薄白,脉细弱。高血压病史10年,余无特殊。辨证为心脾两虚,心失血养。治以健脾益气,补血养心。药用黄芪、茯神、浮小麦各30g,党参、白术、龙眼肉、鸡内金、枸杞子各2g,川芎、桂枝各10g,陈皮、炙甘草各5g。水煎2次,分2次内服,每天1剂。

二诊:4月22日,服上方10剂后,心悸、纳呆、出汗都有不同程度的好转,精神气色有改善。继用上方加阿胶10g(烊化),同时高丽参10g,炖服,每周服1次。服上方15剂后,仍复诊5次,以上方为基础稍作加减,如或加炒酸枣仁、莲肉、远志、当归等。

于8月中旬因胃痞来诊,得知其心悸未作,纳食尚好,神色如常人。

按语:如本病例之类的心悸患者,多是功能性心悸,中医立足于从心脾论治。因心主血脉,脾主生化气血,脾能正常运化,则其所生之血源源不断供应心脏,使心脉充盈,则心脏搏动如常,从而肝脏能有足够的藏血,心肝母子共荣,肝得心慰,各司其职,何患心悸?!

对此类患者而言,科学饮食,饮食有节,营养平衡,调摄七情,保持良好心态,坚持适度运动,增强体质,也是十分重要的,起到药物不能取代的作用。在用药治疗上,对患有多种疾病的老人,要从其整体出发,对那些必须服用的药物,如治高血压药物,应坚持服用;对那些副作用较大而有可能导致疾病传变的药物,应少服或尽量不服,切忌草率用事。

(三)心悸·阳虚饮停医案

杨某,男性,76岁,家住广东省惠东县。2007年4月8日首诊。刻诊:心悸气短,头晕泛恶15年,脸色萎黄虚浮,下肢浮肿,便溏溲清,摸其四肢有凉感,已入夏天仍穿厚棉衣,舌质淡,舌苔白滑,脉微滑。既往慢性支气管炎合并肺气肿病史15年,经常发作,每发作时心悸胸闷,气短难接续,每年多次住院治疗,确诊为肺源性心脏病。因心悸气短长期治疗未有明显效果而来就诊。辨证为中阳虚弱,水饮凌心。治以温中益阳,温化水饮。药用黄芪、茯苓各30g,白术、淫羊藿各20g,制附子(先煎)15g,石菖蒲、远志、桂枝各10g,炙甘草5g。水煎2次,分2次内服,每天1剂。

二诊:4月17日,服上方后,心悸头眩有所减轻,仍痰多气促,时咳嗽。以上方去制附子,加姜半夏15g,苦杏仁15g,陈皮10g。

三诊:5月3日,服上方10剂后,心悸明显减轻,脸部和下肢浮肿减退,近7天难以入寐,继用上方加炒酸枣仁30g。

四诊:5月22日,服上方15剂后,心悸减轻,但仍发作,纳食欠佳,大便溏薄,四肢温和,舌质淡,舌苔白,脉微细。固守原法,以上方为基础增减。处方:黄芪30g,党参、白术、茯苓、淫羊藿、鸡内金、炒稻芽各20g,姜半夏15g,桂枝、川芎各10g,炙甘草5g。

五诊:6月15日,服上方20剂后,心悸头眩未作,纳食基本正常,体力明显转佳。仍以上方用量减半,以维持量继续服1个月。

患者因失眠于国庆后前来诊治,告知现心悸很少发作。

按语:西医诊断的疾病而用中医治疗时,不能套用西医的思维,以"炎"为热,投以苦寒之品清热消炎,不但其"炎"不消,轻则加重病情,重则以安转危。中医理论与之不同,诊治思维是完全不同的。中医诊治立足于整体,突出辨证,审因施治。既治疗其病,更重视扶助正气,强调个体化治疗,以达到正复则邪却。就本病例而言,因其病起慢性支气管炎,常会将"炎"印定为"热",若用苦寒清热之品,则是水火之别。运用中医思维,辨证为痰饮引起的心悸,就应严格遵循张仲景在《伤寒论》中所强调的"病痰饮者,当以温药和之"的原则。治疗本病例,用苓桂术甘汤温阳化饮。制附子、淫羊藿以补肾阳复脾阳,且二味均有强心温阳作用,对心肾阳虚出现的下肢浮肿有明显效果。药能切中病机,则能逆转其病理机制,而达到较好疗效。

本病例之病证属难治性病,只要辨证正确,方证合拍,用饱和量,坚持治疗,每可逐步改善心肺功能,从而既控制病情,又提高机体的抵抗力,有利于预防疾病的复发和传变,彰显了中医治疗慢性病的优势。

八、虚劳医案

(一) 虚劳·肺气虚弱医案

胡某,男性,68岁,家住广东东莞长安。2006年7月8日首诊。刻诊:身体消瘦,审稿1.75m,体重49kg,气短乏力,神疲自汗,纳食欠佳,大便干结,舌质红苔少,脉细数。既往嗜酒吸烟。于1964年冬因咳嗽咯血,经胸部CT、X线和痰培养,诊断为肺结核。经抗结核治疗后,于1966年春连续多次痰培养均未发现结核杆菌。首诊前1个月因咳嗽再次进行痰培养,未见结核杆菌。辨证为肺阴虚弱,脾虚失运,虚火炎上。治以肺脾同补,益气滋阴。药用北沙参30g,生地黄、地骨皮、桑白皮、百合、山药各20g,百部15g,炙甘草5g。水煎2次,分2次内服,每天1剂。

二诊:7月21日,服上方10剂后,病有好转,气色见好,神疲乏力、自汗便结均有改善,仍纳食欠佳,时有失眠,晚上咽干。以上方去北沙参、生地黄、桑白皮,加太子参30g,莲肉、鸡内金、炒酸枣仁、炒稻芽各20g。

三诊:8月14日,服上方20剂后,视其颜面略有润泽,精神尚可,纳食增加。以上方去桑白皮、地骨皮,加麦冬、玉竹各20g,共30剂。

四诊:9月23日,服上方后无明显不适,效不更方,上方稍有出入,嘱其再服1个月。

五诊:11月7日,服上方40剂,体重增加4.5kg,一切如常。

按语：患者为东北人，长期饮酒无度，每天吸烟多则 2 包，少则 1 包，嗜食煎炸烧烤，从而酿成肺阴虚而生内热，热灼则阴易耗，伤其脾胃则健运失职，母子同病，故治以培土生金法，佐以退虚热，调治近 5 个月，其恙已逐步趋向康复。我从中领悟到，医患互相充分合作，患者才能坚持治疗，终获福音。同时我深刻认识到，为医若术不精、德不诚则无法取胜于民。同样心至诚而术乏，对着患者也只能望洋若叹！医者实为任重道远，要做一个称职的医生要永远在路上。

肺结核病，中医称为肺痨病，并指出其为劳伤其肺，肺受热灼，阴竭气弱，日久累积，而成虚劳。西医用抗结核治疗，只要坚持治疗是可根治的。但其副作用大，结核杆菌被歼灭了，但体质却垮下去，严重者则骨瘦如柴、饮食乏力。中医运用培土生金法是一绝招，体现中医的治病水平，扶正祛邪，达到正复邪却的目的，其内涵之深奥，彰显了中医的精深博大。中医在保障健康的诸多领域都可大显身手。作为一个中医人，精力有限，对治疗一些疾病，尤其疑难重症，若达不到疗效，只能说个人不能掌握治疗这种病的经验，不能概说中医不能治。个人只是中医人中的一员，其术乏也不能完全代表中医术乏。术乏则要学，在刻苦研究中有一份辛劳，必有一分收获，只要不断补足短板，迎来的便是中医学术的春天。

（二）虚劳·脾胃虚弱医案

邱某，女性，72 岁，家住汕尾市。2009 年 6 月 17 日首诊。刻诊：身体消瘦，体重 40kg，身高 1.55m，体重指数（BMI）16.49，神疲乏力，气短懒言，纳呆便溏，脸色萎黄，舌质淡胖边有齿印，舌苔白，脉弱。既往有慢性乙肝病史，经治疗肝功能正常。辨证为脾胃虚弱，运化无权。治以健脾益胃，助其运化。药用黄芪、党参、炒白术、茯苓、鸡内金各 20g，肉桂（焗服）、莪术、陈皮、炙甘草各 5g。水煎 2 次，分 2 次内服，每天 1 剂。

二诊：7 月 10 日，服上方 15 剂，纳食稍增，精力改善，仍大便溏。以上方加干姜 10g。告其忌食寒凉肥腻之品。

三诊：8 月 6 日，服上方 20 剂，诸症较有减轻，每餐能进食 1 两多软饭。是近几年来最佳状况，体重增加 0.75kg。安慰其说，只要饮食有所增加，就是脾胃运化功能改善的佳兆，鼓励她要坚持治疗，适度运动，保障睡眠，此对旺盛脾胃的运化大有益处。

四诊：10 月 7 日，之前分别来诊 3 次，每次配 15 剂，以三诊处方略有出入。共服 30 余剂，纳食进一步改善，体重又增加 1kg 许，其他不适随之而减。现配如下处方：黄芪、炒白术、茯神、鸡内金、红参、干姜、肉桂、陈皮、莪术、炙甘草，以顺比 3:2:2:2:1:1:0.5:0.5:0.5:0.5 的比例配，研细末，制成无糖颗粒，每次服 5g，每天早、晚各服 1 剂。连服 3 个月后，每次用高丽参 10g，炖服,每周服 1 次,连服 2 个月。

于 2010 年 4 月上旬陪其丈夫就诊,视她状若两人,气色如常,体重 50kg,达到标准体重,其他未有明显不适。

按语:其虚劳起于慢性乙肝,经西医治疗肝功能虽然恢复正常,但其纳呆却无寸效,体质日趋虚弱。《金匮要略》中"见肝之病,知肝传脾,当先实脾"的经典名言,穷原竟委地揭示了肝病的传变和治疗原则,比西医见肝病只治肝更胜一筹。其言简义深,条分缕析,实耐人寻味。对本病例邱某的虚劳的调治始终遵其旨照其法,药味不多,但坚持治疗,病人体质在潜移默化地改善,这是中医治病的一大特色。

对脾胃虚弱的病人,不论其患何种疾病,中医治疗的用药量都要比常人减少 1/3。因为药物也是依赖脾胃运化吸收的,若用量超过其实际的消化能力,则适得其反,重伤脾胃,那是徒劳之功。这是笔者通过长期中药大数据的量效关系的研究而得出的结论。例如我在临床中用柴胡,多则 30g,少则 3~5g;用黄芪多则超 100g,少则 5g;用黄连也有 12g 与 1g 之差……此皆是以疗效为最高标准,药的量效关系为根据。用量多少有准绳,切忌滥用而诛杀无辜。

治本病例的药物都药简易明,其中少量莪术能改善脾胃局部的微循环,对改善运化有独到之处;肉桂补肾阳以暖脾土,对补脾助运有裨益,不知当否?请高明斧正。

(三)虚劳·肾阴衰竭医案

张某,男性,85 岁,家住深圳市福田区下步庙。2008 年 1 月 7 日首诊。刻诊:精神极度疲乏,坐下头都难抬高,消瘦,头晕耳鸣,腰膝酸软,脸色黯晦,舌质红少苔,脉微细。近几年多次住院,诊断为重度脑萎缩。辨证为肾精亏竭,脑萎络阻。治以填补肾精,补益肾阳,佐以祛瘀通络。药用熟地黄、黄精、枸杞子、杜仲、山药、淫羊藿、丹参各 20g,地龙 10g。

二诊:1 月 20 日,服上方 10 剂后,毫无气色,摸之下肢比常人明显冷。上方加鹿角胶(烊化)、龟甲胶(烊化)、当归 15g。嘱其服 20 剂,观其病情再作议方。

三诊:2 月 25 日,服后精神有所好转,既往寡言少语,现在有时主动与家人交谈。药已中病,继用上方,嘱其服 30 剂再观后效。服 30 剂后仍前来复诊 5 次,以上方为基础,略作加减,如曾用桃仁 10g、红花 5g 以加强祛瘀通络之效,夜尿频时加桑螵蛸 10g 或益智仁 10g,大便硬时加火麻仁、女贞子之属,头晕时加天麻等。

6 月 8 日因咳嗽就诊,视其精气神明显好转,每天能拄着拐杖散步,每天上下午分别看半个小时左右电视,综合分析,其病明显好转。

按语:大凡诊治疾病,务必要有治疗标准,或治愈,或控制病情恶化,或提高生活质量、减少痛苦等。对本病例张某患重度脑萎缩反复住院治疗,现治疗目的是尽量减缓其衰老进程,提高其生活质量,减少其对亲人的依赖,要完全逆转病理是不现实的。

本病例患者曾多次经 CT、MRI 等检查,诊断为重度脑萎缩,而且其前后检查做对比,其处于进展期,此指明了治疗方向。根据笔者"病证结合,突出辨证"的学术思想,该患者病位在脑,是无疑的,大脑已严重萎缩也是事实,中医治疗关键在辨证。辨证必须遵循以中医理论为指导的原则,用中医思维确定治疗方案。对本病例进行分析,患者已确诊重度脑萎缩,年过八十,处于日趋衰退的年龄段,根据中医辨证,其病位在脑,溯流穷源,恙起于肾。因肾藏精生髓,脑为髓之海,脑萎缩直接与肾关系密切,故以之为治疗的切入点。辨证为肾精亏竭。竭与虚有明显的程度差异,虚为竭之渐,竭为虚之极。精属于阴,阴虚必有瘀,老人血管硬化,血流缓慢,而易有瘀滞,瘀阻脑络也是必然的结果。故本病例治疗上配熟地、黄精、枸杞子、鹿角胶等补肾填精之品;同时阴极则及阳,肾阴已竭,必有肾阳之虚,依据补肾阴必须从阳中求阴的原则,故伍淫羊藿以温补肾阳,其中枸杞子、鹿角胶具阴阳同补之效;又分别用丹参、桃仁、红花、地龙祛瘀通络,对治疗其病也助一臂之力。药既君臣坐镇,佐使相助,乃能克敌制胜。

另外,张某表情呆板,若纳入老年痴呆症亦近其病理,正如《医林改错》书中指出:"高年无记性者,脑髓渐空。"

九、汗症医案

(一)自汗症·气虚医案

苗某,女性,81 岁,家住深圳市罗湖。2007 年 4 月 11 日初诊。刻诊:自汗10 余年,动则汗出,每天要更换多件衣服,气短懒言,神疲乏力,食欲欠佳。舌质淡红,舌苔薄白,脉弱。辨证为肺脾气虚,治以补肺健脾,益气固表。药用黄芪、党参各30g,白术、茯苓、浮小麦各20g,白芍15g,炙甘草5g。水煎 2 次,分 2 次内服,每天 1 剂。

二诊:4 月 25 日,服上方 10 剂,自汗明显减轻,之前因汗出多故每天换衣服5~6 次,现每天只换 2 次,气短神疲亦有改善,纳食不香,大便溏,以上方加干姜10g,鸡内金、炒稻芽各20g。

三诊:5 月 20 日,服上方 20 剂,自汗减轻70%,气色大有改观,精神转佳,纳食有改善。以上稍有增损,嘱其再服 1 个月,再酌情调治。

8 月上旬,她来院进行 1 年 1 次的健康体检,专前来我诊室高兴地告知,1个月来自汗症未作。

按语：气虚起于脾，补肺之气赖培土，故用四君子汤加黄芪共建培土生金之效，药虽7味，却获良效。这也是我的用药特色，是我长期研究药物量效关系的成果。我认为取得最高疗效的用药量为治疗量，并且配方君臣佐使要严谨，各司其职。若要如此，必深究君臣的用量，在治疗中发挥其核心作用，而佐使药物只起着佐使作用，用量要适当。否则，用量都均等，不能发挥君臣的核心作用，则无力师师扭转病局。若用药只求多多益善，因药之互相制约，不但不能达到预期效果，而且轻则对治病无益，重则误杀无辜。另外用量轻重不但要看其功效，而且要视药物质地的轻重而择用，如蝉蜕轻浮，若用30g，则需预备大药罐了。

（二）自汗症·阳虚医案一

曾某，男性，72岁，家住深圳市坪山新区。2009年5月7日。刻诊：视之身穿厚棉袄，脸色灰黯，自汗10月。摸其四肢凉且湿漉漉的，神疲乏力，便溏溲频，夜尿5~6次，按其脚面可见凹陷，舌质淡，舌苔白滑，脉微细。既往有慢性肾炎和轻度前列腺增生病史，近来体检查肾功能正常。辨证为肾阳虚弱，阳不敛阴。治以温补肾阳。药用淫羊藿、炒白术、山萸肉各20g，制附片（先煎）、鹿角胶（烊化）各15g，干姜10g，炙甘草5g。水煎2次，分2次服用，每天1剂。共服60剂，经追踪其自汗症已愈。

按语：中西医是两门体系不同的医学。因其理论不同，诊断手段不同，治疗方法也截然有别。中西医各有优势，也各有短板，这是很自然的，中医与西医应相互借鉴，取长补短，既不能相互排斥，也不能取代对方，应使中西医从理论到诊治方法全方位地实现质的融合，使新理论不局限于中西医单方。不能简单地把中西药合用就称之为中西医结合，这样发展下去就是中医西化。但对于西医学的长处，要用心学习，例如有关的检查手段对提高诊断水平是有帮助的。应合理运用西医学有关检查手段，以补齐中医四诊的短板，但治疗上不能套用西医的思维，而应坚持中医的辨证思维，促进中医在高新技术飞速发展的今天得到迅速发展。中医不能故步自封、自我安慰，而要积极借鉴新科技，包括西医学的先进技术，以推动中医腾飞。本病例的阳虚自汗症是肾阳虚弱所表现的症状，坚持用中医的辨证思维对其进行治疗，取得了满意效果。又如本病的溲频夜尿多，不能盲目认为该类症状均为前列腺增生所致，如此势必僵化中医的思维，影响治疗效果。按中医的辨证，此乃肾阳虚弱，膀胱气化无力。通过补益肾阳，自汗症得治，小便也自愈，由此可见一斑。

（三）自汗症·阳虚医案二

廖某，男性，69岁，家住深圳坂田。2006年4月18日。刻诊：自汗10余年，四肢冷，动则汗出如雨，腰酸痛，神疲乏力，气短懒言，舌质淡，舌苔白滑，脉微细。辨证为肾阳虚弱。治以温补肾阳。药用制附子(先煎)、淫羊藿、枸杞子、山萸肉各 20g,鹿角胶(烊化)15g,五味子、炙甘草各 10g,肉桂(焗服)5g。水煎 2 次,分 2 次服用,每天 1 剂。

二诊:5 月 7 日,服上方 15 剂后,汗出减轻,精神好转,摸其手足冰冷程度比以前减轻,易醒梦多。上方加炒酸枣仁、浮小麦各 30g。

三诊:5 月 30 日,服上方 20 剂后,自汗明显减轻,身体较温和,睡眠正常,但纳食欠佳,神疲乏力。治以补肾健脾,以冀康复。药用黄芪 30g,淫羊藿、白术、炒稻芽、鸡内金各 20g,制附子(先煎)、补骨脂各 15g,肉桂(焗服)、炙甘草各 5g,30 剂。

7 月中旬因胃痛就诊,获悉自汗症愈。

按语:《素问·阴阳应象大论》指出:"阴在内,阳之守也;阳在外,阴之使也。"《素问·生气通天论》又指出:"阴者藏精而起亟也,阳者卫外而为固也。"本病例就是因为阳虚不能固守御外而汗出,所以用附子、淫羊藿、肉桂、鹿角胶以温补肾阳,且鹿角胶为血肉有情之品,功效益宏。枸杞子、山萸肉补肾阴以和阳,阴平阳秘则汗出自止。因为阴阳是互相滋生的,又是互为消长的,一旦出现阴阳偏盛偏衰现象,阳气偏盛就会形成阴虚,阴气偏盛就会导致阳虚。阳气虚衰则表现外寒,所以凡是平素没有感冒等情况下,身体寒冷如肢冷,就是阳虚的特征。

以上 2 例皆为阳虚自汗症,前例患者服后有效而自作主张连服 2 个月,而获良效,说明只要方药对症,坚持治疗自能水到渠成。后病例肾阳虚弱兼出现脾虚健运失司,故伍入黄芪、白术等健脾助运,由此体现出临床上要辨证入微,随症灵活加减才能提高疗效。要铭刻疗效是中医的生命线。疗效依赖长期临证中总结出来的经验。否则,不从事临床,与闭门造车毫无两样。只有在临床中辛勤耕耘,才能硕果累累。

(四) 自汗症·气虚余邪医案

朱某,女性,70 岁,家住深圳市福田。2012 年 6 月 7 日首诊。刻诊:汗出淋漓,恶风肢冷,头晕头痛,纳呆梦多,脸色少华,舌质淡红,舌苔薄白润,脉浮弱。因病缠绵难愈 8 个月,中西药叠服,更医多人未效前来求诊。辨证为肺脾气虚,营卫不调,邪恋营卫。治以补肺健脾,调和营卫,扶正祛邪。药用黄芪、党参各 30g,白术 20g,制附子(先煎)15g,防风、桂枝、白芍、炙甘草各 10g,水煎 2 次,分 2 次内服,每天 1 剂。

二诊:6 月 16 日,服上方 7 剂,汗出恶风、头痛俱减,效方续服,见后效再作加减。

三诊:6 月 28 日,汗出甚微,未见恶风头痛,仍有疲乏,纳食不振。治以健脾助运,益气补肺。药用黄芪、党参各 30g,白术、茯苓、内金、淮小麦各 20g,桂枝、白芍、炙甘草各5g,20剂。高丽参10g,另炖服,每周服1次。

9月上旬因泄泻前来诊治,得知自汗未作。

按语:《黄帝内经》指出:"邪之所凑,其气必虚",治以扶正祛邪,这是常法。但必须辨明其虚在何、受何邪侵袭、邪正孰轻孰重,才能达到扶正不留邪、祛邪不伤正的目的,这都依赖于临证功底及治疗经验。本病例证轻而治疗半年多而未获寸效,原因就在此。必须举一反三,不断提高辨证水平,总结临床经验,诸症才能迎刃而解。治疗本病例所用方药是由四君子汤合桂枝加附子汤加减而成。三诊中桂枝、白芍、炙甘草各5g,就是用桂枝汤半量以调和营卫,方中重用参、芪补气益肺,重在扶正,佐以祛邪。桂枝汤是调和营卫的常见方,遵《伤寒论》之旨,桂枝、白芍、炙甘草必须用等量,此是临床经验的结晶。历代医学家传承的宝贵经验方十分珍贵,必须认真研习。现在刊行的方剂学,每一方剂都是前人总结出来的经验方,用之得当可获奇效。作为临床中医师,必须熟练掌握方剂的运用,临证才能运用自如。从对本病例的治疗不难看出辨证、用方、用药、用量的重要性,必须环环相扣,才能达到满意效果。同时,只要方证对应就能精准用药,就可避免盲目性大处方。

(五) 盗汗·肝肾阴虚医案

胡某,男性,81岁,家住深圳市龙岗区。2014年6月20日首诊。刻诊:寐则汗出10余年,眩晕,咽干口燥,心烦梦多,大便干结如羊屎,舌质红苔少,脉细数,既往高血压病史20年,冠心病病史15年。辨证为肝肾阴虚,阴虚盗汗。治以滋补肝肾,养阴止汗。药用生地黄、女贞子、玄参各30g,丹参、葛根、麦冬、墨旱莲、决明子各20g,炙甘草5g。水煎2次,分2次内服,每天1剂。

二诊:7月5日,服上方10剂,盗汗、眩晕俱减,大便正常。药正中的,继服上方。

三诊:8月6日,服上方20剂,仅有少许盗汗,间有头晕,有时难入寐。以上方加炒枣仁、合欢皮各30g。

四诊:9月5日,服上方20剂,盗汗已止,睡眠较好。以上方半量为维持量,继续服1个月,有不适续诊。

10月下旬前来开降压药,知盗汗未作。

按语:老年慢性病延年累月,若辨证正确、服后疗佳,只要对脾、肝、肾不会造成损害,就可以坚持较长时间服用,从本病例的治疗足以证明。对老年人高脂血症要从瘀论治。老年人易忧郁焦虑,治疗时必须时刻不忘解忧安神。并且保持足够的睡眠对老年人治病与保健有举足轻重的作用。我对老年朋友常说,只要能食、能睡、二便正常、体重合理、心态好,就能健康长寿。这是我临证50年的经验总结,言简意赅,易懂惯用,深受老年人的认同。老年人在生理、病理、转变与预后上,与中青年大相径庭,对老年人的诊治不能简单地等同中青年。要重视天地人和,同时关注老年人的特点,冀老年人颐享晚年,也是医者之责。

(六) 盗汗·阴虚医案

谢某,男性,69岁,家住广东东莞长安。2007年6月12日首诊。刻诊:盗汗12年,每晚则出汗,衣服湿透,需更换衣服,咽干口燥,大便干结,易醒梦多,舌质红苔少,脉细数。患者嗜酒吸烟,既往有肺结核、高血压和高脂血症病史。辨证为肝肾阴虚,虚火内炎。治以滋补肝肾,清虚热而敛汗。药用生地黄、女贞子、玄参各30g,麦冬、白芍、桑椹子、地骨皮各20g,黄柏10g,炙甘草5g。水煎2次,分2次内服,每天1剂。

二诊:6月25日,服上方10剂后,盗汗明显减少,仍梦多易醒,以上方加旱莲草、牡丹皮各20g。

三诊:7月13日,服上方15剂后,只有少许盗汗,大便正常,舌质淡红,脉细。上法不变,从缓图治。用药:生地黄、山药、女贞子、茯神各20g,山萸肉、牡丹皮、淮小麦、旱莲草、白芍各15g。

四诊:7月24日,服上方20剂后,盗汗已止,睡眠正常。药已达到预期效果,为巩固治疗效果,以上方半量为维持量,即每剂水煎2次,每天服1次,2天服1剂。

患者因失眠于10月8日前来诊治,询查盗汗之症,谢某叩头致谢,12年盗汗之苦竟建全功,称中医治疗顽疾确有招术。

按语:寐而汗自出,谓盗汗,既可出现于某些慢性病的中后期或恶性疾病的后期,又可出现于某些体质虚弱的人群。前者如肺结核病、恶性肿瘤放化疗后所出现的盗汗。后者如通过相关生化和理化检查,虽然未发现病灶,但寐则汗出淋漓,每致人疑心重重。而且汗为血之液,久之必身体虚弱。从临床观察可见,盗汗大多属后者的功能性盗汗。中医调治功能疾病有绝招,即从整体出发,立足辨证,以恢复气血阴阳等功能为目标,正气复则邪去而康复。

本病例因阴虚而盗汗。《黄帝内经》谓:"阴平阳秘,精神乃治。"阴阳平衡一旦被打破则会致病理变化。孤阳不生,独阴难复。当阴虚时,似天平一样,另一端阳则亢上。治疗之法重在滋补肝肾之阴,亢上之阳气自然而平。所以用生地黄以坚阴,其寒合地骨皮退内之虚热,以免热灼伤阴。凡是阴虚必有瘀。在治其失眠时增加丹参、田七、桃仁、红花其效益宏。

(七) 盗汗·血虚医案

古某、女性67岁,家住广东中山市。2009年7月19日首诊。刻诊:盗汗15年,头晕眠差,失眠梦多,心悸怔忡,贫血貌,唇白,舌质淡,舌苔薄白,脉细。

既往有缺铁性贫血,中青年时期一直月经先期 7～10 天,经量过多。生育 2 胎,曾做人工流产 3 次。辨证为血虚盗汗。治以补心血,安心神,止盗汗。药用黄芪、炒酸枣仁、煅牡蛎各 30g,当归、白芍、熟地黄、柏子仁各 20g,炙甘草 5g。水煎 2 次,分 2 次内服,每天 1 剂。

二诊:8 月 5 日,服上方 10 剂,盗汗稍减,头晕减轻,能入睡 3～4 小时,时有心悸。服后好转,继服上方加淮小麦、茯神各 30g。

三诊:8 月 29 日,服上方 15 剂,盗汗明显减少,间有头晕。近周因其母亲病重而致焦虑难入寐,以上方加合欢皮 30g,郁金 20g,珍珠层粉(冲服)5g。

四诊:9 月 25 日,服上方 20 剂,盗汗出很少,未有头晕,每晚能入睡 6 小时左右。近日复查血象,红细胞计数、血红蛋白均正常。以上方半量为维持量,服 2 个月。

2010 年 1 月陪家属来诊,获悉盗汗已愈。

按语:本病例起因于失血性贫血,以致心失血养,心神不安,往往有盗汗。中青年女性也有因产后血虚,屡有盗汗,经补血则盗汗自止。因此在临证中不能一见盗汗便是阴虚。虽然血为阴类,血虚也有不同程度的阴虚,但在治疗上还是有差别,血虚应以补血为主,佐以养阴。若纯用养阴则血虚难以恢复,同时补血之法往往要用参、芪一类补气生血,则血虚较易恢复,对于阴虚则参、芪宜慎用。

从临床所见,血虚盗汗患者女性较多,而且与经、产有关,如月经过多得不到治疗,或生育过多,或人工流产较频、得不到合理调养,进入老年期脏器功能日趋衰退,血虚则难以短时间内恢复,一旦出现抑郁焦虑,则易出现盗汗。

治疗血虚盗汗关键在于纠正血虚,而治疗血虚不能只依赖药物,合理的食疗对治疗血虚可起到药物不能取代的效果,例如中医名方当归生姜羊肉汤,把药疗与食疗熔于一炉,独具特色。不少药品本来就是食品,例如山药、龙眼肉、莲子、枸杞子、核桃仁、柏子仁……在食疗中适当加入补气养血的中药,从调理脾胃入手,只要脾胃健运正常,就能生化气血,此是治疗血虚的最佳策略。若盲目进补,过于腻滞,反而影响消化吸收,得不偿失。凡是进补都要权衡利弊,对消化吸收有影响的,或老人患多种疾病的,必须禁忌的都不能食用。同时对老人进补应细水长流,缓图甚效。

以上用举例的形式分别对自汗症、盗汗症的典型病例作扼要介绍。但自汗症和盗汗症既可单独出现,又可同时出现,病因病机亦可交叉出现,但因篇幅有限,没有较全面地列举。临证时当综合分析,根据综合病因病机从经验方中用 2 个或 3 个进行化裁,每可获效。

第三节 妇科病临床医案

一、月经病

(一)月经先期

1. 用滋阴凉血,退热调经法治疗月经先期·阴虚血热医案

病例:刘某,女,40 岁。2010 年 8 月 10 日首诊。8 个月以来,每次月经先期 10~15 天,经量少,经色鲜红,潮热盗汗,手足心热,头晕心悸,面颧红,舌质红,舌苔少,脉细数。辨证为月经先期·阴虚血热。治以滋阴凉血,退热调经。处方:龟甲 30g,生地黄、地骨皮、旱莲草、玄参、麦冬,白芍各 20g,牡丹皮、知母各 15g,黄柏 10g,炙甘草 5g。水煎 2 次,分 2 次内服,每日 1 剂。

二诊:10 月 28 日,服上方 15 剂后,末次月经于 8 月 25 日来,先期 6 天,月经量有所增加,潮热盗汗已愈,头晕减。效不更方,续服上方 15 剂,以观后效,随证加减。

12 月上旬携女儿就诊,高兴地告知:月经已正常。

按语:妇女以血为本,肝为先天。由于月经与生育关系密切,易致肝肾阴虚,尤其是人到中年,虽然精力旺盛,但在工作与家庭中都是中流砥柱,既要谋策事业,又要照顾老小,劳心,劳力,常废寝忘食。中年既是精力鼎盛期,又是逐步衰老的开始。虽然衰老是生、长、壮、老的客观规律,但有延缓衰老进程的良策。明代医家张景岳颇有远见卓识地提出了中年养生方法,强调人到中年,要特别重视保养,对中年人延缓衰老有积极意义。他深知人的长寿与先天有关,若在青年、中年践行健身护体的有效方法,同样可达到长寿。张景岳论道:"先天强浓者多寿,先天薄弱者多夭;后天培养者,寿者更寿;后天斫削者,夭者更夭。"若以人之作用而言,"先天之强者不可恃,恃则并失其强矣,后天之弱者当知慎,慎则人能胜天矣。"深入浅出地阐述了人的寿命与先天有关,然而若能践行养生保健知识就可以补先天不足的短板。张景岳以他的聪明才智总结出对中老年人行之有效的养生保健方法,例如他的精辟论述"慎情志可以保心神,慎寒暑可以保肺气,慎酒色可以保肝肾,慎劳倦饮食可以保脾胃"。以及他创制补肾保健的名方左归丸、右归丸,从明代至今历数百年,誉满杏林。

本病例患者已到中年,其月经失常与年龄有密切的关系。人到中年,其肝肾、冲任等功能步入逐渐衰退的进程。因此,治月经失调不能只局限于月经进行治疗,也要结合其年龄、脏腑组织的功能状态,从整体进行调治,则可事半功倍。总之,凡是中年人不论罹患何种疾病,都要遵循这一原则。

2. 用清泻肝热,凉血调经法治疗月经先期·肝经血热医案

病例:胡某,女,28 岁。2012 年 9 月 13 日初诊。月经先期年余,每月月经先期 7~10 天,量多色深红,头眩心烦,多怒善太息,胸胁胀满,面颧红赤,舌质红,舌苔黄,脉弦数。辨证为月经先期·肝经血热。治以清泻肝热,凉血调经。处方:生地黄、牡丹皮各20g,山栀子、黄芩、当归、赤芍各15g,炙甘草5g。水煎2次,分2次内服,每日1剂。

二诊:10月4日,服上方15剂后,于9月29日月经来,较上月月经先期6天,月经量有所减少,胸胁胀满等症明显减轻,效不更方,继服上方20剂观察下月月经情况,再议治疗方略。

三诊:11月30日,于10月29日月经来,先期6天,月经量较上月减少,头眩心烦明显减轻。仍服上方,每月月经后服15剂,每日1剂,连服2个月后再酌情随证加减。

四诊:2013年4月17日,妊娠1个月,出现恶心、呕吐、纳食不振前来就诊。经咨询经上方治疗后,2013年1月、2月月经均正常。因为怀第一胎,特来调治。

按语:本病例胡某性情刚烈急躁,平素嗜酒无度,又喜欢进食烧烤肉食,以致肝经热炽,热迫血行而月经先期。肝经血热致月经先期的辨证要点:①月经先期7天及以上;②月经量多,经色深红;③多怒心烦,头眩面红;④舌质红,舌苔黄;⑤脉数。以上5项中具有具备第1项及其余1项或1项以上则可诊断为月经先期·肝经血热。本病证多见于25~30岁左右妇女。本方系笔者经验方,临证用于本病证月经先期者颇多,往往调治3个月左右则月经能恢复正常。本病例患者结婚已3年余,未采取避孕措施而未孕,加重了肝气郁结,使肝热得不到疏泄。经用上方清泻肝热,凉血调经后月经正常。要治疗不孕,调经是第一要务,正所谓"调经种子"。总之,学术要严谨,辨证要标准,方药要对证,疗程要足够,自能药到病除。

3. 补气养血,固摄冲任治疗月经先期·气虚失摄医案

病例:蔡某,女,32岁。2010年6月12日初诊。月经先期1年余。1年半之前生1男孩后便出现月经先期7~12天不等,月经量多,清稀色淡红,头晕气短,心悸汗出,倦怠乏力,四肢不温,面色㿠白,唇淡,舌质淡,脉细弱。辨证为月经先期·气虚失摄。治以补气养血,固摄冲任。处方:黄芪、党参各30g,淫羊藿、当归、白术、茯苓、龙眼肉、炒枣仁各20g,炒香附、阿胶(烊化)各15g,艾叶10g,升麻、炙甘草5g。水煎2次,分2次内服,每日1剂。

二诊:6月25日,服上方10剂。6月21日月经来,先期6天,经量减少,经色鲜红。继服上方15剂,以观后效。

三诊:7月19日。7月月经先期4天,量中,经色鲜红,精神好转,无明显头晕心悸,四肢温和,面色有光泽。再服上方10剂,水煎2次,每天服1次,2日服1剂。

10月上旬,因胃脘痛就诊,告知现月经正常,身体健康,除近旬有胃脘隐痛,泛吐酸水外,余无明显不适。

按语:人到中年,不善调养,加上工作、家务繁忙,劳倦伤脾,生化气血匮乏。若素来身体虚弱,得不到合理调养,每在产后气血益虚。治疗上首要立足

于健脾益气,斡旋中焦,使脾能健运,升清降浊,则生化气血源源不断。肝得血藏,则能正常调节血量,使盈亏有期。气血充足,则冲任盈满畅通而月经如时来,故方以四君子汤合当归补血汤以补气生血。用升麻有助升清气。《医宗必读》指出:"药不宜静,静则流连不解。"故用香附疏肝理气,而且香附是气中血药,尚能行肝血,又有暖宫作用,本病例月经清稀,是宫寒的表现,用之甚为合拍。肾阳是阳之本,肾阳充足是维持月经正常的根本。其四肢不温是肾阳不足,四肢失其温煦,故用淫羊藿以补益肾阳,且其温而不燥,亦可配枸杞子以阴阳同补。肾阳衰竭则宜用鹿茸、鹿角胶、雀蛋、鹿鞭等血肉有情之品,补益肾阳作用较强。

(二) 月经后期

1. 用补益肾阳法治疗月经后期·肾阳不足,气血虚寒医案

病例:马某,女,45岁。2012年11月16日初诊。每次月经延后10余天,月经量少,月经质清稀,腹部隐痛,热敷则舒,四肢欠温,神疲乏力,腰腿酸软,面色黧黯,舌质淡,舌苔薄白润,脉微细。辨证为月经后期·肾阳不足,气血虚寒。治以补益肾阳,补血温经。处方:熟地黄、当归、枸杞子、杜仲、淫羊藿、怀牛膝各20g,制附子(先煎)、香附各15g,鹿角胶(烊化)10g,肉桂(焗服)、炙甘草各5g。水煎2次,分2次内服,每日1剂。

二诊:12月5日,服上方15剂,月经于11月30日来,延期6天,经色淡红质稀,精神好转,腰腿酸软减轻,梦多,易醒。以上方加炒酸枣仁30g。再服15剂,以观后效。

患者服上方15剂,曾2次复诊,与上方雷同,嘱其加强食疗,以当归生姜羊肉汤加味。处方:鲜羊肉500g,当归头30g,老生姜20g,枸杞子20g,盐适量,炖服。可按以上比例增加,炖后分多天食用。

2013年2月中旬因咳嗽就诊。经咨询其月经正常。

按语:患者年已四十有五,踏入绝经前期,其月经后期而每3个月来月经2次,经量少而质稀,是肾气虚弱的征象。若能加强调治,补益肾阳,结合食疗,坚持适度运动,保障睡眠等,每可延缓衰老。张景岳强调,一要养肾,二要保精。他认为:"精盈则气盛,气盛则神全,神全则身健,身健则病少。神气坚强,老而宜壮,皆本乎精也。"

本病例经补益肾阳,恢复了肾气功能,则月经可如期而来。若年到49岁也不必强求,顺其生理规律而绝经,此时中医调治原则必须遵循"补其不足",达到强体益寿的目的。否则,滥用补药,则适得其反,轻则加重病情,重则危及生命。最根本的保养方法还是坚持适度运动;合理饮食,营养平衡;劳逸结合;保障睡眠;陶冶情志,恬淡虚无。

2. 用暖宫散寒法治疗月经后期·宫寒血凝医案

病例:范某,女,42岁。2009年11月29日首诊。月经后期3年,每次月经延

期 8~15 天不等,经来涩少,经色黯晦,血块较多,经来腹痛,拒按喜温,舌质淡黯,舌苔薄白,脉沉弦。辨证为月经后期·宫寒血凝,冲任不通。治以暖宫散寒,活血通经。处方:党参、当归、白芍、怀牛膝各 20g,川芎、香附、乌药各 15g,莪术、艾叶各 10g,肉桂(焗服)、红花、炙甘草各 5g。水煎 2 次,分 2 次内服,每日 1 剂。

二诊:12 月 16 日,服上方 15 剂,月经已延期 10 天仍未来,四肢欠温,以上加鹿角胶(烊化)15g,服 10 剂,观月经动静再议治法。

三诊:2010 年 1 月 3 日。于 2009 年 12 月 20 日月经来,延期 14 天,而经量明显增多,颜色黯红,血块减少,腹痛减轻。方已中病,谨守原方,月经后第 7 天开始服,每日 1 剂。

经回访,分别于 1 月、2 月、3 月均在月经后第 7 天服上方 15 剂。从 2010 年 5 月开始月经基本正常,每次月经延期 3~5 天,月经量与经色如常,面色红润。

按语:人到中年,虽未到老而先衰,其中肾气起主导作用。妇女从 35 岁开始步入逐步衰老的进程。正如《素问·上古天真论》指出:"女子……五七,阳明脉衰,面始焦(憔悴之意),发始堕;六七,三阳脉衰于上,面皆焦,发始白;七七,任脉虚,太冲脉衰少,天癸竭,地道不通(经水绝止)……"因此,本病例患者月经延期与其素体肾气虚弱、失于调摄和年已"六七"、肾气生理性衰退都有关系。然而,若能掌握养生保健的方法,步入中年即践行科学养生保健方法,还是能延缓肾气衰退的进程。从月经情况与人的精、气、神的征象等,就可判断其肾气的强弱、衰老的状态和预测其寿命的大概情况。同时,保持正常心态,顺其自然,"恬淡虚无""纯粹而不杂",中年身体健康,是老年益寿的基础。中医十分重视从形体上来判断人的健康情况,其重点是体重标准与否、肌肉坚实程度、语声强弱、握力大小等。若体重不达标,不是因瘦而美,而是罹病的因素,折寿的预兆。总之,凡是违背科学的结果都是适得其反。

3. 用健脾生血,补血调经法治疗月经后期·气血两虚医案

病例:方某,女,38 岁。2008 年 6 月 10 日首诊。月经后期 1 年余。每次月经延期 10 天左右,量少色淡,头晕眼花,神疲乏力,心悸梦多,面色萎黄,舌质淡,口唇苍白,脉细弱。生 1 男孩 8 岁,曾做人工流产 3 次。辨证为月经后期·气血两虚。治以健脾生血,补血调经。处方:黄芪 30g,党参、白术、茯苓、熟地、当归、白芍、龙眼肉、枸杞子各 20g,陈皮、炙甘草各 5g。水煎 2 次,分 2 次内服,每日 1 剂。

二诊:6 月 26 日,服上方 14 剂,精神明显好转,头晕眼花锐减。药后病有起色,照上方,每次月经后服 20 剂为 1 疗程。连服 3 疗程,根据月经情况,再作思辨。

患者于 11 月上旬因胃痛就诊。获悉其月经已正常。无明显不适,精神气色与 6 月初相比,判若两人。

按语:方某月经后期是由于气血两虚所致。气血两虚之因是多次人工流产而得不到及时的调养。欲调其月经,必须纠正其气血两虚。要补益气血,根

本在于健脾益气,使脾能健运则生化气血源源不断,故用异功散合当归补血汤以健脾补气生血,佐以白芍、龙眼肉、枸杞子以补血。其气血两虚是多年缓慢发展而成,所以要从源头进行调治,要恢复脾的健运同样只能缓图其功。否则,欲速则不达。待气血充足则月经自能如时而来。慢性疾病的调治,中医疗法独具优势,但同样需要合理的疗程。若不能坚持治疗,也难以治愈。如方某的月经后期以及慢性疾病,在康复期侧重在食疗是行之有效的方法。倘若与疾病发生相关的脏腑器官功能得不到恢复,而只依靠食疗,往往无济于事。

4. 用滋补肝肾法治疗月经后期·阴血亏虚医案

病例:苏某,女,41 岁。2010 年 5 月 16 日初诊。月经后期,每次月经延后 10~15 天,月经量少,经色鲜红,潮热盗汗,头晕眼花,心悸梦多,腰痛腿软,面颧红赤,舌质干红无苔,脉细数。辨证为月经后期·阴血亏虚。治以滋补肝肾,补血调经。处方:生地黄、熟地黄、白芍、麦冬、丹参各 20g,怀牛膝、地骨皮、知母各 15g,银柴胡 10g,炙甘草 5g。水煎 2 次,分 2 次服,每日 1 剂。

二诊:6 月 2 日,服上方 10 剂,潮热盗汗明显减轻,头晕心悸好转,末次月经 5 月 10 日,继续上方 15 剂,观月经动静,再作筹划调治。

三诊:6 月 17 号,服后月经于 6 月 5 日来,月经量稍有增加,延期 6 天,未见潮热盗汗,月经后仍有腰酸腿软。上方去地骨皮、知母、丹参、银柴胡,加黄芪 30g,当归、杜仲各 20g。月经后开始服,每日 1 剂,服 20 剂为 1 疗程。连服 3 疗程。

9 月中旬陪其母亲就诊,告知月经已恢复正常。

按语:阴血亏虚所致月经后期,根本在于肝肾阴虚。肾主精,肝藏血,精与血可以互为转化,共同维持月经如期而来。苏某已年过四十,肝肾功能已步入衰退期,精血不足。血虚及阴则为阴血虚,阴虚不能潜阳则虚火上炎。虚火内灼则阴血益耗。治疗上必须滋肾养肝,阴血益盛,则虚火自退,故用二地、白芍、麦冬滋补肝肾。阴血虚而血运缓慢,必有瘀滞,用丹参祛瘀而不伤血。丹参在妇科病和老年病极为常用,称"一味丹参饮,功同四物汤"。惧其性微寒,凡是虚寒证慎用。

5. 用理气祛瘀法治疗月经后期·气滞血瘀医案

病例:方某,女,28 岁。2011 年 3 月 7 日首诊。月经后期 1 年余。每次月经延期 10 天左右,月经量少,经色紫黯,伴有血块,经来则腹痛难忍,要服止痛片,胸胁胀闷,易怒心烦,面色黯晦,舌质淡黯,舌苔薄白,脉弦涩。辨证为月经后期·气滞血瘀。治以疏肝理气,祛瘀通络。处方:当归 20g,香附、川芎、延胡索、郁金、乌药各 15g,柴胡、红花各 10g,炙甘草 5g。水煎 2 次,分 2 次内服,每日 1 剂。

二诊:3 月 20 日,服上方 10 剂后,3 月 8 日月经来,延期 7 天,腹痛明显减轻,尚能参加三八妇女节活动,心情特别高兴,经色黯红,伴有小血块。药已切中病机,仍以上方,每次月经后第 7 天开始服,每天 1 剂,服 10 天为 1 疗程。先服 3 个疗程,观其月经情况,再议治疗。

7月上旬,携其子前来就诊,告知近2个月月经正常。观其面色少华,嘱其用归脾丸调理3个月。

按语:气滞血瘀所致月经后期,其替罪羔羊是血瘀,穷追其源,肝气郁结才是罪魁祸首。若徒治血瘀而不疏肝气则难奏效。同样只疏肝气而不祛除瘀血,脉络不通则病机无法逆转。因气为血之帅,欲要祛瘀,必须理气。故本方用柴胡、香附、郁金、乌药疏肝理气,肝气郁结得解则疏泄正常,就能率血运行。用当归、川芎、延胡索、红花祛瘀通络,瘀祛则脉络畅通,血运周流不息,月经则如期而下。同时重视康复期调养,若脾胃虚者,以健脾益气为主,脾能运化则能生化气血。血虚明显者以补血为先,并适当加入陈皮、香附等,以免补血药腻滞而难以消化吸收。总之用药如用兵,选择用药要考虑周详。

(三) 月经先后不定期

1. 用疏肝理气,祛瘀通络法治疗月经先后不定期·肝气郁结瘀血阻络医案

病例:傅某,女,29岁。2012年6月9日首诊。月经有时提前有时延期,毫无规律。月经量少,艰涩难来,经色紫黯,色质淡黯,舌苔薄白,脉弦。辨证为月经先后不定期·肝气郁结瘀血阻络。治以疏肝理气,祛瘀通络。处方:当归、白芍、白术、茯苓各20g,香附、川芎各15g,柴胡10g,炙甘草5g。水煎2次,分2次服,每日1剂。

二诊:6月18日,服上方10剂后心情较舒,胸胁胀满减轻。末次月经6月1日。继服上方15剂,以观后效,再行辨治。

三诊:7月8日,月经7月3日来,先期3天,经来较畅,经量有所增加,谨守病机,继服上方,每月经后第7天开始服,每日服1剂,10天1疗程,连服3疗程。

四诊:10月9日,服上方3疗程后月经周期基本正常,月经来提前或延后不超过4天,月经量明显增多,但仍偏少,经量淡红,纳食欠佳,大便软,体位改变时有头晕,心悸失眠。辨证为心脾两虚。治以健脾补气,补血安神。处方:归脾汤加减,每日1剂,调治1个月。

五诊:2017年10月15日,电话告知其月经一直正常,计划2胎,询问是否可行。

按语:年龄近35岁,按国家政策是可行。落实到具体适龄妇女,决定因素有三方面:一是年龄与体质因素,若在35岁以下,身体健康,则受孕率较高,若年过40,身体虚弱则受孕率低;二是月经正常是妊娠的基本条件,要受孕必须先调月经,月经正常是受孕的前提;三是卵子的质量是决定能否受孕的决定因素。而肾阴、肾阳的盈亏是决定卵子质量的根本。因此,我从临床经验研究成果中总结出:卵子质量差导致不孕应从肾论治。同时,必须根据肾阴与肾阳亏虚的程度,决定是补益肾阴为主,还是补益肾阳为主,进而从阴中求阳或阳中求阴,达到阴平阳秘。顺应生理功能,自可受孕。

2. 用补肾阳,固冲任法治疗月经先后不定期·肾气虚弱,冲任失调医案

病例:胡某,女,42岁。2012年9月10日首诊。每次月经来无规律,或提前或延后,月经量少,经质清稀,头晕健忘,耳鸣腰酸,便溏溲频,四肢不温,面色黧黯,舌质淡,脉沉弱。辨证为月经先后不定期·肾气虚弱,冲任失调。治以补肾阳,固冲任。处方:熟地黄、山萸肉、山药、菟丝子、淫羊藿、枸杞子各20g,巴戟天、补骨脂各15g,肉桂(焗服)、炙甘草各5g。水煎2次,分2次内服,每日1剂。

二诊:9月26日,服上方15剂后精神好转,头晕耳鸣减轻,四肢温和,但纳食不振,大便溏薄。辨证为脾肾阳虚。治以补肾阳、益脾土。处方:黄芪、党参各30g,淫羊藿、菟丝子、炒白术、巴戟天、枸杞子、鸡内金各20g,干姜10g,肉桂(焗服)、炙甘草各5g。服15剂后,随症增减。

三诊:10月15日,服后纳食明显改善,未见头晕,大便正常。月经于10月9日来,较上次月经延期6天,经量增加,经色淡红。药已中病机,守上方。每次月经后第1天开始服,每天服1剂。服15剂为1疗程,共服3个疗程。

四诊:2013年2月8日,服后月经基本正常。1月下旬在某人民医院例行健康检查,发现子宫肌瘤,经病理检查为良性,而来咨询求治。

按语:年过四十,虽然肾气已经进入衰退期,但是不能置之不理。因为其有明显的全身症状,出现头晕心悸、耳鸣腰酸、纳食不振,明显影响生活质量,不能简单地视为自然生理功能衰退,此是病理状态,必须治疗。生理性功能衰退的进程是缓慢的,不知不觉地逐年出现功能减退,往往与前一两年比较才有感觉。中医为健康护航;首先是在治未病理论指导下,预防疾病发生;其次是疾病发生后控制疾病的传变;最后是立足整体,以恢复和保护脏腑、器官、组织的功能为目标。其中延缓生理功能衰退进程而延长寿命等都是中医学的杰出贡献。治疗本病例就是遵循这一原则。

对本病人的首诊治疗,只是从补肾阳入手,所用的熟地黄、山茱萸等滋腻,对脾气虚弱者,往往影响脾胃的健运,直接影响气血的生成。肾虽司月经,但血液是靠脾胃生化的气血源源不断地补充,才能维持月经按期而来。从二诊开始,既补肾阳,又健脾益气,脾肾同治而切中病机,先后天功能恢复正常,身体健康则月经正常。至于子宫肌瘤,病理诊断为良性,又不会出现月经过多,则不用过度治疗,每年定期检查,有特殊才随证治疗。

3. 用滋补肾阴,固摄冲任法治疗月经先后不定期·肾阴虚弱,冲任失调医案

病例:曹某,女,41岁。2010年3月19日首诊。月经先后不定期2年,月经量少,经色鲜红,潮热盗汗,腰酸腿软,神疲乏力,面颧红,手足心热,便秘溲赤,舌质红而苔少,脉细数。辨证为月经先后不定期·肾阴虚弱,冲任失调。治以滋补肾阴,固摄冲任。处方:熟地黄、女贞子各30g,地骨皮、旱莲草、山萸

肉、怀牛膝、山药各 20g,牡丹皮、银柴胡各 15g,炙甘草 5g。水煎 2 次,分 2 次内服,每日 1 剂。

二诊:4 月 8 日,服上方 15 剂,潮热盗汗悉除,未见手足心热,大便通畅。阴虚症状有所改善,谨守病机。上方去银柴胡、地骨皮,加阿胶(烊化)、白芍各 20g。

三诊:4 月 26 日,服上方 15 剂,月经于 4 月 22 日来,延期 7 天,经量明显增加,经色淡红,精神好转,腰腿酸软减轻,大便正常,纳食尚可。继服上方,每次月经后第 1 天开始服,每天 1 剂,15 天为 1 疗程,连服 3 个疗程。

四诊:8 月 17 日,因喉痹就诊。月经已恢复正常。

按语:本病例患者肾阴虚日久。内热的辨证要点是潮热盗汗,手足心热,面颧红。而神疲乏力,腰酸腿软,脉细,是肾阴虚弱的表现。出现潮热盗汗是肾阴虚弱较甚,肾阴不能摄纳肾阳而使虚阳上亢。故治疗重在滋补肾阴的同时适当佐银柴胡、地骨皮以清虚热。其既有阴虚又有内热灼阴,必阴虚益甚而致瘀阻络脉,故用牡丹皮凉血祛瘀通络。因其病程迁延 2 年余,要改善衰竭的肾阴,关键在于肾功能的恢复,加上年过四十,处于生理功能衰退期,要改善病理性功能衰退的进程更要缓图其效。故治疗本类病证,若辨证正确,用药对证,就必须谨守病机,滋其肾阴,养其阴血,以冀阴平阳秘,自然月经正常。否则一见月经未来,概用活血化瘀之品,必重伤阴血。总之,辨证要严谨,论治要合法,选方用药要对证,药量要合适,才能达到满意疗效,从而把病治愈。

(四) 闭经

1. 用疏肝理气,祛瘀通络法治疗闭经·气滞血瘀医案

病例:徐某,女,35 岁。2009 年 3 月 11 日首诊。于 2008 年 5 月上旬顺产 1 男婴,于 8 月上旬断奶后月经仍未来 8 个月,乳房胀痛,胸胁胀闷,心烦易怒,面色黯晦,舌边有瘀斑,舌苔薄黄,脉弦有力。辨证为闭经·气滞血瘀。治以疏肝理气,祛瘀通络。处方:当归、生地黄、赤芍、怀牛膝各 20g,川芎、香附各 15g,桃仁、红花、柴胡、枳壳各 10g,炙甘草 5g。水煎 2 次,分 2 次内服,每日 1 剂。服 10 剂后,根据病情,再论治疗方案。

患者住湖南株洲,来诊不方便。服上方 10 剂后月经仍未来,又没有服药后不良反应,自行再服 10 剂后月经来,血块较多,腹痛,月经量偏少,经色紫黯,经期 5 天。患者电话咨询,能否再按上方服药。

按语:本方活血祛瘀力较强,对气滞血瘀所致闭经,用之每获满意效果。瘀血虽是实邪,必须祛之,但祛邪宜"十去其七"即可,过度治疗或盲目用破瘀之品,则易伤气耗血,更易致血液运行不畅停而为瘀。本病例患者月经已来,虽然瘀血未全祛除,但只能用养血祛瘀,待气血充足,血液循环正常则无瘀停。可用下方:黄芪 30g,当归、生地黄各 20g,赤芍、川芎、香附各 15g,炙甘草 5g。服后月经正常,无血块,腹不痛,经色鲜红,表明瘀祛络通,则可停服。对本类

病证必须重视调摄情志,保持心情开朗,肝气不郁,疏泄正常,气血条达,阴平阳秘则身体健康,脏腑组织功能正常,何来闭经?!

2. 用补益肾阳法治疗闭经·肾阳虚弱医案

病例:范某,女,41岁。2012年1月12日首诊。月经未来1个月余,腹痛,喜温喜按,腰酸腿软,下肢常冷,夏天都要穿厚裤,白带清稀,面色黧黯,舌质淡,脉沉微。辨证为闭经·肾阳虚弱,精亏血少。治以补益肾阳,补血益精。处方:熟地黄、山萸肉、菟丝子、淫羊藿、枸杞子、补骨脂、当归各20g,鹿角胶(烊化)、醋香附各15g,炙甘草5g。水煎2次,分2次内服,每日1剂。

二诊:1月29日,服上方15剂,诸症均有不同程度减轻,精神明显好转,继续服上方15剂以观月经动静。

三诊:2月18日,服后月经已来,但月经量少,经色淡红,清稀。继服上方,每次月经后第1天开始服,每日1剂,15天为1疗程,共治疗3疗程。

6月18日,因腰椎间盘突出,腰痛难忍就诊,告知月经已正常。

按语:凡是月经失调或闭经日久,肾虚血弱者,都不可能短时间治愈。精亏血少者需更长时间调理,才能促进脏器组织功能的恢复,逆转其病理变化。本病例患者经治疗月经虽来,但经量少而清稀,说明肾阳虚弱有好转,但要达到完全恢复,少则要继续治疗2个月,多则需要3个月或以上。用足疗程不但疗效好,而且可以减少复发,这是我个人的经验之谈。

3. 用温经散寒,活血通经法治疗闭经·血液寒凝医案

病例:邹某,女,32岁。2010年12月20日首诊。闭经3月余,小腹冷痛,喜温拒按,面色青白,舌质淡黯,舌苔白滑,脉沉缓。辨证为闭经·血液寒凝。治以温经散寒,活血通经。处方:当归、党参、怀牛膝各20g,赤芍、川芎、香附、淫羊藿、乌药各15g,桂枝10g,细辛3g,炙甘草5g。水煎2次,分2次内服,每日1剂。

二诊:2011年1月9日,服上方15剂后月经来,月经黯红量少,小腹痛解。辨证为肾阳虚弱,气血两虚。治以温补肾阳,益气补血。处方:熟地黄、枸杞子、淫羊藿、黄芪、党参、当归各20g,鹿角胶(烊化)、香附各15g,炙甘草5g。服20剂,观察下次月经情况再作思辨。

三诊:2月18日,服后月经于2月14日来,经量增多,经色淡红,服后有效,药中病机,迭进上方,加强食疗,用当归生姜羊肉汤加味:新鲜羊肉500g,当归头50g,老生姜20g,海参、枸杞子各20g,炖至羊肉烂,每日1小碗,可按以上比例加大剂量,1次炖好分多天食用。

四诊:5月15日服上方30剂,每次月经后服15剂,现月经基本正常。邹女士咨询是否需要继续服上方。

按语:月经已正常,暂停服上方。继续加强食疗3个月。于9月中旬追踪其月经正常。上述当归生姜羊肉汤具温补肾阳、补血暖宫作用,对血寒闭经有

独特功效。

血寒所致经闭,属寒自内生之虚寒。其病根是肾阳虚弱导致宫寒、冲任失调。多见于禀赋不足,生育或人工流产过频、又失于调摄之人,每可酿成子宫虚寒而出现闭经。月经乃定生育是否正常,肾气功能起着决定性作用。故对本病例闭经从温补肾阳论治。肾阳充足,命门火犹如一股暖流,温暖下焦,寒自内散。肾-子宫-冲任三位一体功能正常,则月经如潮而来。

4. 用益气补血法治疗闭经·气血两虚医案

病例:尹某,女,39岁。2013年4月10日首诊。月经闭而不来1年余,头晕心悸,失眠多梦,神疲乏力,纳呆便溏,动则汗出,面色萎黄,唇色苍白,舌质淡,舌苔薄白,脉细弱。辨证为闭经·气血两虚。治以健脾生血,补血通经。处方:黄芪、党参各30g,白术、茯神、龙眼肉、炒酸枣仁各20g,当归10g,陈皮、炙甘草各5g。水煎2次,分2次内服,每日1剂。

二诊:4月29日,服上方15剂,头晕心悸减轻,每晚能入睡4个小时左右,月经仍未来。上方加益母草20g,怀牛膝15g,服15剂。观月经动静再议论治。

三诊:5月21日,服上方14剂后,于5月13日月经来,经量少,经色淡红而稀,经期4天,近3天头晕心悸,纳食不振。辨证为心脾两虚。治以健脾补气养血。方用归脾汤加减:黄芪、党参各30g,白术、茯神、当归、龙眼肉各20g,鸡内金、炒谷芽各15g,陈皮、炙甘草5g。连服15剂后再行调经。

四诊:6月7日,服后头晕心悸明显减轻,纳食增加,梦多易醒。治以健脾补血,调肝通经。处方:黄芪、党参各30g,白术、茯神、龙眼肉、枸杞子、炒酸枣仁各20g,醋香附、茺蔚子各20g,陈皮、炙甘草5g。连服15剂。

五诊:6月25日,服后月经于6月18日来,经量有所增加,经色鲜红,经期4天。精神好转,面泛浅红,唇淡红,脉细。继服上方,月经干净后连服15剂,共调治3个月后,根据月经动静而再行调治。

10月上旬因腰椎间盘膨突前来就诊,患者告知其月经已基本正常。

按语:中年女性出现闭经较多。从临床观察发现,凡是劳倦过度、脾胃虚弱、纳食不振者每多出现闭经。同时,经调查,闭经有遗传因素,患者往往与其母亲闭经年龄雷同。治其闭经,必从肾论治。本病例患者闭经是由于气血两虚,劳倦伤脾,脾之生化气血乏力所致,必须从心脾论治。总之,必须遵循辨证论治原则,对气血两虚所致闭经,必须用补益气血,以补促通,气充血足则月经自然而来。否则,一见闭经便投以活血祛瘀,重伤其气血,将是火上浇油,使气血愈加干枯。

5. 疏肝解郁治疗闭经·肝郁血虚医案

病例:朱某,女,29岁。2012年3月10日首诊。闭经1年余,因与丈夫感情破裂,总是疑其丈夫有外遇,精神抑郁,满面愁容,闷闷不乐,舌质淡红,舌苔薄白,脉弦细。辨证为闭经·肝郁血虚。治以疏肝解郁,补血调经。处方:当归、白芍、白术、益母草、郁金各20g,醋香附、茺蔚子、怀牛膝各20g,柴胡10g,炙甘草5g。水煎2次,分2次内服,每日1剂。

二诊:3月28日,服后月经于3月23日来,血块较多,下腹隐痛,经色晦黯,经量较少。虽然愁容有减,亦欠开朗,时有叹气。首先,给她耐心做好心理疏导工作,使其感到对她的爱护关心,便把其心事发泄出来,使郁结已久的肝气得到舒缓。其次,引导她认识到其丈夫有错,主要是因为环境因素,是社会不良风气的影响,其丈夫也是受害者。最后,安慰她要精神振作,只有生活快乐,才是人生的幸福。嘱咐她继用上方进一步调治,每月服15剂,调治3个月后再作考虑。

于10月上旬,追踪其月经已正常。

按语:女性以肝为先天。肝主藏血,为调节血量的主司,对月经的正常与否起着重要作用。由于女性生理功能的特殊性,其经、带、胎、产会对身体产生影响,易致肝血不足而失于疏泄,导致肝气郁结。女性又是家庭主妇,家庭事务多,上要观长老的面色,下要养育儿女,照料子女的生活以及子女从幼儿园到读小学、中学的教育等操心事都是落在女性的身上。事繁也易抑郁。所以女性不论是罹患何种疾病往往都有不同程度的肝气郁结,应治以疏肝解郁。同时,肝主藏血,若血虚则肝失血养,又可影响肝的疏泄功能。这时必须补血与疏肝双管齐下,缺一不可。对本医案肝郁血虚所致闭经的治疗可见一斑。

6. 用活血祛瘀法治疗闭经·瘀血凝滞医案

病例:姚某,女,32岁。2007年5月12日首诊。1年零7个月未来月经,婚后3年未孕,面色晦黯,唇黯,舌质淡黯,舌苔薄白,脉弦。辨证为闭经·瘀血凝滞,经脉不通。治以活血祛瘀,通络调经。处方:当归、生地黄、赤芍、丹参各20g,川芎、延胡索、醋香附各15g,桃仁10g,青皮、红花、炙甘草各5g。水煎2次,分2次内服,每日1剂。

二诊:5月28日,服上方12剂,5月25日月经来,血块较多,月经量少,经色晦黯,下腹痛,经期3天。药已中病,守上方加减。以上方去桃仁、红花,加黄芪30g。连服15剂,观察月经情况,再作辨治。

三诊:6月30日,服上方20剂,6月27日月经来,经量有所增加,血块减少,经色黯红,腹痛明显减轻。治以养血益气,祛瘀通络。处方:黄芪30g,熟地黄、当归、白芍、丹参、赤芍各20g,川芎、醋香附各15g,陈皮、炙甘草各5g。每月连服20剂,共服3个月,再随证调治。

四诊:10月9日,服上方后7月及8月月经如期而来,经量正常,未见血块。而现在月经延期10天未来,时有恶心,纳食不振,神疲乏力。经相关检查诊断为"早孕"。嘱咐其注意休息,不能提重物,暂不用服药,有特殊随诊。

按语: 姚某婚后 3 年,没有实施避孕措施而不孕,可以肯定由症结所致。后因月经 1 年多未来而就诊。按瘀血所致闭经论治,用活血化瘀、通络调经治疗后瘀祛络通则月经自然而来。月经正常为受孕创造必要条件。正如有关医家所言,只要月经正常,自可"蚌能含珠"而孕育新的生命。

中医治疗闭经独具有特色,其立足于辨证求因、审因施治。本病例患者闭经是由瘀血凝滞所致,必须治以祛瘀通络。但是此治法易伤血而应适可而止,按照"实邪去之其七"的原则,三诊而以益气养血为主,适当佐以理气活血,缓祛其瘀,则邪去正复,才能达到治病的根本目的。

(五) 痛经

1. 用疏肝理气,祛瘀清热法治疗经前痛经·肝郁血瘀医案

病例:冯某,女,26 岁。2008 年 5 月 16 日初诊。经前腹痛 5 年,近年余加重,月经多为紫黑血块,胸胁胀痛,性格急躁,心烦多怒,舌质紫色有瘀斑,舌苔黄燥,脉弦。5 年来失恋 2 次,第二次于 2007 年初因感情破裂而分手。辨证为肝气郁结,气滞血瘀。治以疏肝理气,祛瘀清热。处方:当归、白芍、合欢皮各20g,牡丹皮、山栀子、醋香附、郁金各 15g,柴胡、莪术、川芎各 10g,炙甘草 5g。水煎 2 次,分 2 次内服,每日 1 剂。

二诊:5 月 30 日,服上方 15 剂,5 月 24 日月经来,先期 5 天,月经黯红,血块较多,腹痛明显减轻。以上方加海螵蛸 20g,茜草 10g,月经后 1 周开始连服15 天,连服 2 个月后,再行辨治。

三诊:8 月 30 日,服后经前腹痛基本缓解,本次月经 8 月 20 日,先期 4 天,经色鲜红,血块很少,经量正常,未见胸胁胀痛,心情愉快。用逍遥散加味服 2个月,进行善后调理。

按语: 女性易多愁善感,而致肝气郁结,气滞日久必致血运停滞,出现瘀血阻络,每可致月经来而不畅或将来而经络受阻,则不通则痛。故痛经往往与肝气郁结有关。同时肝气郁结日久必有内热,故初诊用丹栀逍遥散加味,既能疏肝解郁,又能祛瘀通络、凉血清热。首诊告捷,痛经锐减。经二诊治疗则痛经若失,肝气得舒,心旷神怡,痛楚全无。追溯其源,能洞察月经生理、病理、恪守辨证,论治到位,从而逆转病理,方能获得满意疗效。

2. 用补肾养肝,柔肝止痛法治疗经后腹痛医案

病例:方某,女,39 岁。2006 年 4 月 21 日首诊。近年月经后下腹隐痛,按之则舒,月经量少,经色淡红,头晕健忘,腰酸腿软,潮热盗汗,面颧红,舌质红苔少,脉弦细数。既往有消化道溃疡合并出血史。辨证为经后腹痛·肾阴不足。治以补肾养肝,柔肝止痛。处方:生地黄、山药、女贞子、旱莲草、当归、白芍、怀牛膝各 20g,阿胶(烊化)、山萸肉各 15g,炙甘草 5g。水煎 2 次,分 2 次内服,每日 1 剂。因家住湖南,不方便来深圳就诊。嘱咐其服 30 剂后根据病情

再行辨治。

患者于 7 月下旬来电咨询,告知上方共服 60 剂,月经期间停服。7 月中旬月经后未有腹痛,头晕、腰酸、潮热诸症仍有余波未平,是否仍需服上方。嘱其仍用上方,但 2 天服 1 剂,即用上方每剂煎 2 次,分 2 次内服,每天服 1 次,1 个月共服 10 剂,连服 2 个月。

10 月上旬陪其亲属前来诊治慢性萎缩性胃炎合并肠化及不典型增生,高兴地告知其月经后腹痛诸症皆愈。

按语:经前腹痛多责之于肝郁,而经后腹痛多见于肾虚。因肾虚之人,经后则肾虚益甚。肝主调节血量,而女性以血为本,其对月经如期而至,起着关键作用。凡是肾虚之人,常见母子同病,出现肝阴不足,此病例正是如此。故治之既补其肾,用生地黄、山药、山萸肉、牛膝、二至等;又养其肝,柔肝缓急,其中二至、归芍、阿胶之辈皆是。临床关键在辨证,根据辨证确定疾病的性质,才能依法治之。若因病人有消化道溃疡合并出血史,便先入为主,臆断为血虚,徒用补血,与病机背道而驰,则鲜有疗效。想要做到辨证入微,就必须具备扎实的中医理论基础、扎根临床,精勤不倦地进行研究,笔耕不辍地总结,就能做到对疾病诊断高明透彻,治法跃然脑上,方药自然而出,有的放矢,药必能中病。

3. 用气血双补法治疗痛经·气血两虚医案

病例:魏某,女,44 岁。2011 年 3 月 10 日初诊。痛经 2 年,每当月经来则小腹隐痛,月经量少,经色淡红,经质清稀,头晕心悸,气短懒言,声音低微,面色㿠白,口唇淡,脉细弱。既往月经过多 10 年。辨证为痛经·气血两虚。治以气血双补。处方:黄芪、党参各 30g,熟地黄、当归、白术、茯苓、枸杞子、白芍各 20g,川芎 10g,炙甘草 5g。水煎 2 次,分两次内服,每日 1 剂。

二诊:3 月 23 日,服上方 10 剂,头晕心悸减轻,精神明显转佳,但因经期未到,月经未来,未卜痛经与否。继服上方 10 剂再观其证而论其治。

三诊:4 月 12 日,服后 4 月 2 日月经来,腹痛明显减轻,月经量偏少,仍淋漓不断。治以补气血,养肾阴,固冲脉。用张锡纯安冲汤增损,药用黄芪、牡蛎各 30g,白术、生地黄、白芍各 20g,海螵蛸、续断各 15g,茜草、阿胶(烊化)、艾叶 10g,炙甘草 5g。

三诊:4 月 2 日,服上方 7 剂后月经干净,仍有头晕心悸,纳食欠佳。用归脾汤全方,嘱其每次月经后开始服,连服 15 剂,共服 3 月,再视其气血而进行调治。

于 8 月上旬追踪,经来腹痛已愈,未见头晕,精神转佳。

按语:气血两虚是证候,根据中医理论"有其候,必形于外",此乃通过望诊所做出的判断。但必须追溯引起气血两虚的根本病因,方能审因施治。本病例是由于长期月经过多,致失血性贫血,故宜双补气血。故首诊用十全大补汤加减,能较好地纠正贫血状态,终能控制痛经发作。由于长期贫血则"穷必及肾"以及肝失血养,则冲脉固摄乏力而月经淋漓不断。故三诊用安冲汤以补气血,养肝肾,固冲脉而康复。

对诊治月经异常所出现的痛经、崩漏等,必须全面了解月经的情况,如月经是提前或延后或先后不定期,月经量的多少,月经的颜色、稠稀或血块有无,以及月经期的长短等,都必须了如指掌,才能做出正确的诊断。

(六) 崩漏

1. 用补肾养阴,固冲止血法治疗崩漏·阴虚医案

病例:韩某,女,42 岁。2008 年 6 月 10 日首诊。近年来每次月经淋漓不断,迁延 10~15 天,经量偏少,经血鲜红,腰痛耳鸣,头晕心悸,舌质红苔少,脉细数。辨证为崩漏·肾阴虚弱,冲脉失固。治以补肾养阴,固冲止血。处方:熟地黄、龟甲、牡蛎、炒地榆各 30g,山药、续断、山萸肉、桑寄生、白芍各 20g,阿胶(烊化)15g,炙甘草 5g。水煎 2 次,分 2 次内服,每日 1 剂。

二诊:6 月 20 日,服上方 7 剂,月经干净,头晕心悸减轻,仍腰痛耳鸣,失眠盗汗,大便干结,以上方去地榆加炒酸枣仁、女贞子各 30g,旱莲草 20g。10 剂。

三诊:7 月 6 日,服后诸症俱减,余波未平。继服上方,每月服 14 剂,连服 3 月。

10 月下旬陪其母亲因带状疱疹就诊,其告知近 2 月月经已正常。

按语:年过四十,阴亏日增,肾阴虚弱,肝血失养,冲脉固摄无权,易致月经淋漓不断。治以补肾养阴,肾阴充足则能涵养肝木。肝血复荣则疏泄如常,冲脉得固,则月经如期而无迁延。

2. 用补益肾阳治疗崩漏·肾阳虚弱医案

病例:华某,女,45 岁。2012 年 8 月 6 日首诊。近 2 年来月经淋漓不断,继而量多而下,月经清稀,腹中冷痛,喜温喜按,腰酸尿频,白带多而清稀,大便溏薄,面色黯晦,色质淡,脉沉弱。辨证为崩漏·肾阳虚弱,冲脉失固。治以补益肾阳,固冲止血。处方:熟地黄、炒地榆各 30g,山萸肉、淫羊藿、炒白术、巴戟天、杜仲各 20g,鹿角胶(烊化)15g,艾叶 10g,肉桂(焗服)5g。水煎 2 次,分 2次内服,每日 1 剂。

二诊:6 月 20 日,服上方 10 剂,断流而月经止。用右归饮 10 剂作为康复调治。每月月经后服首诊方药 10 剂,连续调治 3 月。平时食疗用当归生姜羊肉汤加枸杞子、雀蛋,此具补肾阳暖宫之效,每有助益。

按语:肾阳虚弱所致崩漏,多见于绝经前期妇女,是肾阳虚弱、子宫内寒所致。若不及时进行有效治疗,每可加重绝经期综合征。延年累月,脏器功能衰弱加重,进则可酿成虚劳,使治疗更为棘手。此时往往肝脾肾俱衰,将影响寿命。要逆转其病理,必须在从肝脾肾综合调治的同时,加强心理治疗,陶冶情

志,树立信心;适度运动,持之以恒,有利增强体质;科学饮食,营养平衡,保证能量充足;维持良好的睡眠习惯,促进元气的康复等,这些都是行之有效的方法。若只依赖药物治疗,精神颓废则独脚难以致远。要深入领悟治疗的整体观,使治病能左右逢源,则能获得惊喜的疗效。

3. 补益中气,固冲止血治疗崩漏·气虚医案

病例:沈某,女,39 岁。2011 年 2 月 17 日首诊。近 3 年来,月经先期,量少而淋漓不断,继则量多而下,经色浅淡,气短懒言,神疲乏力,动则汗出,头晕心悸,四肢不温,面色淡白,舌质淡润,脉弱。辨证为崩漏·中气虚弱,冲脉失固。治以补益中气,固冲止血。处方:黄芪、红参、炒地榆各 30g,白术 20g,续断、炒白芍、海螵蛸、醋香附各 15g,升麻、柴胡、陈皮、炙甘草各 5g。水煎 2 次,分 2 次内服,每日 1 剂。

二诊:3 月 26 日,服 30 剂后,末次月经 3 月 18 日,月经量增多,未出现崩下,精气神均有不同程度的改善。以上方继服 20 剂,观察下次月经情况,再行辨治。

三诊:4 月 24 日,服后月经于 4 月 16 日来,先期 2 天,月经量基本正常,经血淡红,经期 5 天,未有淋漓不断,未见头晕心悸,精神体力尚可。但纳食欠佳,继服归脾汤加减调治,促进脾生化气血,气血盈盛则月经将如期而来。

按语:血崩量多可服独参汤,用高丽参 30g 炖服,补气摄血,效佳而速。迅速控制病情后再行补益气血。有的中年妇女崩漏时间较长,常有明显的肾虚,出现神疲乏力,但欲寐,脉微细,又当加入补肾益精,可在处方伍用鹿角胶、枸杞子,每奏良效。

4. 用疏肝解郁,理气止漏法治疗漏下·肝郁气滞医案

病例:朱某,女,41 岁。2013 年 2 月 7 日初诊。近 1 年来月经淋漓不断 10～15 天,月经紫黯,血块较多,小腹痛而拒按,胁胀易怒,面色晦黯,舌质黯有瘀斑,脉弦。辨证为漏下·肝气郁结,气滞瘀阻。治以疏肝解郁,理气祛瘀。处方:当归、白芍、茯苓、白术各 20g,郁金、香附、川芎、延胡索、海螵蛸各 15g,茜草、柴胡各 10g,炙甘草 5g。水煎 2 次,分 2 次内服,每天 1 剂。

二诊:2 月 26 日,服上 15 剂,月经于 2 月 20 日来,血块多,月经色晦黯,经量较多,小腹痛明显减轻,已达到预期效果,守方再服 10 剂。

三诊:3 月 28 日,末次月经 3 月 22 日,血块减少,经色淡红,经期 7 天,未出现淋漓不断。继服逍遥散加香附、牡丹皮,月经后开始服,每月连服 10 天,共服 2 个月,以观后效,再行议治。

6 月上旬,因带其儿子治疗支气管炎前来就诊,告知月经已正常。

按语:本漏下病例,肝气郁结是主因,一旦肝气郁结,则疏泄失常,导致气机阻滞,气滞则血流缓慢而停瘀,瘀阻络脉。肝郁、气滞、瘀阻的共同作用下,

肝不能有效地调节血量,冲脉也固摄无能,则可出现月经淋漓不断。笔者通过近30年的调查发现,此型漏下有增无减,且白领阶层的发病比例明显高于其他人群。而且,那些事业心强、长期熬夜、从事高技术类工作、脑力劳动强者尤为高发。足以证明,精神压力过大,神经系统处于长时间的紧张状态,则易酿成肝气郁结,演变为气滞血瘀,易致漏下。特别是中年妇女,处于生理功能逐渐衰退期,更易出现漏下。年到30岁的妇女需防患于未然,做到既要有高度事业心,做出优异的成绩,又要劳逸结合,保证充分休息,使大脑这根弦紧弛适度;将脑力劳动的静与规律适度运动的动有机结合,促进作为神经载体的气血循环不息,增强人体的适应功能;做到饮食有节、营养平衡,既能预防肥胖、"三高症"以及癌症的发生,又能维护全身脏腑、器官及组织的正常功能,从而保障健康,达到高寿。

5. 用活血化瘀,通络止崩法治疗崩漏·血瘀医案

病例:邱某,女,43岁。2009年4月2日首诊。近2年来月经淋漓不断,迁延10~15天,继之突然量多而下,血块甚多,少腹刺痛拒按,面色黯晦,舌质黯有瘀斑,脉弦涩。既往身体壮健。辨证为崩漏·血瘀阻络。治以活血化瘀,通络止崩。处方:当归、生地黄、赤芍、丹参各20g,川芎、怀牛膝、醋香附各15g,桃仁、红花各10g,田七粉(冲服)、炙甘草各5g。水煎2次,分2次内服,每天1剂。

二诊:4月16日,服10剂,4月9日月经来,第3天突然经量较多,但比上次月经崩下血量有明显减少,血块较多,少腹疼痛减轻。继用上方,水煎2次,混合分2次,每天服1次,分2天服。在月经干净后第8天开始服,连服7剂,分14天服,共治疗2月。

三诊:7月4日,末次月经6月20日,月经量正常,经色淡红,无明显血块,未见腹痛。治以益气补血,佐以通络。处方:黄芪30g,党参、当归、白芍、杞子各20g,香附、丹参各15g,炙甘草5g。每月服10剂,连服3月。

按语:病人家住江西省景德镇市,经电话咨询服三诊处方3月后,月经已正常。对本病例的治疗,考虑患者身体壮健,而血瘀阻络,属于血瘀邪实,正气未虚。故采用通因通用的法则,冀瘀血去除,经络畅通无阻,为月经正常而创造条件。本病证屡见不鲜,其崩源于瘀,瘀祛则月经复常。若用收敛止涩,瘀邪反而益甚,将加重病情。同时,对本型崩漏必须辨证正确,不能有任何疏忽,杜绝发生医疗事故。

6. 用养血清热,固冲止血治疗漏下·血分虚热医案

病例:胡某,女,32岁。2012年6月9日首诊。从2011年3月产第一胎后,经来淋漓不断,月经量少,月经色淡,头晕心悸,眼花健忘,面色潮红,舌红少苔,脉细弱。辨证为漏下·血分虚热。治以养血清热,固冲止血。处方:制首乌、仙鹤草各30g,生地黄、地骨皮、牡丹皮、旱莲草、白芍、山药各20g,阿胶(烊化)15g,炙甘草5g。水煎2次,分2次内服,每天1剂。

二诊:6月29日,服上方15剂。月经于6月22日来,先期3天,月经量少,经色淡红,经期7天,未见淋漓不断。头晕心悸诸症明显好转。以上方再服15剂。下月经后再服下方:制首乌、太子参各30,生地黄、山药、白芍、当归各20g,阿胶(烊化)15g,炙甘草5g。连服15剂。共服2月。

因胡某家住福建省泉州市,不方便多来复诊,要求多服一段时间。9月中旬陪其母亲前来诊治慢性萎缩性胃炎合并肠化与增生时,告知现在月经正常。

按语:胡某18岁结婚,婚后5年连续人工流产5次,2011年3月生1男婴,以致血液耗损较甚,血虚伤阴,阴血大伤,致阴阳失衡,虚阳炎上,重劫阴血,导致肝之阴血虚弱,对血液调节制约无力,冲脉固涩无权,终见漏下。故调治本病例必须养、清、滋、固相结合。首先要养其血虚,清其虚热,截断虚热以防其再重灼阴血。其次要滋补肝阴,逐步恢复血容量,固涩冲脉。通过足够长的调治时间,可逐步纠正其阴血的亏虚。肝之阴血盛满,疏泄功能正常,冲脉正常运作,则"血"到渠成,月经自然如期而下。

从此病例给我一个启迪,溯源必须高度重视问诊,完整把握疾病的来龙去脉,这是确诊的关键。胡某开始不敢道出人工流产史,反复声称生儿子后才出现漏下症。最后经过耐心引导后才羞答地说出了人工流产史,给辨证提供了重要讯息,导致漏下的原因大白,才做出以上的辨证。

二、围绝经前后诸证

(一)用滋补肝肾,育阴潜阳法治疗围绝经期综合征·肝肾阴虚医案

病例:何某,女,52岁。2011年3月12日首诊。绝经后出现烘热汗出2年,心烦意乱,动辄发怒,失眠多梦,头晕眼花,耳鸣盗汗,舌质红而苔少,脉弦细数。既往无"三高症",纳食如常。辨证为围绝经期综合征·肝肾阴虚。治以滋补肝肾,育阴潜阳。处方:生地黄、石决明、龟甲、牡蛎各30g,山药、百合、茯神、牡丹皮、旱莲草、山萸肉、白芍各20g。水煎2次,分2次内服,每天1剂。

二诊:4月2日,服上方15剂,烘热汗出明显减轻,心情较好,盗汗减少,仍失眠易醒。守上方加炒酸枣仁、夜交藤、浮小麦各30g,服20剂后再作考量。

三诊:4月25日,服后烘热未作,自汗、盗汗俱减,每晚能入睡6小时左右,观其面泛潮红。谨守病机,坚持治则,用知柏地黄汤合二至丸,每月服15剂,连服2个月,再随证增损。

7月中旬因颈椎病致眩晕就诊。获知诸症悉愈。

按语:中医治疗功能性疾病独具优势,其立足整体,突出恢复功能,副作用少。本病例患者就是因为人到更年期,脏器组织功能发生了本质变化,阴阳平衡失调,而出现一派肝肾阴虚、虚阳上亢之象,治以滋补肝肾,阴能潜阳,龙伏于阴。病理已逆转,肝肾功能恢复常态,诸症自能悉除。这充分体现中医辨证

的重要性。中医诊治疾病全靠辨证，不辨证就不是名副其实的中医师。辨证正确则药到病除，不辨证则广络待兔，必将徒劳无功。

（二）围绝经期综合征·肾虚肝郁医案

病例：谢某，女，49岁。2009年1月17日首诊。绝经2月余，胸胁胀闷，闷闷不乐，彻夜难眠，心悸梦多，头晕眼花，舌质淡红，舌苔薄白，脉弦。辨证为肾气虚弱，肝气郁结。治以补肾养肝，疏肝解郁。处方：合欢皮、炒酸枣仁各30g，生地黄、白芍、山药、当归、枸杞子、山萸肉、茯神、白术各20g，柴胡10g，炙甘草5g。水煎2次，分2次内服，每天1剂。

二诊：3月5日，服上方15剂，心情好转，比较开朗，能入睡4~5小时，头晕心悸俱减。效不更方，继服15剂。

三诊：3月28日，服后精神焕发，每晚能入睡6小时左右，未见头晕，笑容满面，一切如常。以上按半量为维持量调治2个月，即用上方剂量，每剂煎2次，分2次服，每天服1次，分2天服。

半年后跟踪，谢某康复如常人，每天参加跳舞唱歌，其乐无穷。

按语： 由于女性以肝为先天，在青中年期肾气充足，肝血不虚，则月经如常。踏入更年期肾气开始虚弱，无力主持月经，相应器官日趋衰退。同样，肝血也随之进入衰减期。肝之阴血不足，加上肾阴虚弱，则肝气失于疏泄而易郁结，母子同病，往往缠绵难愈。临证可见老年抑郁症，与本病例的病理机制雷同，根据"异病同治"的原则，用上方治疗均有明显效果。对脾虚失于健运，出现纳食不振、大便溏薄者，则去生地黄、山萸肉、白芍、当归等腻滞之品，应加入黄芪、党参健脾补气，鸡内金、炒稻芽、焦山楂助消化。总之，临证用药应随证灵活加减。

（三）用健脾益气，补血养心治疗围绝经期综合征·心脾两虚医案

病例：张某，女，53岁。2009年3月2日首诊。绝经3年后，相继出现头晕健忘，心悸气短，懒以言语，纳食减少，消瘦乏力，体倦便溏，四肢不温，面浮肢肿，面色㿠白，唇色苍白，舌质淡，脉细弱。经相关检查确诊"三高症"，未见心、肾衰竭病证。体重指数（BMI）15.12。辨证为围绝经期综合征·心脾两虚。治以健脾益气，补血养心。处方：黄芪、党参各30g，当归、白术、茯苓、龙眼肉、淫羊藿、鸡内金、炒稻芽各20g，陈皮、炙甘草各5g。水煎2次，分2次内服，每天1剂。共配14剂。

患者服后以上诸症俱减，以上略有损益，并复诊3次，失眠则加炒酸枣仁、夜交藤；动则汗出则入浮小麦、柏子仁；焦虑不安则伍合欢皮等。共调治2月余，以上诸症逐步好转，体重增加3kg。1年后追踪，身体健壮，前后相比，判若两人。

按语： 围绝经期综合征是属功能性疾病，不同于器质性疾病。前者可治，只要坚持治疗，缓图其效，恢复相关脏器功能是可以治愈。后者则难疗，而且病情容易恶化，通过治疗可以减轻病情，提高生活质量，延长寿命。严格来说对器质性疾病的治疗谈不上根治。只要病患都有共识，就可以避免不必要的医疗纠纷。

三、带下病

(一) 用健脾助运,化湿摄带治疗带下病·脾虚湿滞医案

病例:马某,女,32岁。2007年3月12日首诊。白带多2年,带下量多黏稠,纳食不振,头晕乏力,大便溏薄,面色萎黄,舌质淡胖,舌苔白微腻,脉滑而弱。辨证为带下病·脾虚湿滞。治以健脾助运,化湿摄带。处方:党参、白术、茯苓、山药、车前子各20g,苍术、芡实、白芍各15g,柴胡10g,陈皮、炙甘草各5g。水煎2次,分2次内服,每天1剂。共10剂。

二诊:3月26日,服后白带明显减少,纳食改善,仍神疲乏力,四肢欠温,白带化验未见霉菌、滴虫等感染。以上方去车前子、柴胡,加黄芪30g淫羊藿20g,肉桂(焗服)5g。共15剂。

三诊:4月12日,服后白带悉止,头晕、纳呆等症俱减,继以上方出入,黄芪、党参各30g,白术、茯苓、山药、芡实各20g,银杏15g,陈皮10g,炙甘草5g。共配15剂。

6月上旬因急性胃炎来诊,获悉其带下病愈。

按语:带下之病,无不由于湿,正如傅青主所谓"带下俱是湿症"。而出现湿症,皆由于脾虚健运失职,湿滞而成,故不少医家治疗带下常用异功散加味。治疗本病例首诊用异功散加山药、苍术、车前子,以增强健脾化湿之力。脾虚湿滞可致肝失疏泄,故用白芍、柴胡疏肝缓急。二诊用淫羊藿、肉桂益肾阳而暖脾土。三诊用银杏,一以止带下,二能引诸药直入任脉。诸药同用,共奏健脾益气、补益任脉、化湿浊而止带下之功。

(二) 用清泻肝热,利湿止带治疗带下病·肝经湿热医案

病例:徐某,女,26岁。2007年2月17日首诊。带下黄稠黏臭秽2年,阴道灼热,阴痒,心烦口苦,小便黄赤,大便秘结,面色红,舌质红,舌苔黄干,脉弦滑数。曾在妇科经检查诊断为阴道炎、霉菌感染,治疗后好转,但缠绵难愈,反复发作。辨证为带下病·肝经湿热。治以清泻肝热,利湿止带。处方:鬼箭羽、车前草各20g,龙胆草、山栀子、黄芩、黄柏、泽泻、牡丹皮各15g,柴胡10g,炙甘草5g。水煎2次,分2次内服,每天1剂。

二诊:2月28日,服上方7剂,带下黄稠减轻,阴痛阴痒俱减,大便秘结。以上方加大黄(后下)10g,绵茵陈、白鲜皮各20g。共配7剂。

三诊:3月10日,服后黄带、阴内痛痒锐减,大便畅通,心烦口苦如失。此时症状虽减,而病证未愈,易死灰复燃。以上方去大黄,每剂煎2次,每天服1次,2天服1剂,连服10剂。观其后效,再作参议。

四诊:4月5日,服后未见黄带,诸症全解,未有明显不适。嘱其一要注意个人卫生,要杜绝病毒细菌感染;二要做到健康饮食,忌食烧烤肉食及限酒等,防止热从内生;三要调摄情志,预防肝气郁结以致疏泄失职而致肝热等。总之,

疾病的发生,是可以预防的。防患于未然,关键在于自己要做足防患的措施。

按语:带下黄臭日久难愈,首先诊断要正确,做好必要检查,排除癌肿。癌肿与病毒和细菌感染引起的炎症是性质完全不同的疾病。前者因癌毒凶残,对人的杀伤性大,未有特异性疗法,大多数可危及生命。后者是可防可治的疾病,即使临床表现颇重,但只要坚持合理治疗,治疗足够的疗程,终入坦途。

中医治疗炎症性疾病疗效确切,毒副作用少。历代医家都把妇科疾病视为中医特色病种,例如中医妇科泰斗、广州中医学院(现为广州中医药大学)前副院长罗元恺教授曾教导我们,要高度重视传承中医妇科精深的宝贵经验。在 20 世纪 80 年代初,为了中医传承、培养中医人才,广州中医学院(现为广州中医药大学)大力支持深圳市中医院的发展,在我院办特诊科,特邀请闻名全国的中医泰斗、中医学大师如邓铁涛、罗元恺、李仲守、何志雄、林建德等教授分批莅临我院。每位老师在为期半月的临床过程中不辞劳苦,为广大深圳市人民救治大量疑难疾病,深受深圳市人民的高度赞扬,声誉港澳,不少港澳同胞和外国朋友慕名前来求诊。那时我作为创办深圳市中医院的主要领导,时任业务院长,在跟老师学习过程中聆听老师们的教诲,耳濡目染老师们的精湛医术,他们是我中医路上的航灯。我跟师学习的病例中,妇科病占比例极大,都获得很高疗效,展示了中医治疗妇科病的优势。因此,我们要加倍努力,精准传承中医妇科的科学理论,丰富临床经验和独特的诊治技艺等,推动中医学与时俱进。

(三)用补益肾气,固肾束带法治疗带下病·肾气虚弱,带脉失约医案

病例:黎某,女,45 岁。2007 年 2 月 15 日首诊。带下量多 3 年,屡治效微。带下清稀如水,身体羸瘦,腰酸尿频,神疲乏力,面色黧晦,舌质淡,舌苔薄白,脉微细。辨证为带下病·肾气虚弱,带脉失约。治以补益肾气,固肾束带。处方:熟地黄、山萸肉、淫羊藿、菟丝子、覆盆子、怀牛膝、杜仲各 20g,白术、续断、芡实各 15g,肉桂(焗服)5g,炙甘草 5g。水煎 2 次,分 2 次内服,每天 1 剂。

二诊:3 月 6 日,服上方 15 剂后,白带减少,精气神好转,仍腰酸乏力,坐则欲寐,药已见效,不宜改弦易辙,谨守病机,上方加鹿角胶(烊化)15g,枸杞子、巴戟天各 20g。嘱其服 30 剂,复诊再商榷。

经跟踪,服后逐感好转,连服 60 剂,带下已止,腰酸明显减轻,体力增强,能神采奕奕地参加社区舞蹈。

按语:"肾者,作强之官",不管罹患何种病证,只要出现精神萎顿不振、但欲寐、腰膝乏力、面色黧晦、脉微细,都是肾气虚弱的表现,必须从肾论治,此乃治病法则,必须严格践行。这是中医辨证的精粹,"异病同治"的纲领。我在长期从事脾胃消化病、老年病和妇科病诊疗的临床过程中屡用告捷,领悟良多,加深了对"医者,意也"丰富内涵的认识,激发着我用特殊的辨证思维去洞悉疑难重病,常给患者带来惊喜。归根结底,乃是对中医理论的深化、对临床经验的积累、勇于探索攀登、精勤不倦地研究，以及继承不泥古、发扬不离宗。如此迎来的是中医之路越走越远，精神抖擞，不遗老骥伏枥之余力，以夺取异彩的硕果。

四、妊娠病

（一）用和胃理气法治疗妊娠反应·肝胃不和，胃失和降医案

病例：肖某，女，25岁。2008年2月3日首诊。停经近3个月，在妇科经检查诊断为早孕。因呕吐频作前来就诊，呕出胃内容物，或呕出清水，不思饮食，体倦乏力，大便溏薄，面色萎黄，舌质淡红，舌苔白微腻，脉滑而缓。辨证为妊娠反应·肝胃不和，胃失和降。治以和胃理气止呕。处方：白术、茯苓各20g，姜半夏、苏梗、砂仁（后下）、藿香各10g，生姜、陈皮、炙甘草各5g。水煎2次，分2次内服，每天1剂。

二诊：3月11日，服上方7剂，呕吐明显减轻，纳食不振，神疲乏力。治以健脾和胃，理气安胎。处方：党参、白术、茯苓各20g，姜半夏、苏梗、砂仁（后下）各10g，陈皮、炙甘草各5g。

服上方7剂后，呕吐甚少，时有泛恶，纳呆改善，精神好转。嘱咐其要饮食有节，营养平衡，调节情绪，注意休息。

按语：妊娠反应又称恶阻，实不属病，是妊娠的正常反应。妊娠后都会有轻重不同的反应，轻则时有泛恶，未有明显呕吐，饮食如常。这是正常反应，不用治疗，妊娠4个月左右可恢复正常。若呕吐频频，明显影响饮食，造成气血营养供应不足，这不但影响妊妇健康，而且对胎儿营养供给不足，将直接影响胎儿的生长。因此，必须适当调治。凡是平素脾胃虚弱、消化不良的妊妇常可出现反应。中医调治妊娠反应疗效确切，无毒副作用。而且不少中药具有安胎作用，如白术、黄芩、藿香、砂仁、苏梗等。呕吐控制后即可停服，靠饮食调理即可。

（二）用健脾益气法治疗妊娠反应·脾胃虚弱医案

病例：高某，女，27岁。2008年4月10日首诊。妊娠80天，饮食减少，食后即呕，呕出胃内容物，神疲乏力，面色萎黄，舌质淡红，舌苔薄白，脉滑而弱。辨证为妊娠反应·脾胃虚弱。治以健脾益气，和胃止呕。处方：黄芪、党参、白术、茯苓各20g，苏梗、砂仁（后下）各10g，陈皮、炙甘草各5g。水煎2次，分2次内服，每天1剂。

服10剂后未见恶阻，纳食好转，宜休息调养。

按语：恶阻频频，纳食不振，需要合理调治。如进食容易消化食品，食物药多样化，保障各种营养包括蛋白质、脂肪、维生素的供给，这有利促进胎儿的生长发育。此既要用适当药物调治，又不能泥于药物。临床上主要依赖食疗，使妊妇保持纳食正常，二便畅通，心情开朗，体重标准，睡眠良好的健康体质。否则，过多不科学的饮食禁忌，易导致妊妇营养匮乏，胎儿发育不良，其出生后对食物的适应能力明显降低。后代的体质、智力在很大程度上都与其父母的遗传有重要关系，父母聪明有

才智则其后代必前程可卜。不可否认,社会环境、家庭条件、教育程度、父母的引导、自身的努力都能不同程度的改变基因的遗传,但要根本改变遗传难度较大。

(三)用清肝热,养胃阴法治疗妊娠反应·肝经化热,胃阴不足医案

病例:赵某,女,28岁。2012年1月12日首诊。妊娠近3月,呕吐苦水,头晕胸闷,心烦便秘,面红唇干,舌质红,舌苔黄干,脉弦滑数。平素嗜酒,喜食烧烤,体重指数(BMI)28.5。辨证为妊娠反应·肝经化热,胃阴不足。治以清肝热,养胃阴。处方:芦根、麦冬、石斛、玄参各20g,枇杷叶15g,柴胡、黄芩、竹茹各10g,炙甘草5g。水煎2次,分2次内服,每天1剂。共服12剂,恶阻全解,头晕心烦俱解,大便畅通。提醒其要严格限酒,少食烧烤,食肉适量。若饮食过量,过度肥胖,易致妊娠高血糖,胎儿必然颇受影响。

按语:从临床观察可见,近10年来妊娠期出现高血糖者有增无减。主要原因由于当今妇女多在28~30岁怀胎,其长期食肥甘厚味,缺乏运动,入迷网络等,这些不良的生活习惯,易导致肥胖而出现高血糖。要防患于未然,最根本有效的方法在于饮食有节与适度运动有机结合,把体重控制在标准范围,则可母亲健康胎儿正常。

五、先兆流产

(一)用补益肾阳安胎治疗胎漏·肾阳虚弱医案

病例:朱某,女,43岁。2017年3月2日首诊。停经75天,在某妇保院经相关检查诊断为早孕,阴道流血而量不多,胎有下坠感,头晕耳鸣,腰酸腿软,小便频数,四肢不温,面色晦黯,舌质淡润,脉沉弱。16年前已生1女孩。辨证为胎漏·肾阳虚弱。治以补益肾阳以安胎。处方:菟丝子30g,白术、杜仲、桑寄生、巴戟天各20g,阿胶(烊化)、续断各15g,高丽参(另炖,兑服)、艾叶各10g,炙甘草5g。水煎2次,分2次内服,每天1剂。卧床全休15天。

二诊:3月13日,服上方15剂,阴道流血已止,无明显下坠感,头晕腰酸均减轻。已获佳效,恪守上方去高丽参,加红参30g。共服15剂,每剂煎2次,分2次内服,每天服1次,2天1剂。不能掉以轻心,仍需卧床休息,避免提重物和登高,同时应预防感冒、泄泻等。

三诊:4月14日,服后风平浪静,未见阴道流血,头晕耳鸣与腰酸腿软如失。停服中药,应重视饮食卫生,可慢行散步,不能过度劳累,保障睡眠充足。

9月上旬,其丈夫电话报喜:在某市人民医院产1男婴,体重3.25kg。我欣然向他们祝贺!

按语:朱女士适逢二胎新政策,快马加鞭生二胎,如愿实现,有几个问题值得探讨:首先,生育功能概有规律,条件不足则要补其短板。朱女士年已43岁,处于生育的衰退期,大多数人是难以受孕的,能受孕确实是屈指可数。由于朱女士年到中年仍身体健康,青春焕发,月经正常,且她母亲也是44岁产下她,因此,可满怀信心加强调理。她在受孕前正在我处调治,已2月有余,其体质及精神气色都有更大改观,从而从根本上延缓其年纪偏大引起的生育功能衰退,补其短板,此是其能高龄受孕根本因素。其遗传基因与合理科学调控而补齐短板,二者相辅相成,才能水到渠成。其次,朱某受孕第2月及第5月出现胎漏,这与其年龄偏大,孕育胎儿基础缺陷关系密切,主要是肾气虚弱,系胎匮乏,养胎不足,以致虽孕而难以育胎。采用补益肾阳有效方药,及时补齐短板,才使朱女士有惊无险。再次,年龄偏大者怀孕,必须采取有效措施,防患于未然,其中用中医调理是不可或缺的有效措施,既可调治流产,又可减少孕后胎儿停止发育而致的胎死腹中。最后,要相信科学,凡是生理功能所致完全不能或不适宜妊娠的人群,应遵循医嘱。若孟浪从事,违背科学,将自食其果。

(二) 用滋补肾阴,固冲安胎法治疗胎动不安·肾阴亏虚医案

病例:杨某,女,28岁。2012年5月16日首诊。妊娠110天,阴道流血3天,而且量较多,头晕耳鸣,腰酸乏力,潮热盗汗,小腹隐痛,面色潮红,舌质红而苔少,脉细数。辨证为胎动不安·肾阴亏虚。治以滋补肾阴,固冲安胎。处方:龟甲、牡蛎、龙骨各30g,生地黄、女贞子、旱莲草、桑寄生、杜仲各20g,阿胶(烊化)、地骨皮、续断、白芍各15g,炙甘草5g。水煎2次,分2次内服,每天1剂。服7剂后阴道流血十减其九,头晕等诸症随之大减,以上方加太子参30g,服5剂后胎动不安已愈。

按语:妊娠不足3个月,胎儿未成形,而阴道有少量血液流出称为胎漏,如病例朱某即是;妊娠3个月以上,胎儿已成形,流血较多,腰腹隐痛称为胎动不安,如本病例杨某即是。以上2例均属先兆流产,但由于胎漏与胎动不安不同,病理机制悬殊,治疗方法则迥然有别,这彰显了中医辨证论治的特色,突出个性化治疗的优越性。

以上我把我在临证诊疗妇科疾病时总结积累的大量医案,从中选出38例,涵盖了常见的妇科疾病,分别包括月经病的月经先期、月经后期、月经先后不定期、闭经、痛经、崩漏;绝经前后诸证;带下病;妊娠病;先兆流产。这都是妇科的多发病,且皆属于功能性疾病,是中医治疗的特色病种。在治疗上也是优选治疗方法,既有明确的疗效,毒副作用又少,并以恢复脏器功能为目的,体现了治病以人为本的根本原则。在医案中,既采用中西医双重诊断,又突出中医的辨证,用纯中药治疗;既有中医传统的治疗经验,又有个人别出心裁的治疗精粹;既有用中药治疗,又有饮食、运动、精神等综合疗法;既有已病治疗,又有未病先防、防患于未然的宝贵经验;既有辨证治病,又有辨体益寿的精彩点评;既有中医理论的阐述,又有民间治疗瑰宝的不遗余力的介绍。医案的字里行间,无不体现着医者践行病人至上的情操。广大同道要传承中医治疗妇科病宝贵经验,从而推动中医妇科学的发展。